Ganzheitlich gesund

Thomas R. Blakeslee

DAS RECHTE GEHIRN

Thomas R. Blakeslee

DAS RECHTE GEHIRN

DAS UNBEWUSSTE UND SEINE SCHÖPFERISCHEN KRÄFTE

Herzlichen
Glückwunsch
zum Geburtstag
wünscht Dir
Detlef

01.1998

AURUM VERLAG · BRAUNSCHWEIG

Der Titel der bei Anchor Press/Doubleday, Garden City, New York,
erschienenen amerikanischen Originalausgabe lautet:
THE RIGHT BRAIN
A New Understanding of the Unconscious Mind and Its Creative Powers.
Die deutsche Übersetzung besorgte Ingo Pommerening.

Mit 22 Schwarzweißillustrationen.
Titelfoto: TCL, Bavaria

CIP-Titelaufnahme der Deutschen Bibliothek

Blakeslee, Thomas R.:
Das rechte Gehirn : das Unbewußte und seine schöpferischen Kräfte/
Thomas R. Blakeslee. –
4. Aufl. – Braunschweig : Aurum-Verl., 1992
(Ganzheitlich gesund)
Einheitssacht.: The right brain <dt.>
ISBN 3-591-08301-1

1. Auflage 1982
2. Auflage 1988
ISBN 3-591-08190-6
3. Auflage 1991
4. Auflage 1992
ISBN 3-591-08301-1

Gesamtherstellung:
Chemnitzer Verlag und Druck GmbH, Werk Zwickau

Dieses Buch ist im Auftrag der Anthropologischen Förderungsgesellschaft m.b.H., Hannover, aus dem Amerikanischen übersetzt worden.

Das Gedankengut dieser medizinisch-psychologisch-anthropologischen Untersuchung ist für alle Eltern, Erzieher und Ärzte von außerordentlicher Bedeutung. Es entdeckt die eigentlichen Gründe einer seelenlosen Welt und gibt Antwort darauf, warum in der heutigen Zeit Intuition und Kreativität immer mehr schwinden, warum durch die einseitige Ausbildung des linken Gehirns und die Vernachlässigung der rechten Hirnhälfte automatisch die seelische Dekadenz des Menschen in Form von Lethargie, Aggressivität, Brutalität und Kriminalität zunehmen muss.

Der Verlag dankt insbesondere der Anthropologischen Förderungsgesellschaft für die Förderung dieses Werkes.

Aurum Verlag

Maureen, deren Ideen, Geduld und harte Arbeit
dieses Buch verwirklichen halfen.

Inhalt

I

DIE REVOLUTION DES RECHTEN GEHIRNS

Ihr stiller Teilhaber

Heute, im Zeitalter des Computers und der Raumfahrt, ist unsere Vorstellung von unserem eigenen Geist genauso irrig, wie die Vorstellung der Alten von der Erde, die sie für eine flache Scheibe hielten. Durch die mächtige Illusion von der Einheit des Geistes haben wir uns so zum Narren halten lassen, daß wir die Gedanken, das Wissen und die Emotionen der einen Hälfte unseres Gehirns ignorieren oder mißverstehen.

Genau wir die Menschheit jahrhundertelang durch die »offensichtliche« Flachheit der Erde zum Narren gehalten wurde, haben wir eine falsche Vorstellung von unserem Geist akzeptiert, die auf dem basiert, was wir deutlich zu sehen scheinen, wenn wir unsere eigenen Gedanken betrachten.

Die Irrtümlichkeit der Vorstellung resultiert in beiden Fällen aus der Tatsache, daß wir deutlich nur einen *Teil* des Bildes sehen: Wenn wir das uns umgebende Gelände betrachten, haben wir den überzeugenden Eindruck, daß die Erde flach ist, aber es gibt andere, nicht so sichtbare Beweise dafür, daß sie in Wahrheit eine Kugel ist, die um sich selbst sich drehend durch den Weltraum eilt. Ähnlich ist es, wenn wir unsere Gedanken untersuchen: Wir benutzen einen Prozeß, den wir Introspektion nennen, um *mit Worten* von dem zu berichten, was wir sehen. Natürlich kann eine verbale Untersuchung unserer Gedanken nur solche Gedanken zutage fördern, die sich in Worten ausdrücken lassen. Wissenschaftliche Beweise deuten jetzt daraufhin, daß nur die linke Hälfte unseres Gehirns fähig ist, ihre Gedanken in Worten auszudrücken. Die rechte Seite des Gehirns hat ihren eigenen separaten Ablauf von Gedanken, die *nicht* aus

Worten bestehen. Obgleich diese nichtverbalen Gedanken ein wesentlicher Bestandteil unserer Persönlichkeit und unserer Fähigkeiten sind, werden sie weiterhin ignoriert und mißverstanden, weil sie sich so schwer in Worte übersetzen lassen.

Da die rechte Hälfte unseres Gehirns in der Lage ist, unsere Handlungen zu bestimmen, Probleme zu lösen, sich an Dinge zu erinnern und Emotionen zu empfinden, erfüllt sie alle Bedingungen dafür, als selbständiger Geist bezeichnet zu werden. Trotz dieser Tatsache fahren wir fort, unseren Geist als eine einzige Wesenheit zu betrachten, die nur in Worten denkt. Und genau wie die Vorstellung von der »flachen Erde« zu einer Reihe von Paradoxen führte, die mystische Erklärungen nötig machten, so läßt die Vorstellung von dem einheitlichen Geist des Menschen ihn viel mysteriöser erscheinen als er ist.

Wenn wir ein menschliches Gehirn betrachten, ist es schwer zu begreifen, warum man es jemals für die physische Basis eines einzigen »Geistes« halten konnte. Denn das menschliche Gehirn ist eindeutig ein *Doppelorgan*, das aus zwei *identisch aussehenden Hemisphären* besteht, die durch mehrere Bündel von Nervenfasern verbunden sind.

Wenn der menschliche Geist tatsächlich eine Einheit wäre, wie sollte er dann gleichzeitig an zwei Orten wohnen? Sicher sind die Milliarden Neuronen in den beiden Hemisphären nicht so identisch, daß sie gleichzeitig in beiden Hemisphären identische Gedanken fassen können. Wenn jedoch der menschliche Geist eindeutig in einer der Hemisphären wohnte, wozu könnte dann die gleiche Menge Geisteskraft in der anderen Hemisphäre da sein? Die Kräfte der Evolution lassen eine solche Verschwendung nicht zu, wie sie die Untätigkeit der einen Hemisphäre darstellte. In der Tat deuten Messungen des Metabolismus der beiden Hemisphären darauf hin, daß beide die gleiche Menge Arbeit leisten.

Fast ein Jahrhundert lang wissen wir schon, daß die Sprachfähigkeit hauptsächlich in der linken Hemisphäre

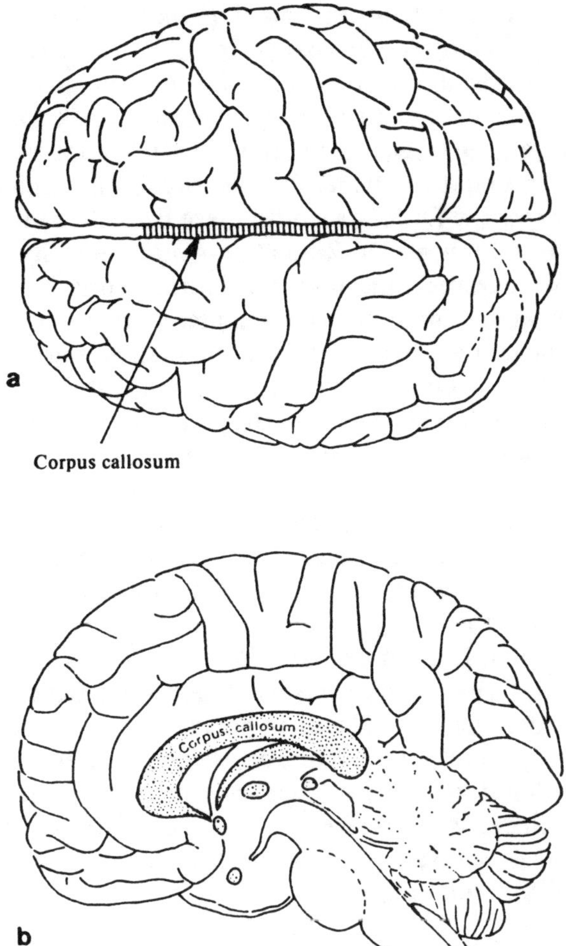

Fig. 1 Das Gehirn des Menschen

a Blick von oben auf die linke und rechte Hemisphäre (Cortex).
b Die rechte Hemisphäre allein, von der Mittellinie aus gesehen.

Die schraffierten Bereiche sind die Nervenverbindungen zwischen der linken und rechten Hälfte, die bei der Operation zur Durchtrennung des Gehirns durchgeschnitten werden.

angesiedelt ist*: Verletzungen auf der linken Seite verursachen eine Beeinträchtigung der Sprache, während Verletzungen der rechten Gehirnhälfte die Sprache intakt lassen. Trotz dieser Erkenntnisse haben wir erst vor kurzer Zeit angefangen, die tatsächliche Funktionsaufteilung zwischen der linken und rechten Hemisphäre richtig einzuschätzen.

Der wirkliche Durchbruch für diese Einsicht kam in den sechziger Jahren, als Dr. Roger Sperry und seine Studenten Michael Gazzaniga und Jerry Levy ihre historischen Experimente an Patienten mit voneinander getrennten Gehirnhälften begannen. In diesen Experimenten gelang es ihnen, die Denkfähigkeit der beiden chirurgisch getrennten Hälften des menschlichen Gehirns zu prüfen. Sie fanden, daß *jede Hälfte des Gehirns ihren eigenen Ablauf bewußter Gedanken und ihr eigenes Gedächtnis hat.* Und was noch wichtiger ist, sie fanden, daß *die Denkweisen der beiden Seiten des Gehirns fundamental verschieden* sind: Während das linke Gehirn in Worten denkt, denkt das rechte unmittelbar in sensorischen Bildern.

Die beiden Hälften des Gehirns existieren also in einer Art Partnerschaft, in der das linke Gehirn sich mit der Sprache und dem logischen Denken befaßt, während das rechte Dinge tut, die schwer in Worte zu kleiden sind. Indem es in Bildern denkt anstatt in Worten, kann das rechte Gehirn ein Gesicht in der Menge erkennen oder die Teile eines Puzzlespiels zusammensetzen, Aufgaben, vor denen das linke Gehirn kapitulieren müßte.

Eine Arbeitsteilung zwischen links und rechts

Bei allen Säugetieren gibt es eine natürliche Arbeitsteilung zwischen links und rechts, die in ihrer »neuralen Verdrahtung« angelegt ist: Jede Hälfte des Gehirns ist nur mit der *ge-*

*Der Einfachheit halber wollen wir einstweilen die Tatsache ignorieren, daß etwa 5% der Bevölkerung (⅓ der Linkshänder) die Sprache im rechten Gehirn hat und nichtverbales Denken im linken. Das wird im Kapitel 7 weiter abgehandelt.

genüberliegenden Seite des Körpers verbunden.[1] Gesichtsinn, Tastsinn und Bewegung auf der rechten Seite sind also Aufgaben des linken Gehirns und umgekehrt. Die Nervenverbindungen zwischen den Hemisphären (siehe Figur 1) ermöglichen es den Hälften, Informationen auszutauschen, so daß jede Hemisphäre uns unmittelbar oder mittelbar in die Lage versetzen kann, auf jeder Seite des Körpers zu sehen, zu fühlen oder Bewegungen auszuführen.*

Patienten mit durchtrenntem Gehirn jedoch haben eine Operation hinter sich, in der diese Nervenverbindungen durchtrennt werden (um die Ausbreitung epileptischer Anfälle zu verhindern). Als Folge hiervon sind die beiden Hemisphären ihres Gehirns *völlig voneinander isoliert, und jede kann nur mit der gegenüberliegenden Körperseite sehen, fühlen und Bewegungen ausführen.* Obleich der Patient mit durchtrenntem Gehirn für den oberflächlichen Betrachter noch ganz normal erscheint, zeigt eine genauere Untersuchung, daß er sich ganz wie zwei separate Personen in einem Körper verhält. »Die Person«, mit der wir sprechen können (sein linkes Gehirn) sieht und fühlt nur auf seiner rechten Seite. Seine linke Hand und sein linkes Gesichtsfeld werden von einem anderen Geist (seinem rechten Gehirn) beherrscht, das nicht mit uns sprechen kann, aber unabhängig lernen kann, komplexe Probleme lösen kann und sogar mit Gefühlen reagieren kann. Dieses separate Bewußtsein des rechten Gehirns liegt klar zutage, wenn ein Patient mit durchtrenntem Gehirn einen verborgenen Gegenstand mit der linken Hand berührt. Wenn wir ihn fragen, was er dort anfaßt, erklärt er mit Nachdruck, er wisse es nicht – aber seine linke Hand kann den Gegenstand mit Leichtigkeit in einer Kollektion anderer Objekte zeigen. Wenn er gefragt wird, wie er wissen konnte, welchen Gegenstand er zu zei-

*Die linke Hemisphäre hat z. B. direkte neurale Verbindungen zur rechten Körperseite. Sie kann auch die linke Körperseite indirekt bewegen, indem sie Bewegungsbefehle über das Corpus callosum zur rechten Hemisphäre schickt. Visuelle und Tastinformation stehen auch zur Verfügung, weil die rechte Hemisphäre sie durch das Corpus callosum herüberschickt. (Siehe Anhang II für eine Zusammenfassung der Nervenverbindungen zwischen links und rechts.)

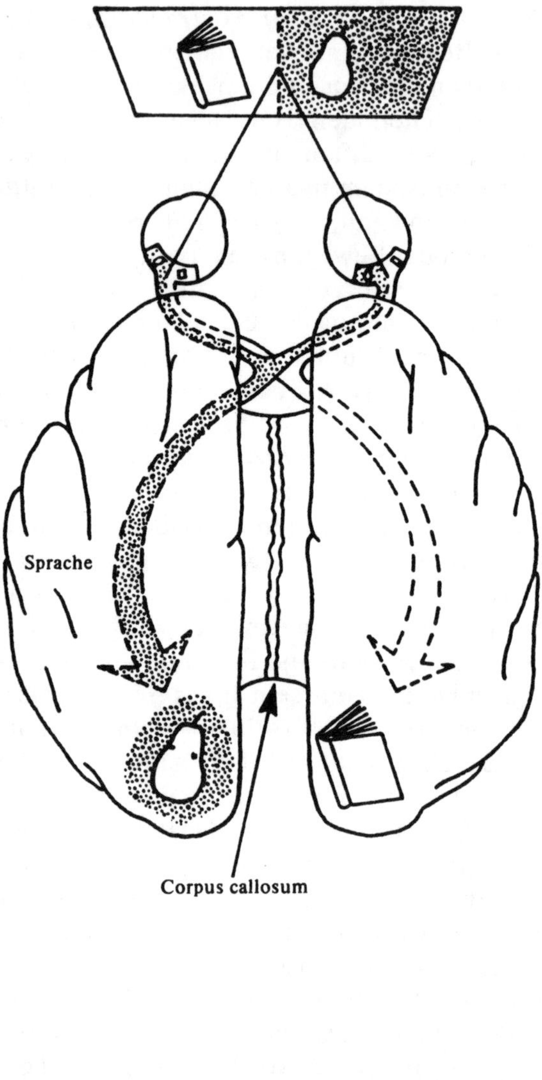

Fig. 2 Die Sehnerven verbinden beim Gesunden nur die eine Hälfte des Gesichtsfeldes mit einer Hemisphäre. Wenn ein Mensch die Augen auf einen Punkt fixiert, sieht die rechte Hemisphäre nur die auf der linken Seite und die linke Hemisphäre nur die Dinge auf der rechten. Im Normalzustand informieren sich die beiden Hemisphären über das, was sie sehen, auf dem Weg über das Corpus callosum; bei den Patienten mit durchtrenntem Gehirn liegt hingegen eine vollständige Teilung des Gesichtsfeldes vor.

gen hatte, wird er etwa antworten »ich habe es geraten« oder »ich habe es unbewußt getan«.

Da jede Hand des Patienten mit durchtrenntem Gehirn von einer anderen Hemisphäre beherrscht wird, ist es möglich, jede Seite des Gehirns zu studieren, wie man zwei verschiedene Personen studiert. Zum Beispiel ist der Mosaiktest, der das Anordnen von farbigen Blöcken in spezifizierten Mustern verlangt, ein gebräuchlicher Test für die nichtverbale Intelligenz. Für den Patienten mit durchtrenntem Gehirn ist es fast unmöglich, diesen Test mit der rechten Hand auszuführen, aber er zeigt normale Resultate mit der linken Hand. Bei einem verbalen Test, wie zum Beispiel beim Schreiben eines Satzes, wird die linke Hand zur ungeeigneten: Die rechte Hand kann normal schreiben, der linken ist es unmöglich.

Zwei Arten des Denkens

Nach hunderten von Experimenten kam schließlich eine klare Struktur der beiden Hemisphären zum Vorschein, die beweist, daß die beiden Hälften unseres Gehirns ganz deutlich auf verschiedene Art denken. Als der Spezialist für Sprache denkt das linke Gehirn nicht nur in Worten, es brilliert bei den logischen Sequenzen, die Schritt für Schritt ablaufen und die die Basis der Sprache sind. Weil das rechte Gehirn in Bildern denkt, hat es einen ungeheuren Vorteil beim Erkennen und Behandeln von komplexen visuellen Strukturen.

Wenn ein gesunder Mensch eine nichtverbale Aufgabe erledigt wie den Mosaiktest, tut er es mit seinem rechten Gehirn. Wenn er eine verbale Aufgabe erledigt, indem er zum Beispiel einen Satz schreibt, hat das linke Gehirn das Kommando. Dies ist bestätigt worden durch die Messung der elektrischen Spannung (EEG) an jeder Gehirnhälfte, während die Personen verschiedene Aufgaben ausführten. Während eines Mosaiktests ist das rechte Gehirn aktiver; beim Schreiben von Sätzen ist das linke Gehirn aktiver.[2]

Worte und Logik sind wichtige Instrumente für das Denken, und das linke Gehirn ist dem rechten mit Abstand überlegen bei Aufgaben, wo sie nützlich sind. Das rechte Gehirn hingegen kommt zur Geltung bei Sachen, die schwer in Worte zu fassen oder in logischen Schritten zu verstehen sind - bei den Dingen, für die man »ein Gespür haben muß«. Versuchen Sie zum Beispiel, *mit Worten* die Linienkonfiguration zu beschreiben, die verwendet wird, um einen Würfel auf Papier darzustellen (siehe Figur 3). Die Unmöglichkeit, derartige Vorstellungen zu verbalisieren, läßt sich dramatisch demonstrieren durch die vergeblichen Versuche des Patienten mit durchtrenntem Gehirn, wenn er mit der rechten Hand (dem linken Gehirn) zeichnen soll.

Eine weitere Spezialität des rechten Gehirns ist die Erkennung von entstellten oder bruchstückhaften Formen. Wenn Bruchstücke einer Form mit der linken Hand getastet werden, hat der Patient mit durchtrenntem Gehirn keine Mühe, sie mit der vollständigen Form zu assoziieren. Wenn jedoch die andere Hand benutzt wird, können nur die oberflächlichsten Assoziationen produziert werden.* Da diese Fähigkeit zur Erkennung von Dingen in veränderter Form ein wesentlicher Bestandteil der Kreativität ist, gewinnt das rechte Gehirn neue Bedeutung.

Die Methode des Erkennens scheint beim rechten Gehirn fundamental anders zu sein, weil es mit einem ganzen Bild »in paralleler Vorstellung« arbeitet. Zum Beispiel kann ein Gesicht in einer Menge vom rechten Gehirn mit einem Blick erkannt werden, während die Methode des linken Gehirns darauf hinausliefe, die Gesichtszüge einen nach dem anderen in jedem Gesicht zu vergleichen. Wenn die Person »groß und dunkel ist und einen breiten Mund und einen Schnurrbart hat«, würde das linke Gehirn jedes Gesicht

*Diese und andere Experimente werden in den Kapiteln 9 bis 11 im Detail behandelt.

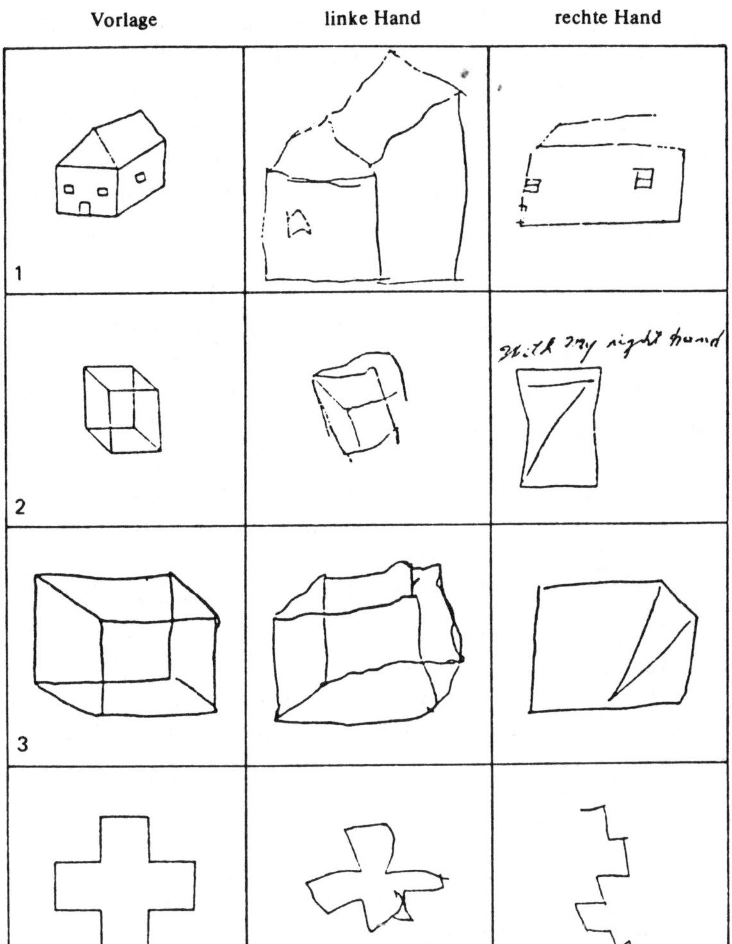

Fig. 3 Bei räumlichen Vorstellungen und beim Zeichnen ist das rechte Gehirn überlegen. Obgleich die Muskelbeherrschung der rechten Hand besser ist, zeigen doch die falschen Beziehungen zwischen den Linien, wie ungeeignet das linke Gehirn bei räumlichen Vorstellungen ist.

nach jeder Einzelheit dieser Beschreibung überprüfen. Diese Methode ist nicht nur viel langsamer, sie bricht sogar vollständig zusammen, wenn zum Beispiel der Schnurrbart abrasiert worden ist. Da »ein Bild so viel wert ist wie tausend Worte«, ist die Methode des rechten Gehirns schneller und bei weitem nicht so leicht durch das Fehlen oder die Veränderung von Einzelheiten aus der Bahn zu werfen.

Das »durchtrennte Gehirn« und der Gesunde

Alle Links-Rechts-Unterschiede in den Fähigkeiten, die an Patienten mit durchtrenntem Gehirn so auffällig sind, lassen sich auch an gesunden Menschen demonstrieren. Die Nervenverbindungen zwischen den Hemisphären tendieren jedoch dazu, diese Phänomene zu maskieren, da sie es jeder Gehirnhälfte ermöglichen, direkt oder indirekt mit jeder Körperseite zu sehen, zu fühlen oder Bewegungen auszuführen. Wenn aber eine Erkennungsaufgabe sehr schwierig ist, zeigt sich ein deutlicher Links-Rechts-Unterschied.

Ein Wissenschaftler entdeckte zum Beispiel, daß, wenn Worte kurz auf die linke oder rechte Seite einer Leinwand projiziert wurden, sie auf der rechten Seite ungefähr doppelt so häufig korrekt erkannt wurden (also von dem wortorientierten linken Gehirn). Wurden Gesichter projiziert, erhielt man die entgegengesetzten Resultate: Fast doppelt so viele Identifikationen waren korrekt, wenn die Gesichter auf die linke Seite der Leinwand projiziert wurden. Dieser Effekt wird schon seit Jahrzehnten beim Militär von Luftaufklärern benutzt, die darauf trainiert sind, etwas rechts an dem Flugzeug vorbeizusehen, so daß es in der linken Hälfte ihres Gesichtsfeldes erscheint.

Eine weitere Methode zum Nachweis der Links-Rechtsunterschiede bei Gesunden, ist der zweigleisige Gehörtest. Wenn von den beiden Ohren gleichzeitig verschiedene Worte gehört werden, tendiert die Person dazu, die auf der rechten Seite gehörten wiederzugeben und die auf der linken Seite zu ignorieren. Wenn der gleiche Test unter Benutzung von Musik oder natürlichen Geräuschen gemacht wird, kehren sich die Verhältnisse um. Auch hier ist das rechte Gehirn besser im Erkennen von Dingen, die nicht leicht in Worte zu fassen sind.

Das Erstaunlichste an Patienten mit durchtrenntem Gehirn ist, daß sie, obgleich sie zwei separate »Geister« haben, im allgemeinen doch wie Gesunde fühlen und handeln. Die Operation zur Durchtrennung der beiden Gehirnhälften wurde bis 1944 an mindestens 25 Patienten durchgeführt, aber die publizierten Zusammenfassungen von allen 25 Fallstudien stellen ausdrücklich fest, daß keine Veränderung der geistigen Fähigkeiten der Patienten zu beobachten war.[3]

Zwei dieser Patienten wurden einige Jahre später erneut untersucht[4], und man stellte fest, daß sie dieselbe Trennung in linkes und rechtes Bewußtsein aufwiesen, die man an den später Operierten bemerkt hatte. Obgleich sie zwei separate Geister in einem Körper haben, war ihren Ärzten das völlig entgangen! So auffällig diese Auswirkungen der Operation unter Laborbedingungen sind, können sie doch in den Routinesituationen des normalen Lebens vollkommen unbemerkt bleiben.

Wenn die Auswirkungen der Durchtrennung des Gehirns so subtil sind, daß sie unbemerkt bleiben, dann ist vielleicht der gesunde Geist nicht so einheitlich, wie wir früher dachten. Schließlich bemerken Patienten mit durchtrenntem Gehirn nach ihrer Operation keinen Unterschied in ihrem Bewußtsein. Sie sind in der Lage, in die Schule oder in die Familie oder in das Familienleben zurückzukehren, und bei einem Patienten stellte man nach seiner Operation sogar einen Gesamt-IQ von 103 fest.[5]

Diese Fähigkeit zum normalen Fühlen und Denken trotz der Durchtrennung des Gehirns deutet sehr stark daraufhin, daß vieles im Verhalten des Gesunden in Wirklichkeit einfach das Resultat der Tatsache ist, daß sein linkes oder rechtes Gehirn unabhängig handelt. Die subtilen Defizite des Patienten mit durchtrenntem Gehirn beschränken sich auf die Bereiche des Handelns, in denen Informationsübermittlung zwischen den beiden Gehirnhälften notwendig ist. Im übrigen handeln diese Patienten »normal« unter dem Kommando der einen oder der anderen Hemisphäre. Wenn sie sagen, sie bemerkten keine Veränderung in ihrem Bewußtsein, dann hat ihr linkes Gehirn das Kommando. Wenn man sie testet, indem man sie mit der linken Hand etwas zusammensetzen läßt, (Mosaiktest) oder wenn sie Formen erkennen sollen, übernimmt ihr rechtes Gehirn das Kommando, und sie gleiten in einen eindeutig nichtverbalen Zustand hinüber.

Wenn wir Patienten mit durchtrenntem Gehirn bitten, Handlungen zu erklären, von denen *wir* wissen, daß sie von ihrem rechten Gehirn ausgeführt wurden, dann erklären sie ihre Handlungen manchmal verbal mit Rationalisationen, von denen wir wissen, daß sie falsch sind – die sie selbst jedoch offensichtlich für wahr halten –. Es ist klar ersichtlich, daß ihr auf dem linken Gehirn basierendes Bewußtsein eine falsche Welt konstruiert hat, in der es selbst für alle Handlungen verantwortlich ist. Wenn es eine Reaktion der linken Hand beobachtet, von der *wir* wissen, daß sie vom rechten Gehirn ausgegangen ist, erfindet das linke Gehirn zur Erklärung der Reaktion oft eine Geschichte.

So wurden in einem Experiment verschiedene Bilder gleichzeitig auf die linke und die rechte Seite einer Leinwand projiziert, und die Versuchsperson mußte gleichzeitig mit jeder Hand ein passendes Bild auswählen. In einem Fall[6] wurde eine Schneelandschaft auf die linke Seite und ein Hühnerbein auf die rechte Seite projiziert. Wie erwartet, wählte die linke Hand der Versuchsperson eine Schneeschaufel und die rechte Hand ein Hühnchen. Als sie befragt wurde, warum ihre linke Hand eine Schaufel gewählt hatte, antwortete sie »ich sah ein Hühnerbein und ich wählte ein Hühnchen, und man muß den Hühnerstall mit einer Schaufel reinigen.« Da das linke Gehirn des Patienten mit durchtrenntem Gehirn nicht zögert, zu rationalisieren und die Verantwortung für Handlungen zu übernehmen, die offenkundig das Werk seines rechten Gehirns sind, muß man sich fragen, wie oft Gesunde das gleiche tun.

Modus vivendi: Arbeitsteilung

Gelegentlich hat der Patient mit durchtrenntem Gehirn Probleme, wenn *beide* Hemisphären versuchen, das Kommando zu übernehmen. Ein Film von dem ersten Patienten mit durchtrenntem Gehirn zeigt, wie seine linke Hand ungeduldig versucht, seiner rechten Hand bei einem Mosaiktest zu helfen. Nachdem er zweimal vom Versuchsleiter angehalten worden ist, setzt er sich schließlich auf seine linke Hand, um sie stillzuhalten. Nach fortgesetzter Frustration mit der rechten Hand sagt ihm der Versuchsleiter, er solle beide Hände benutzen. Es folgt ein Kampf, in dem beide Hände um das Kommando streiten, wobei eine immer das Werk der anderen zerstört.

Konflikte dieser Art sind verhältnismäßig selten, weil die beiden Hemisphären die Arbeitsteilung zum Modus vivendi entwickeln. Jede von ihnen kann die andere hindern, wenn sie »stärker das Gefühl hat«, daß sie selbst das Problem lösen kann. Bei Aufgaben, die eine schnelle Reaktion verlangen, geht das Kommando an die Hemisphäre, die als erste eine Antwort parat hat. Wissenschaftler haben gezeigt, daß sie die Chancen einer Hemisphäre für die Übernahme des Kommandos erhöhen können, wenn sie sie absichtlich ermutigen. Wenn zum Beispiel das rechte Gehirn eine lange Folge von Problemen erfolgreich gelöst hat, versucht es oft, eine Aufgabe zu lösen, die normalerweise vom linken Gehirn übernommen wurde.

Die Arbeitsteilung zwischen dem linken und rechten Gehirn entwickelt sich ganz ähnlich wie in irgendeiner anderen Partnerschaft. Ein geringfügiger Vorteil der einen Hemisphäre wird mit der Zeit vergrößert, da ihr Partner sich immer mehr zurückhält und sie so bestimmte Aufgaben bewältigen läßt. Im Idealfall macht jede Hemisphäre das, wofür sie am besten geeignet ist, aber es können sich leicht schlechte Gewohnheiten herausbilden, so daß die falsche Hemisphäre sich durchsetzt und echte Fähigkeiten daran hindert, zum Zuge zu kommen.

Die Vorstellung von einem einheitlichen Geist ist im wesentlichen eine verbale Vorstellung des linken Gehirns, die den Beitrag des rechten Gehirns ignoriert. Unglücklicherweise wird die Pädagogik so sehr von dieser Vorstellung beherrscht, daß die Methoden des linken Gehirns oft ermutigt werden, wenn sie gar nicht angebracht sind. Jede Partnerschaft, in der ein Partner sowohl still als auch unsichtbar ist, muß aus dem Gleichgewicht geraten.

Sogar die grundlegende Spezialisierung der Gehirnhälften auf verbales und nichtverbales Denken entwikkelt sich nach und nach als Ergebnis der Konkurrenz zwischen links und rechts. Bis zum Alter von etwa 5 Jahren ist jede der beiden Hemisphären in der Lage, das volle Sprachvermögen zu entwickeln. Da jedoch das linke Gehirn eine *geringfügige* angeborene Tendenz hat, auf Sprachlaute zu reagieren, gewinnt es die Konkurrenz um die Beherrschung des Sprachvermögens. Im Laufe der Zeit wird dieser Vorteil stetig ausgebaut. Da die Sprache eher ein schrittweises Vorgehen verlangt als eine ganzheitliche Methode, kann das rechte Gehirn mehr und mehr in nichtverbalem, räumlichem und visuellem Denken dominieren.

Für einen großen Teil der Gehirnchirurgie ist der Gedanke grundlegend, daß geschädigte Gehirnteile die Links-Rechtskonkurrenz gewinnen können und gesunde Teile daran hindern können, die entsprechenden Aufgaben zu übernehmen. Wenn zum Beispiel die linke Gehirnhälfte eines Kindes geschädigt wird, bleibt sie weiterhin für die Sprache zuständig, benutzt sie dauernd fehlerhaft und hindert die Ausbildung des Sprachvermögens im rechten Gehirn. *Wenn die gesamte linke Hemisphäre vor dem sechsten Lebens-*

jahr entfernt wird, entwickelt sich normales Sprachvermögen in der rechten Hemisphäre.

Wenn die linke Hemisphäre jedoch entfernt oder geschädigt wird, *nachdem* das Sprachvermögen sich voll ausgebildet hat, gibt es nur die Hoffnung auf die Wiedergewinnung der gröbsten Sprachfertigkeit. Die grundlegende Organisation, die für das nichtverbale Denken verwendet wird, ist so verschieden von der, die für Sprache und verbales Denken benutzt wird, daß noch so starkes Umschulungstraining sie nicht verändern kann.

Chirurgische Entfernung einer Hemisphäre

Wenn bei einem Erwachsenen eine Hemisphäre chirurgisch entfernt wird (Hemisphärektomie), dann ist die Veränderung eine dramatische Demonstration der besonderen Leistung jeder einzelnen Gehirnhälfte. Wird die rechte Hemisphäre entfernt (bei gesundem linken Gehirn), so bleibt die Sprache im wesentlichen ungestört, wird jedoch etwas roboterhaft. Zwar wird die präzise *wirkliche* Bedeutung von Worten einwandfrei verstanden, aber Bildersprache, Intonation und emotionale Färbung werden nicht verstanden. Persönlichkeit, Vorstellungsvermögen, Einsicht und Initiative erleiden erhebliche Einbußen. Einfache räumliche Aufgaben wie etwa das Anziehen eines Hemdes mit dem Kopfende nach oben oder der Rückweg vom Badezimmer führen zu großer Verwirrung.

Trotz der schweren Behinderungen, die auf den Verlust des rechten Gehirns folgen, bleibt der Patient oft bei seiner Behauptung, alles sei normal. Nachdem die Leistungen des rechten Gehirns ein Leben lang vom linken Gehirn für verstandesmäßig erklärt und gerechtfertigt und als die eigenen ausgegeben worden sind, setzt das linke Gehirn nun alles daran, die Vorstellung von einem einheitlichen »Geist« aufrechtzuerhalten. Wenn der Patient über bestimmte offenkundige Behinderungen befragt wird, konstruiert er oft weithergeholte Entschuldigungen. Da er seine linke Hand nicht mehr zu bewegen vermag,* kann er zum Beispiel behaupten, es sei gar nicht seine Hand.

Der klarste Beweis dafür, daß das verbale Bewußtsein nichts weiß von den Gedanken des rechten Gehirns, ist vielleicht die Tatsache, daß *»die gesamte rechte Hemisphäre einem Menschen bei vollem Bewußtsein entfernt werden kann, ohne daß er die Veränderung bemerkt«.* Ein Chirurg berichtete, daß bei vier Hemisphärektomien »die Unterhaltung mit dem Patienten während der ganzen Operation fortgesetzt wurde ohne irgendeine signifikante Veränderung im Bewußtseinszustand«.[7] (Da das Gehirn selbst keinen Schmerz empfindet, werden Gehirnoperationen häufig bei vollem Bewußtsein des Patienten durchgeführt.)

Auch viele Operationen zur Durchtrennung des Corpus callosum sind an den Patienten bei vollem Bewußtsein durchgeführt worden. Auch hierbei wurde die Konversation zur Kontrolle ihrer geistigen Funktionen aufrechterhalten.[8] Da das verbale Bewußtsein des Patienten keine Veränderung bemerkte, ist es klar, daß es nichts von den Gedanken des rechten Gehirns wußte.

Da unsere verbale Vorstellung vom Bewußtsein auf die linke Hemisphäre beschränkt ist, könnte man erwarten, daß die Entfernung dieser Hemisphäre das Bewußtsein auslöscht. Es liegen Berichte über mehrere Fälle vor, in denen erwachsenen Patienten die gesamte *linke* Hemisphäre entfernt wurde, um die Ausweitung eines Tumors aufzuhalten. Zwar verloren sie ihre Fähigkeit, über das Bewußtsein (oder irgendetwas anderes) zu *sprechen*, aber sie blieben weiterhin eindeutig bewußte, denkende Menschen. Ja ihre Stimmungslage und ihre nichtverbale Persönlichkeit blieben im wesentlichen intakt. Ein 47jähriger Patient** hatte

*Man erinnere sich daran, daß jede Hemisphäre nur Nervenverbindungen mit der *gegenüberliegenden* Hand und dem *gegenüberliegenden* Fuß hat. Bei Gesunden kann das linke Gehirn die linke Hand bewegen, indem es einen Bewegungsbefehl über das Corpus callosum an das rechte Gehirn schickt, das die Bewegung auf einer automatischen Ebene veranlaßt.

**Mehr über diesen und andere Fälle von Hemisphärektomie in Kapitel 10.

5 Monate nach der Entfernung seiner linken Gehirnhälfte einen nichtverbalen IQ von 110. Damit gehörte er in bezug auf die nichtverbale Intelligenz zu den oberen 25 % der Bevölkerung. Es liegt auf der Hand, daß das rechte Gehirn mit seinem eigenen Bewußtsein ein wichtiger Bestandteil der Persönlichkeit ist; doch es wird von dem verbalen Bewußtsein des linken Gehirns ignoriert. Genau wie wir es aufgrund von indirekten Beweisen gelernt haben, die Erde als Kugel zu betrachten, können wir uns der beiden Seiten unseres eigenen Geistes bewußt werden. Das nichtverbale Bewußtsein, das der Patient mit linksseitiger Hemisphärektomie so stark empfindet, ist in uns allen vorhanden, wenn wir nur lernen wollen, es zu erkennen. Erst einmal müssen wir unsere lebenslange Gewohnheit überwinden, nur die Gedanken anzuerkennen, die sich in Worten ausdrücken lassen.

KAPITEL 2

Die Entdeckung des »unbewußten Geistes«

Stellen Sie sich zwei Schüler vor, die ihre Algebrastunde schwänzen. Beide hassen Algebra und verstehen sie nicht. Sie spielen viel lieber »Softball« und werfen sich den Ball zu, so weit sie können. Jedesmal, wenn der Ball geworfen wird, schätzt der Junge, der ihn ohne jede Anstrengung auffängt, seine Geschwindigkeit und Flugkurve ab, bezieht den Wind und die Neigung des Geländes mit ein und fängt den Ball prächtig. Indem sie so spielen, legen diese Jungen ein hochentwickeltes nichtverbales Verständnis für Physik an den Tag, das sie nicht einmal ansatzweise erklären könnten. Das ist wirkliches Wissen, das auf nichtverbalem Lernen basiert. Und mit diesem Wissen können sie Probleme lösen, die viel komplexer sind als die Gleichungen in der Algebrastunde, die sie versäumen. Ja sogar wenn sie eine College-Ausbildung abschließen und ein Diplom in Physik machen sollten, wären sie wahrscheinlich doch nicht in der Lage, Gleichungen aufzustellen, die den Aufschlagsort des Balles so genau vorherbestimmen, wie sie es jetzt automatisch tun.

Diese gedachte Szene illustriert den Gegensatz zwischen der Methode der Problembewältigung des rechten Gehirns und der verbalen Methode des linken Gehirns. Die beiden Methoden erfordern den Aufbau eines separaten Wissensvorrats. Es ist möglich, Experte in der einen zu sein und keine Kenntnis der anderen zu haben. Das Gegenbeispiel zu den beiden Jungen könnte ein promovierter Mathematiker sein, der Artillerie-Computer für die Lösung ballistischer Aufgaben programmiert, der aber einen Ball nicht so gut wie ein Schuljunge werfen kann.

Wenngleich es möglich ist, sowohl ein verbales als auch ein nichtverbales Verständnis für das Problem zu besitzen, ergibt sich das eine nicht aus dem anderen. Dies ist nichts anderes als die Feststellung, daß das linke und das rechte Gehirn *separate, aber sich überlappende Wissensspeicher haben.*

Da das linke und rechte Gehirn verschieden organisiert sind, kann man leicht verstehen, warum die Gedächtnisinhalte des einen unbrauchbar für das andere sind. Das rechte Gehirn blickt sofort auf die *Gesamt*situation und reagiert entsprechend dem von ihm Gelernten. Bei dieser Methode sind die mathematischen Gleichungen im Gedächtnis des linken Gehirns offensichtlich nicht brauchbar. Das linke Gehirn dagegen bewältigt komplexe Aufgaben mit Sequenzen in kleinen logischen Schritten. Der ganzheitliche »Instinkt« des rechten Gehirns für das Ballwerfen auf einem windigen Hügel ist gleichermaßen nutzlos für das linke Gehirn. Die beiden verschiedenen Arten von Gehirnorganisationen speichern das Wissen einfach in verschiedener Form - beinahe wie in verschiedenen Sprachen.

Wenn wir die beiden Schuljungen fragen würden, wie sie den Ball werfen, würden wir höchstwahrscheinlich feststellen, daß sie *verbal nicht wissen*, wie sie es tun. Wenn man sie drängte, eine Erklärung zu geben, würden sie es versuchen. Aber wahrscheinlich müßten sie den Ball werfen und *sich selbst dabei beobachten*, um es herauszufinden. Man könnte genauso gut jemand anderes bitten, sie zu beobachten und in Worte zu fassen, wie es gemacht wird. In gewissem Sinne *ist* es auch eine andere Person, weil das Bewußtsein ihres linken Gehirns *in Wirklichkeit unaufmerksam war*, als das rechte Gehirn werfen und fangen lernte. Das linke Bewußtsein muß infolgedessen die Handlungen des rechten Gehirns tatsächlich *beobachten* und durch Schlußfolgerungen zu verbalisieren versuchen, wie es gemacht wird.

Wenn wir uns einen intellektuellen Erwachsenen ansehen, der in einer Sportart viele Trainerstunden genommen hat, begegnen wir möglicherweise der entgegengesetzten Erscheinung. Er mag schlecht *spielen*, aber endlos über Theorie und richtige Technik *reden*. In diesem Fall hat eine gewohnheitsmäßige Tendenz, das linke Gehirn zu benutzen, die Lage umgedreht: Das rechte Gehirn lernt wenig, da es fortwährend vom linken Gehirn zur Seite geschubst wird mit seinen Versuchen, »in der Kniebeuge zu bleiben« oder »das Gewicht auf die linke Ferse zu legen«.

Eine der besonders dramatischen Demonstrationen unseres doppelten Bewußtseins ist der Kampf, den manche Menschen regelrecht mit sich selbst ausfechten, wenn sie Tennis oder Golf spielen. Nach einem schlechten Schlag werden viele Spieler böse und schimpfen auf sich. Wir wissen, daß das linke Gehirn spricht - aber mit wem spricht es?

Da die Methode des linken Gehirns für die Anwendung während des tatsächlichen Schlages zu langsam und systematisch ist, gibt das verbale Bewußtsein das Kommando auf und übernimmt es dann wieder mit einem Kommentar wie: »Verdammt nochmal«, »Laß den Arm angewinkelt«. Das Verhältnis zwischen dem linken und dem rechten Bewußtsein ist beinahe wie das zwischen einem verbalen Trainer und einem schweigenden Spieler. Bei manchen Menschen kann man deutlich sehen, wie die schlechte Laune und Ungeduld des verbalen Trainers die Leistungen des schweigenden Spielers stark beeinträchtigt. Man wird zwangsläufig an den Vorfall erinnert, wo die linke und die rechte Hand eines Patienten mit durchtrenntem Gehirn darum kämpfen, »wer« den Mosaiktest ausführen dürfte.

Eine der ersten tatsächlichen Auswirkungen der Revolution des rechten Gehirns ist das Verständnis für diesen Vorgang im Sport. Tim Gallwey entwickelte die Idee vom Zusammenwirken der beiden »Bewußtseine« in seinem Bestseller *The Inner Game of Tennis.** Ein anderes Buch, *Inner Skiing*** revolutioniert den Skiunterricht.

Ein neues Verständnis für diese beiden Denkweisen kann unsere Fähigkeiten dramatisch vergrößern, indem es uns

*W. Timothy Gallwey, *Tennis und Psyche, Das Innere Spiel,* München 1977.
**Timothy Gallwey, Bob Kriegel, *Besser Skifahren durch Inner-Training*, München 1978.

hilft, die Methode der jeweiligen Aufgabe anzupassen. Viele hochgebildete, intellektuelle Menschen versuchen gewohnheitsmäßig, ihr linkes Gehirn für Aufgaben zu benutzen, für die es völlig ungeeignet ist. Ihr rechtes Gehirn kann tatsächlich atrophieren, so daß sie nicht nur im Sport, in bildender Kunst und im Tanzen unfähig werden, sondern obendrein in den wirklich *schöpferischen* geistigen Tätigkeiten.

Die klassische Methode des linken Gehirns beim Tanzen ist das perfekte Beispiel dafür, wie man etwas falsch anpakken kann - mit fürchterlichen Resultaten. Indem die Erlernung von »Schritten«, das heißt einzelnen Sequenzen von Fußbewegungen, betont wird, kann die einfache und natürliche Bewegung des Körpers nach Musik in eine intellektuelle Übung verwandelt werden. Die ideale Lernhilfe für diese Methode ist ein Stück Papier, das mit numerierten Fußabdrücken markiert ist und das man auf den Boden legt und in der Reihenfolge der Zahlen mit den Füßen betritt. Nach viel Anstrengung und Übung sieht das Resultat so schlecht aus, daß die meisten Ingenieure, Rechtsanwälte und andere Menschen mit starker Ausbildung des linken Gehirns von sich behaupten, sie hätten nie den Versuch unternommen, tanzen zu lernen.

Wenn Sie irgendeinen wirklich guten Tänzer fragen, wie man tanzt, wird er natürlich antworten: »So!« und wird es Ihnen zeigen. Wenn Sie ihn drängen, er solle es mit Worten erklären, wird er wahrscheinlich die Schritte machen müssen und *sich dabei beobachten müssen*, bevor er es erklären kann. Dies ist ein weiteres Beispiel für nichtverbales Wissen, zu dem das linke Gehirn keinen Zugang hat. Des Tänzers verbale Erklärung wird nicht besser sein als das, was ein bloßer Beobachter aus der Vorführung der Tanzschritte, die das rechte Gehirn gibt, ableiten könnte. Ein professioneller Tanzlehrer wird selbstverständlich die Schritte sowohl verbal als auch nichtverbal lernen. Die verbalen Beschreibungen mögen den Wunsch des linken Gehirns befriedigen, tanzen zu *lernen*; aber sie verhelfen wohl kaum zu einem »Gespür« für das Tanzen. Wenn Sie wirklich tanzen lernen wollen, muß Ihr rechtes Gehirn das Kommando übernehmen und durch Beobachtung und Nachahmung lernen.

Musik ist auch ein Gebiet, wo die Methoden des linken oder rechten Gehirns angewendet werden können. Genauso wie es einer Maschine möglich ist, Klavier zu spielen (mechanisches Klavier), ist es auch möglich, mit dem linken Gehirn Klavier spielen zu lernen. Jede Note repräsentiert eine Taste, und mit viel Übung kann man lernen, ordentlich nach Noten zu spielen. Das Spielen nach Gehör scheint eine völlig andere Fähigkeit zu sein, die mit Notenlesen wenig zu tun hat. Zwar ist es möglich, beide Fähigkeiten zu entwikkeln, aber die Beherrschung der einen hilft wenig bei der Erlernung der anderen. Auch hier zeigt sich, daß das linke und rechte Gehirn separates Wissen entwickeln, das auf zwei verschiedene Arten gespeichert wird. Eine interessante Bestätigung dieser Interpretation ist der Fall eines Amateurmusikers, der an einem Tumor in der rechten Hemisphäre litt.[1] Er behielt die Fähigkeit, Noten zu lesen, konnte aber nicht mehr auswendig singen oder Klavier spielen.

Intuition

Ist das Wissen des rechten Gehirns schon nützlich bei vielen körperlichen Tätigkeiten, so ist es eine absolute Notwendigkeit bei einer Vielzahl von rein geistigen Tätigkeiten. »Intuition« ist ein schwammiges Wort für Denkvorgänge, die wir nicht *verbal* erklären können. Wenn wir uns die Merkmale der Intuition ansehen, fällt ins Auge, daß wir Funktionen des rechten Gehirns meinen: Intuitive Urteile kommen nicht Schritt für Schritt zustande, sondern schlagartig. Es ist typisch für sie, daß sie eine große Masse Informationsmaterial *parallel* berücksichtigen, ohne jeden einzelnen Faktor separat zu betrachten. Schließlich lassen sie sich auch nicht mit Worten erklären.

Wenn wir einem erfahrenen Bauunternehmer die Bauzeichnungen von einem Haus vorlegen, sieht er sie möglicherweise 10 Minuten an und sagt uns dann, was das Haus kosten wird und wie lange die Bauarbeiten dauern werden. Das ist ein *intuitives* Urteil. Eine andere Methode, die er anwenden könnte, bestünde darin, jeden Punkt der Materialliste mit dem entsprechenden Preis zu versehen, die Summe zu ziehen und die Bauzeit zu veranschlagen. Aufgrund der Erfahrung kann das intuitive Urteil so genau sein wie das methodische. Wenn man den Bauunternehmer bittet, die intuitive Schätzung zu erklären, könnte er etwas von »ich hab's im Gefühl« oder »Erfahrung« reden. Tatsache ist, daß die intuitive Methode ein Resultat des Denkens mit dem rechten Gehirn ist: Genauso wie es ein Gesicht in der Menge auf einen Blick erkennen kann, kann das rechte Gehirn große Mengen von Informationen in einem Schritt analysieren und sich darüber ein Urteil bilden.

Wie jede Fähigkeit kann man auch das intuitive Urteil entwickeln oder atrophieren lassen, je nach dem wie stark man es benutzt und wieviel Vertrauen man in seine Resultate hat. Es gibt natürlich Situationen, in denen es töricht wäre, Intuition einzusetzen. Wenn man zum Beispiel auf ein komplexes mathematisches Problem nur einen Blick wirft und das Ergebnis mit Intuition »abschätzt«, so funktioniert das offensichtlich nicht. Aber es gibt ganz entschieden auch in einer solchen Wissenschaft des linken Gehirns wie Mathematik einen Platz für Intuition. Die meisten schöpferischen Durchbrüche, sogar in der Mathematik, sind das Ergebnis eines »intuitiven Sprunges«, der dann sorgfältig mit logischen Begriffen analysiert werden muß, indem man das Ergebnis fast wie ein Außenstehender betrachtet.

Zwar hat man sich der Intuition schon vor dem Beginn aller Geschichtsschreibung bedient, aber ihr hat doch immer etwas von »Schwarzer Magie« angehaftet. Jetzt, da wir ihre körperliche Grundlage verstehen, können wir anfangen, sie intelligenter zu entwickeln.

Die rechte Gehirnhälfte als »unbewußter Geist«

Da wir das rechte Gehirn immer gehabt haben, war es unmöglich, die Produkte seines Denkens zu ignorieren. »Intuition« ist einer der vielen abstrakten Begriffe, die zur Bezeichnung dieser Phänomene geprägt wurden.

Freud setzte die Begriffe »bewußte« und »unbewußte« geistige Vorgänge in Umlauf, um menschliches Verhalten erklären zu helfen. Die Merkmale dieser Begriffe sind dem, was wir über das rechte und linke Gehirn wissen, auffällig ähnlich. Vielleicht kann unsere Kenntnis des rechten Gehirns diese Begriffe auch aus der Welt der Theorie in die Welt des physischen Beweises heben.

Was den unbewußten Geist unbewußt macht, ist die Tatsache, daß wir, obgleich er unser Verhalten beeinflußt, Schwierigkeiten haben, seine Tätigkeit *verbal* zu erklären. Beispiele für das Wissen des rechten Gehirns, das nicht von dem Bewußtsein des linken Gehirns in Worte gekleidet werden kann, haben wir schon diskutiert. Obwohl unser rechtes Gehirn auch Teil unseres Bewußtseins ist, sind seine Gedanken doch von denen des verbalen linken Gehirns notwendigerweise isoliert. Da jede Hemisphäre anders organisiert ist und Gedächtnisinhalte in einer anderen »Sprache« speichert, gäbe es ein Chaos, wenn die Gedanken der beiden sich frei miteinander»mischen« würden. Die Natur hat das Problem gelöst, indem sie sie separat hält außer für begrenzte Wechselwirkungen, die so fein sind, daß sie kaum vermißt werden, wenn sie beim Patienten mit durchtrenntem Gehirn unterbrochen sind.

Viele psychiatrische Techniken für die Untersuchung des »unbewußten Geistes« machen sich die Überlegenheit des rechten Gehirns bei bestimmten Aufgaben zunutze. Im Rorschach-Test interpretiert man einen »Tintenklecks« als ein Bild, indem man die Überlegenheit des rechten Gehirns ausnutzt, fragmentierte oder unvollständige Informationen zu erkennen. Ähnliches geschieht, wenn bei der freien Assoziation ein einzelnes Wort für das rechte Gehirn als Stimulus zur Herstellung einer Assoziation wirkt (wahrscheinlich durch das Wiederauffinden des Bildes). Das linke Gehirn, das mehr buchstäblich Assoziationen herstellt, ist ohne vollständige Sätze im Nachteil.

Da die beiden Gehirnhälften im wesentlichen in verschiedenen Sprachen denken, sind die Gedächtnisinhalte der einen nicht unmittelbar für die andere verfügbar. Das ist kürzlich experimentell nachgewiesen worden[2]: Während eines Tests, in dem nur die linke Hemisphäre betäubt wurde,* ließ man Patienten einen verborgenen Gegenstand mit der linken Hand fühlen. Als die Medikamentenwirkung nachließ und das Sprachvermögen der Patienten zurückkehrte, wurden sie aufgefordert, den gefühlten Gegenstand zu benennen. Sogar nach intensiver Befragung konnten die Patienten den Gegenstand nicht benennen. Wenn er aber visuell zusammen mit mehreren anderen dargeboten wurde, erkannten die Patienten ihn sofort! Offensichtlich *war die nichtverbale Erinnerung an den Gegenstand, die das rechte Gehirn gespeichert hatte, nicht für das verbale Bewußtsein der linken Hemisphäre verfügbar.* Sobald der Gegenstand jedoch zu sehen war, erkannte die rechte Hemisphäre ihn.

Die psychiatrischen Implikationen dieses Befundes sind weitreichend: Ein Gedächtnisinhalt, der unser Verhalten beeinflußt, kann tatsächlich existieren und doch ist er dem verbalen Bewußtsein nicht bekannt und nicht verfügbar. Ein großer Teil der psychiatrischen Behandlung scheint darauf abzuzielen, die nichtverbalen Erinnerungen hervorzuholen und das verbale Bewußtsein auf sie aufmerksam zu machen. Das kann uns zwar helfen, unsere Worte und Taten besser übereinstimmen zu lassen, aber es verändert die intuitiven Reaktionen des rechten Gehirns nicht.

*Dieser Test heißt Wada-Verfahren. Da die beiden Hemisphären von verschiedenen Halsschlagadern versorgt werden, können sie einzeln betäubt werden, indem man in die eine oder andere Seite ein Betäubungsmittel injiziert. Durch die Beobachtung des Sprachverlustes kann die Hemisphäre, die das Sprachzentrum enthält, mit Sicherheit bestimmt werden.

Zwei Geister - zwei Persönlichkeiten

Einer der Umstände, die dazu beitragen, das linke und rechte Gehirn zu einer Einheit zu machen, ist die Tatsache, daß sie in demselben Körper wohnen und die Welt durch dasselbe Augenpaar sehen. Da jedoch jeder dieser beiden Geister seine eigene Ausrichtung hat, erleben sie die Dinge verschieden.

Nehmen wir zum Beispiel eine Unterhaltung mit einem anderen Menschen. Das linke Gehirn antwortet im allgemeinen auf die wörtliche Bedeutung der gehörten Worte und bemerkt die Bedeutung der Intonation nicht einmal. Das andere Gehirn nimmt andere Aspekte derselben Unterhaltung wahr: Der Tonfall, der Gesichtsausdruck und die Körpersprache werden bemerkt, während die Worte relativ weniger Bedeutung haben.

Das ist ein Vorgang, der so in beiden Richtungen abläuft. Die Worte *kommen vom* linken Gehirn des anderen Menschen, und der Tonfall, der Gesichtsausdruck und die Körpersprache kommen von seinem rechten Gehirn. Infolgedessen verläuft die Unterhaltung auf zwei Ebenen. Tatsächlich, wenn zwei Menschen aufeinander einwirken, dann schaffen sie zwei separate Beziehungen:

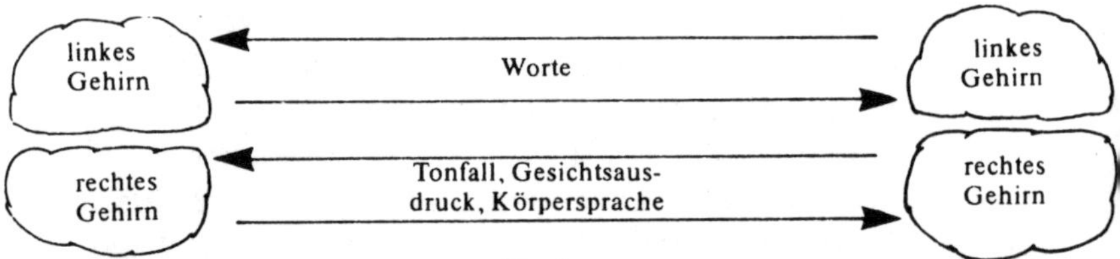

Fig. 4

Die Erinnerungen und Eindrücke des linken und rechten Gehirns können vollkommen verschieden sein.

Die Eindrücke des rechten Gehirns sind, wie wir sagen würden, »unbewußt«. Wir würden sie als »intuitiv« empfinden, wären aber vermutlich nicht in der Lage, sie in Worte zu fassen. Da unser rechtes Gehirn unser Verhalten bestimmen kann, kann es durchaus vorkommen, daß wir uns in einer Art und Weise verhalten, die mit den Handlungsabsichten unseres verbalen Bewußtseins in Konflikt gerät. Dies Verhalten hat auch ursprünglich den Begriff »unbewußter Geist« erforderlich gemacht.

Da ein großer Teil unseres emotionalen Verhaltens vom rechten Gehirn gesteuert wird, kann ein Mensch aus seinem rechten Gehirn aus der Kindheit einen völlig anderen Erinnerungsschatz haben als in seinem linken.[3] Betrachten wir zum Beispiel eine Bestrafung, bei der der Vater oder die Mutter sagt: »Das tue ich, weil ich dich liebe«, während Gesichtsausdruck und Tonfall sagen: »Ich hasse dich«. Die Erinnerungen des rechten und linken Gehirns wären in diesem Fall ganz verschieden. Das rechte Gehirn könnte ein Verhalten veranlassen, daß auf seiner eigenen Erinnerung beruht, das aber im Widerspruch stünde zu der Darstellung des Vorfalls, die das linke Gehirn dem Psychiater gibt. Das kann wie ein Fall von »Verdrängung« aussehen, weil die verbale Beschreibung der Erinnerung nicht mit dem Verhalten des Patienten übereinstimmt.

Weil unser rechtes und linkes Gehirn grundsätzlich verschieden organisiert sind, können sie Persönlichkeiten hervorbringen, die deutlich verschieden sind. Das rechte Gehirn neigt dazu, die Dinge negativ und emotional zu sehen, während das linke mehr positiv und logisch ist. Die alltäglichen Wechselbeziehungen zwischen einem Kind und seinen Eltern werden daher vom linken und rechten Gehirn verschieden aufgenommen. Wenn die Eltern von ihrem linken und rechten Gehirn einander widersprechende Signale aussenden, kann die »Erziehung« der beiden Hemisphären eines Kindes deutlich verschieden sein. Schwankungen in Stimmung und Verhalten können zum Teil auf einen Wechsel in der relativen Aktivität dieser beiden separaten Persönlichkeiten zurückgehen.

Es ist sogar möglich, im linken und rechten Gehirn separate Stimmungsschwankungen zu beobachten. Unsere Leistungen im Sport sind stark von Stimmung und Aufmerksamkeit abhängig; aber die Stimmungsschwankungen des rechten Gehirns, welche die körperliche Leistung widerspiegeln, fallen nicht unbedingt mit dem Stimmungsverlauf in unserem linken Gehirn zusammen. Sexuelle Leistung unterliegt gleichfalls Schwankungen, die auf die Stimmung des rechten Gehirns zurückgehen und die nicht unbedingt mit der Stimmung zusammenfallen, die wir in unserem linken Gehirn empfinden. Es ist fast so, als wären zwei verschiedene Menschen beteiligt: Einer, der von Sexualität *spricht*, und einer, der sie *lebt*.

Ein Experiment an der Universität von Oklahoma[4] zeigte, daß Alkoholkonsum das rechte Gehirn stärker abstumpft als das linke. Man fand, daß bei einer Formfindungsaufgabe die Reaktionszeit für die linke Hälfte des Gesichtsfeldes um 37 % langsamer wurde gegenüber einer Verlangsamung von 6 % für die linke Hälfte. Wenn das rechte Gehirn vor dem linken betrunken wird, wäre das die Erklärung dafür, warum Betrunkene, was die Sexualität angeht, oft Worte und nicht Taten« zeigen. Experimente an der Universität von Kalifornien (UCLA)[5] zeigen, daß Marihuana den entgegengesetzten Effekt hat: EEG-Aufzeichnungen zeigen in der Veränderung des Alphaverhältnisses eine Verstärkung der Aktivität des rechten Gehirns gegenüber dem linken. Im allgemeinen sind also die Gespräche reduziert, während die sexuelle »Aktivität« sich erhöhen kann.

Träume und das rechte Gehirn

Freud nannte Träume »den Königsweg zum Unbewußten«.* Es gibt Hinweise darauf, daß Träume in erster Linie im rechten Gehirn ablaufen. Zweifellos hat der Inhalt vieler Träume die Merkmale der Tätigkeit des rechten Gehirns: Träume sind oft *nichtverbal, emotional*, voller *Bilder* und

* Anmerkung des Übersetzers: Wörtlich: »Die Traumdeutung aber ist die Via regia zur Kenntnis des Unbewußten im Seelenleben.«

ohne logischen Zeitablauf. In manchen Fällen führt eine Verletzung des rechten Gehirns bei Patienten, die vorher lebhaft geträumt haben, zum völligen Versiegen der Träume.[6] Zusätzlich zum Verlust der Traumfähigkeit verlieren diese Patienten auch die Fähigkeit, im wachen Zustand sich visuelle Bilder im Geiste vorzustellen.

Weiteres Beweismaterial für den Ursprung der Träume im rechten Gehirn wurde von dem Gehirnchirurgen Wilder Penfield entdeckt[7] . Vor der Operation von Epilektikern legte Penfield an verschiedenen Punkten der Gehirnoberfläche niedrige elektrische Ströme an, um den für die Anfälle verantwortlichen Bereich zu lokalisieren. Auf der Kopfhaut wurde ein Lokalanästhetikum verwendet, um während der ganzen Prozedur einen wachen Patienten zu haben. Stimulation auf der *rechten* Seite des Gehirns führte häufig zu »traumartigen Zuständen«, in denen die Patienten Rückblenden von Gedächtnisinhalten oder visuelle Illusionen erlebten. Hier sind einige Beisiele der Halluzinationen, wie sie die Patienten mit ihren eigenen Worten beschrieben:
»Traum fängt an - es sind eine Menge Leute im Wohnzimmer - meine Mutter ist dabei.«
»Ja Doktor! ja Doktor! Jetzt höre ich Leute lachen - meine Freunde - in Südafrika.«
»Eine bekannte Szene tanzte vor meinen Augen und verschwand wieder.«
»Ja. Ich hörte Stimmen, irgendwo am Fluß - rufende Stimmen eines Mannes und einer Frau - ich glaube, ich sah den Fluß.«

Das Faszinierende an dieser Illusion ist, daß die Patienten eine Art *doppeltes Bewußtsein* erleben. Sie sind sich der Tatsache bewußt, daß sie im Operationssaal liegen und zu dem Arzt sprechen, und zur gleichen Zeit fühlen sie, daß sie *tatsächlich* die Halluzinationen *erleben.* Diese Erlebnisse resultierten nur aus der Stimulation der *rechten* Gehirnseite. Eine Stimulation der *linken* Seite wirkte sich auf die Sprache und verschiedene Muskelbewegungen aus, verursachte aber niemals Halluzinationen oder ein doppeltes Bewußtsein. Da ein gesunder Mensch dieses doppelte Bewußtsein niemals erlebt, scheint die elektrische Stimulation das normale System außer Kraft gesetzt zu haben, das ja entweder das Bewußtsein des rechten *oder* des linken Gehirns aktiviert: Obgleich (bei dem Experiment) das linksseitige Bewußtsein aktiviert ist, löst die Stimulation im rechten Gehirn die Belebung einiger Erinnerungen aus, wodurch ein Gefühl des doppelten Bewußtseins zustande kommt. Bei der Schizophrenie bricht offensichtlich der Mechanismus zusammen, der dafür sorgt, daß nur das linke *oder* das rechte Gehirn aktiviert wird, so daß traumartige Bilder[8] in das normale Bewußtsein hinübergespült werden.

Für die verbale Erinnerung an Träume, die in der rechten Gehirnhälfte ihren Ursprung haben, ist ein Transfer von Bildern aus dem rechten in das linke Gehirn notwendig. Mehrere der Patienten mit durchtrenntem Gehirn, die vor ihrer Operation lebhafte Träume hatten, berichteten, daß sie nach der Operation überhaupt nicht mehr träumten.[9] Ihre Träume mögen sich weiterhin in ihrer rechten Hemisphäre abspielen, aber ihr linkes Gehirn erhält jetzt keine Kenntnis von ihnen, weil die Nervenverbindungen gekappt sind.

Die meisten Menschen, die sagen, sie träumten nicht, übertragen wahrscheinlich die Bilder ihres rechten Gehirns nicht in ihr verbales Bewußtsein. Wissenschaftler, die den Schlaf erforscht haben, haben herausgefunden, daß jeder in jeder Nacht mehrere Perioden schneller Augenbewegungen hat, (REM = Rapid Eye Movement) die mit dem Träumen zusammenhängen. Wenn eine Versuchsperson während einer REM-Periode geweckt wird, sagt sie immer, daß sie gerade geträumt hat und kann gewöhnlich den Traum beschreiben. In einem Experiment an der Universität Edinburgh[10] wurden die Versuchspersonen vor dem Test je nach ihrem »Wahrnehmungsstil« in Gruppen eingeteilt. Eine Gruppe bestand aus Individuen, die wissenschaftlich orientiert, logisch und auf Ordnung gerichtet dachten, während die andere Gruppe als nicht auf Ordnung gerichtet klassifiziert wurde, weniger logisch, mehr künstlerisch. Die Versuchspersonen wurden jedesmal geweckt, wenn ihre Augenbewegungen auf einen Traum hindeuteten, und aufgefordert, ihre Träume zu beschreiben. Der auf Ordnung gerichtete Typ (convergent type) konnte seine Träume nur in 65 % der Fälle beschreiben, während der entgegengesetzte Typ (divergent type) sich zu 95,2 % an seine Träume erinnerte. Viele logische, auf Ordnung gerichtete Denker, mögen so sehr gewohnt sein, ihr linkes Gehirn zu benutzen und ihr rechtes zu ignorieren, daß sie den Zugang zur Traumtätigkeit des rechten Gehirns verloren haben.

Im Laufe der Nacht gewinnen die Träume mehr und mehr Merkmale der Aktivitäten des linken Gehirns[11]. So wird von Träumen aus den frühen Nachtstunden nur in 30 % der Fälle von sprachlichen Erscheinungen berichtet. Der Prozentanteil steigt jedoch langsam auf fast 100 % kurz vor dem Erwachen. Die Fähigkeit, sich an den Traum zu erinnern, steigt gleichfalls langsam von 20 % in den frühen Nachtstunden auf 80 % vor dem Aufwachen. Das wird durch die EEG-Aufzeichnungen bestätigt, die auf eine größere Aktivität der rechten Hemisphäre während der Träume der frühen Nacht schließen lassen.[12] Im Laufe der Nacht wird diese Differenz kleiner. Es mag sein, daß das linke Gehirn, nachdem es dem rechten Gehirn während eines großen Teils der Nacht freien Lauf gelassen hat, in Vorbereitung auf das Erwachen allmählich die Herrschaft über das Bewußtsein wieder an sich zieht. Psychiater haben festgestellt, daß Träume ein ausgezeichnetes Mittel sind, um die »verdrängten« Gedanken des »unbewußten« Geistes zu entdecken. Durch Übung kann man lernen, seinen Träumen mehr Aufmerksamkeit zu schenken und die Traumerinnerung zu verbessern. Die Übung der Traumerinnerung kann so auch ein gutes Mittel sein, den Informationsfluß zwischen rechtem und linkem Gehirn zu verbessern.

Ist der unbewußte Geist in Wirklichkeit bewußt?

Der Begriff des unbewußten Geistes wurde geprägt, um die offensichtliche Lücke zwischen unserem Verhalten und den Gedanken zu erklären, die wir in unserem Geist durch Introspektion beobachten. Wenn wir in unseren Geist blikken und das, was wir dort sehen, beschreiben, dann analysieren und diskutieren wir mit *Worten.* Daher werden nichtverbale Gedanken und Erinnerungen des rechten Gehirns ignoriert. Beim Versuch, die offensichtliche Lücke rational zu erklären, schreibt das linke Gehirn die Resultate des rechtsseitigen Denkens einem mysteriösen Wesen mit der Bezeichnung »unbewußter Geist« zu.

Diese Gedanken sind auf ihre eigene Art bewußt, jedoch nicht in der Art, die das linke Gehirn erkennt. Wenn wir jemanden »unbewußt« fürchten, dann *fühlen* und handeln wir aufgrund dieser Furcht. Daß wir die Furcht nicht *erklären* können oder in unserem verbalen Gedächtnis Gründe für sie finden und beschreiben können, veranlaßt uns (und die Psychiater) sie »unbewußt« zu nennen. Wenn wir mit unserer rechten Gehirnhälfte ganz beschäftigt sind mit körperlicher Aktivität oder intuitivem Denken, fühlen wir uns nicht ohne Bewußtsein. Wir können den Gedankenverlauf sogar *fühlen*, aber *wir können ihn nicht mit Worten beschreiben.*

Das Wort »Bewußtsein« hat tatsächlich zwei verschiedene Bedeutungen je nach dem Kontext. Objektives Bewußtsein kann von einem Außenstehenden beurteilt werden, da es auf der Beobachtung solcher Erscheinungen wie Reflexen, Reaktionen und Intelligenz von außen beruht. *Subjektives Bewußtsein* dagegen bedeutet, sich seines eigenen Bewußtseins bewußt zu sein. Es ist etwas, das wir in uns selbst fühlen, und ist sehr stark beeinflußt von unserer eigenen auf unseren Ansichten und Theorien beruhenden Interpretation. Intropspektion ist etwas vollkommen Subjektives und infolgedessen durch unsere vorgeprägten Erwartungen und unsere Einbildungskraft leicht zu entstellen. Es ist also nicht überraschend, daß wir die »Gefühle« des nichtverbalen Bewußtseins vollständig ignorieren können.

Die Erwachsenen mit linksseitiger Hemisphärektomie (intaktes rechtes Gehirn), die wir in Kapitel 1 erwähnt haben, sind eindeutig bewußt im *objektiven* Sinne. Obgleich sie nicht sprechen können, haben sie normale mit ihrer Persönlichkeit im Einklang stehende Reaktionen und können sogar bei einem nichtverbalen IQ-Test gut abschneiden. Obgleich sie das nicht mit uns besprechen können, ist es offensichtlich, daß sie sich auch *subjektiv als bewußt* erleben. Das Bewußtsein, das sie empfinden, ist genau jenes, dessen Existenz wir verneinen, wenn wir vom »unbewußten Geist« sprechen. Während wir uns durch den Wortgebrauch selbst betrügen können und so das nichtverbale Bewußtsein ignorieren, erleben sich diese Patienten als bewußt, haben jedoch *nur* ein nichtverbales Bewußtsein.

Mit etwas Übung können wir unsere Introspektion über das im strengen Sinne Verbale hinaus ausdehnen und das Wirken beider Arten von Bewußtsein »fühlen«. Wenn wir zum Beispiel ganz und gar von einer nichtverbalen Tätigkeit wie Skilaufen, Jogging, Zeichnen, Tanzen oder dem Liebesakt in Anspruch genommen sind, müßte unser verbales Bewußtsein im wesentlichen »abgeschaltet« sein. Wenn wir später versuchen, unser verbales Bewußtsein zu benutzen, um uns an das zu erinnern, was wir vorher gefühlt haben, dann stellen wir eine Art Gedächtnislücke fest. Allgemeine, schnappschußartige Eindrücke mögen uns einfallen; aber der lineare Zeitablauf in unserem verbalen Gedächtnis hat eine deutliche Lücke. Obgleich es schwer ist, das Gefühl des Bewußtseins der rechten Gehirnhälfte zu *beschreiben*, so ist es doch ganz entschieden nicht »Unbewußtsein«.

Tatsächlich sind unser objektives und subjektives Bewußtsein zusammen die Gesamtsumme unserer Gedanken, unseres Wissens und unserer Gefühle sowohl des linken als auch des rechten Gehirns. Wenn eine Hemisphäre aus dem Gehirn eines Erwachsenen entfernt wird, gehen bestimmte Teile dieses Bewußtseins im objektiven und subjektiven Sinn verloren. Jede Hemisphäre für sich kann auf ihre Art und Weise denken, fühlen und sich erinnern. Jedoch kann nur die linke das Bewußtsein ihrer eigenen Gedanken in Worten *ausdrücken.* Wegen seiner Unfähigkeit, sich auszudrücken, ist das rechte Gehirn ungerechterweise »der unbewußte Geist« genannt worden. Ein besserer Ausdruck wäre »der nichtverbale Geist«.

KAPITEL 3

Kreativität und das rechte Gehirn

Kreative Menschen wissen schon lange, daß der »unbewußte Geist« eine entscheidende Rolle im schöpferischen Denken spielt. Zwar kann die Kreativität der bildenden Kunst, in Musik und im Tanz oft mit sehr wenig Unterstützung durch die verbalen Prozesse im linken Gehirn auskommen, jedoch ist für die meiste schöpferische Arbeit ein gesundes Zusammenwirken zwischen Intuition und logischem Denken erforderlich. Auf den meisten intellektuellen Gebieten zum Beispiel sind die wirklichen kreativen Durchbrüche das Resultat von Intuition. Die Intuition selbst ist jedoch im allgemeinen nutzlos, bis sie verbal und logisch bestätigt und beschrieben werden kann.

Die Logik und die Sprache liegen dem größten Teil des modernen Fortschritts zugrunde, weil sie es einem Menschen ermöglichen, seine Einsichten einem anderen mitzuteilen. Wissen wird also aufgebaut auf Wissen, aus den aufeinanderfolgenden Gedanken von vielen Menschen. Mit Logik kann man die Wahrheit einer Einsicht beweisen, so daß andere danach handeln können. Aber die Logik und die Sprache sind so starr strukturiert, daß sie nicht geeignet sind für die Art von flexiblem Denken, die zu kreativen Durchbrüchen *findet*. Wenn wir in Worten denken, sind wir durch die Grenzen unseres verbalen Gedächtnisses eingeschränkt.

Die verbale Bedeutung ist großenteils bestimmt durch die Reihenfolge, in der die Worte erscheinen.* Zum Beispiel hat der Satz »Tom schlägt Bill« eine andere Bedeutung, als

* Anmerkung des Übersetzers: Dies gilt für das Englische in weit stärkerem Maße als für das Deutsche.

der Satz »Bill schlägt Tom«. Um die Bedeutung zu bewahren, muß unser verbales Gedächtnis also die Reihenfolge der Worte bewahren. Das visuelle Gedächtnissystem unseres rechten Gehirns hat keine solchen Beschränkungen: Wir können uns an ein Bild von Tom erinnern, in dem Tom Bill von links nach rechts schlägt, von rechts nach links schlägt, von oben nach unten und so weiter, ohne daß die Bedeutung des Bildes verlorengeht. Diese zusätzliche Flexibilität erweist sich als entscheidend für das schöpferische Denken. Es bedeutet, daß sowohl die Gedanken als auch die Erinnerungen nicht »wörtlich genommen« werden müssen.

Wir können die Inflexibilität unseres verbalen Gedächtnisses sofort bemerken, wenn wir einfach einmal versuchen, ein langes Wort rückwärts zu buchstabieren. Obwohl wir die Buchstaben in der normalen Anordnung vielleicht angeben können, können wir sie in der umgekehrten Reihenfolge einfach nicht ins Gedächtnis rufen. Dasselbe gilt für einen Satz, den man sich sehr gut eingeprägt hat (versuchen Sie z. B. die erste Zeile des Vaterunsers rückwärts aufzusagen). Wahrscheinlich ist es am leichtesten, ein Wort rückwärts zu buchstabieren, indem man sich ein inneres Bild des Wortes vorstellt und die Buchstaben dann von rechts nach links abliest. Das ist natürlich »Schummeln«, weil Sie dann Ihr visuelles Gedächtnis benutzen.

Wenn jemand Sie auffordert, die Möbel Ihres Wohnzimmers zu beschreiben, dann können Sie sich ein inneres Bild vor die Augen rufen, das Ihnen alles innerhalb dieser visuellen Vorstellung auf einmal verfügbar macht. Um das Bild zu beschreiben, müssen Sie es in eine fortlaufende Reihenfolge von Worten umsetzen; typisch wäre es, wenn Sie Ihre Antwort gäben, indem Sie in dem Zimmer im Uhrzeigersinn herumgingen und die Möbel Stück für Stück aufzählten. Sie könnten genauso gut eine Beschreibung geben, indem Sie in dem Zimmer gegen den Uhrzeigersinn herumgingen oder rein zufällig sich bewegten. Ihr visuelles Gedächtnis ist so flexibel, daß es nicht an eine bestimmte zeitliche Folge gebunden ist.

Denken ist stark vom Gedächtnis abhängig, weil wir, wenn wir denken, in Wirklichkeit einfach unsere Gedächtnisinhalte kombinieren und neu arrangieren. Geistige Fähigkeiten sind also bestimmt durch die Merkmale des Gedächtnisses, genau wie die Geschwindigkeit und Leistungsfähigkeit eines Computers durch die Größe und Schnelligkeit seines Gedächtnisses begrenzt sind. Das Gedächtnis in einem Computer ist unserem eigenen verbalen Gedächtnis sehr ähnlich, weil alles in einer Abfolge erledigt werden muß, Schritt für Schritt. Das Problematische an dieser Methode besteht darin, daß, wenn ein Stück Information fehlt oder in falscher Form vorhanden ist, eine Lösung nicht möglich ist. Das ist der Grund dafür, daß sowohl das Denkvermögen des linken Gehirns als auch die Computer sehr leistungsfähig sind, aber praktisch keine Kreativität besitzen.

Um einen schöpferischen Computer zu bauen, bräuchten wir ein Gedächtniselement wie das visuelle Gedächtnis des rechten Gehirns. Aber die Wissenschaftler haben bisher nicht die geringste Vorstellung davon, wie man ein solches Gedächtnis bauen könnte, geschweige denn einen ganzen Computer dieser Art. Um zu verstehen, was das bedeutet, sehen Sie sich weiter unten die Zusammenfassung eines Tests an, der für die visuelle Intelligenz durchgeführt wird. Eine Durchschnittsperson kann auf jede Zeichnung einer Hand blicken und kann in nur wenigen Sekunden entscheiden, ob es eine linke oder rechte Hand ist, aber der größte Computer, den es bisher gibt, wäre nicht in der Lage, diese Aufgabe überhaupt auszuführen.

Obgleich wir dieses Hauptproblem mit unserem visuellen Denken leichter lösen können und sogar verbal mit »links« oder »rechts« antworten können, so empfängt unser linkes Gehirn doch einfach die Antwort von dem rechten Gehirn. Das wird offensichtlich, wenn wir mit Worten zu erklären versuchen, wie wir die Antwort gefunden haben. Tatsache ist, daß wir verbal nicht wissen, wie wir sie gefunden haben, weil es unmöglich ist, die Aufgabe verbal zu lösen. Wenn wir versuchen, unseren eigenen Geist bei der Lösung dieses

Fig. 5 Thurstones Handtest.
Welche der abgebildeten Hände sind linke und welche rechte Hände?

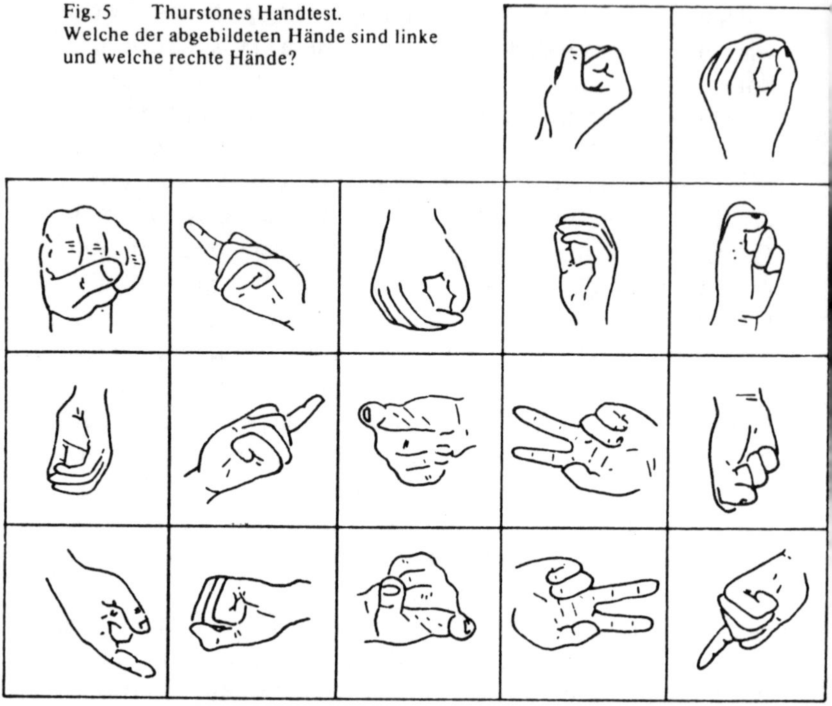

Problems zu beobachten, dann finden wir nichts weiter als ein vages Gefühl oder eine visuelle Vorstellung von imaginären Händen, und das ist die Tätigkeit unseres rechten Gehirns. Solche verbalen Gedanken, wie sie sie manche Menschen tatsächlich artikulieren, wenn sie mit sich selbst sprechen, liegen hier durchaus nicht vor.* Die beste Erklärung dafür, wie wir zu unserer Antwort gekommen sind, wäre: »durch Intuition«.

*Fast die Hälfte der Bevölkerung mag tatsächlich während des verbalen Denkens kleine Bewegungen des Sprechapparates machen. Als ein Forscher während des verbalen Denkens den Atemrhythmus aufzeichnete, fand er, daß 30 von 67 Versuchspersonen einen unregelmäßigen Rhythmus hatten, der die normale Atmung überlagerte.[1] Dieser unregelmäßige Rhythmus verschwand, wenn die Versuchspersonen ein Problem lösten, das so gestaltet war, daß visuelles Denken erforderlich war. Rein räumliche Probleme wie der Test mit den Händen, führen dazu, daß das Reden durch »Gefühl« oder Bilder ersetzt wird.

Einige Experimente mit dem visuellen Gedächtnis

Da das visuelle Gedächtnis sich mit Gesamtbildern als einer geschlossenen Einheit beschäftgit, ist die tatsächliche Menge an Informationen, die es enthalten kann, schwindelerregend. Ralph Haber von der Universität von Rochester[2] zeigte Versuchspersonen 2560 Diapositive mit einer Geschwindigkeit von 10 Sekunden pro Bild. Zwei dieser Versuchspersonen sahen während einer vierstündigen Sitzung 1280 Bilder an einem Tag, und dies zwei Tage nacheinander. Die übrigen Versuchspersonen sahen nur 640 Diapositive pro Tag an vier aufeinanderfolgenden Tagen.

Eine Stunde nach dem Ende der letzten Sitzung wurden jeder Versuchsperson 280 Paare von Diapositiven nebeneinander auf derselben Leinwand gezeigt. Eines der Diapositive in jedem Paar hatten sie vorher gesehen, das andere nicht. Als die Versuchspersonen gefragt wurden, welches Diapositiv sie schon gesehen hatten, waren die Angaben zu 85 bis 95 % korrekt! Die beiden Versuchspersonen, die 1280 Diapositive am Tag gesehen hatten, schnitten genauso gut ab wie die Versuchspersonen mit dem gedehnten Test. Man muß sich fragen, wo die Grenzen des visuellen Gedächtnisses liegen. In der Tat sind diese Ergebnisse jedoch nicht überraschend, wenn Sie sie in Beziehung setzen zu dem, was passiert, wenn Sie einen Urlaub machen. Nach wochenlangen Reisen ist jedes Diapositiv, das Sie unterwegs aufgenommen haben, Ihnen bekannt, wenn Sie sie später ansehen. Sogar Postkarten und Bilder aus Prospektmaterial, was mit der Reise zusammenhängt, sind Ihnen noch Jahre später bekannt. Dies sind natürlich Szenen, die aus zehntausenden solcher Szenen herausgegriffen sind, die Sie in Ihrem Urlaub betrachtet und an die Sie sich erinnert haben mögen.

Besonders erstaunlich ist nun, daß das visuelle Gedächtnis in der Lage ist, sich seitenrichtig zu erinnern, aber auch keine Schwierigkeiten hat, die Seitenrichtigkeit zu ignorieren. Acht Versuchspersonen in Habers Experiment mit den Diapositiven wurden ihre Bilder seitenverkehrt gezeigt, so daß ein Baum auf der linken Seite rechts erschien. Wiederum waren die Ergebnisse praktisch unbeeinflußt dadurch. Vier der Versuchspersonen wurden gefragt, ob ihre Diapositive seitenverkehrt oder nicht gezeigt worden waren, und konnten in den meisten Fällen richtig antworten. Diese Fähigkeit der Wiedererkennung, die sich nicht täuschen läßt durch unwichtige Unterschiede wie die Seitenverkehrung, Beleuchtung und Entfernung, war außerordentlich bedeutsam in der Evolution des Menschen. Das visuelle Gedächtnis war wichtig für die Frühmenschen, wenn sie von ihren Jagd- und Sammelausflügen ihren Weg nach Hause zurückfinden wollten. Sie mußten die Landschaft wiedererkennen, auch wenn die Jahres- oder Tageszeit oder die Richtung, aus der sie eine Szenerie zu sehen bekamen, sich änderte.

Diese Fähigkeit, die Dinge auch in veränderter Form oder verändertem Zusammenhang wiederzuerkennen, ist die Basis des kreativen Denkens. Schöpferische Durchbrüche sind im allgemeinen das Resultat der Entdeckung von verborgenen Zusammenhängen und von Mustern, deren Verwandtschaft sonst durch ihre Umgebung verdeckt ist. Während dies die natürliche Domäne des visuellen Denkens ist, ist das verbale Denken von seinem Wesen her begrenzt in der Fähigkeit, solche abstrakten Verbindungen herzustellen.

Visuelles und verbales Denken

Einer der Vorteile, wenn man zwei Arten von Denken zur Verfügung hat, besteht darin, daß sie oft bei einer Aufgabe zusammenarbeiten können. Lee Brooks von der McMaster-Universität in Kanada hat nachgewiesen, daß das visuelle und das verbale Denken separate Vorgänge sind. Er tat dies, indem er Versuchspersonen bat, visuelle oder verbale intellektuelle Aufgaben zu lösen, während sie ihre Antworten entweder visuell oder verbal mitteilten.

Als die Zeiten verglichen wurden, die für die Erledigung der Aufgaben benötigt wurden, fand er, daß die Leistung wesentlich besser war, wenn die Art des Denkens, die für die Erfüllung der Aufgabe nötig war, nicht zusätzlich für die Abgabe der Antworten benötigt wurde. Eine visuelle Aufgabe zum Beispiel beanspruchte doppelt so viel Zeit, wenn die Antworten visuell gegeben werden mußten und nicht verbal, eine verbale Aufgabe hingegen wurde um 40 % schneller erledigt, wenn die Antworten visuell gegeben wurden und nicht verbal.[3] Das Kurzzeitgedächtnis, das die Grundlage des Denkens ist, existiert in der Form von zwei separaten Vorgängen - der eine ist verbal, der andere visuell. Es ist nicht möglich, bewußt in beiden Hemisphären gleichzeitig zu denken. Zum Beispiel kann man an ein verbales und ein visuelles Problem nicht zur gleichen Zeit denken. Es ist jedoch für die jeweils denkende Hemisphäre möglich, die Fähigkeiten der anderen auf einer *automatischen* Ebene heranzuziehen. Wenn die rechte Hemisphäre mit visuellem Denken beschäftigt ist, wie es von einem visuellen Problem verlangt wird, dann kann sie die Sprachfertigkeiten des linken Gehirns nutzen und »ja« und »nein« als Antworten geben. Diese sprachliche Äußerung läuft auf einer automatischen Ebene ab und macht nicht eine Aktivierung des verbalen Bewußtseins nötig.

Wahrnehmungsstile

Die Fähigkeiten und sogar die Persönlichkeit eines Individuums werden stark von seinen »geistigen Gewohnheiten« beeinflußt. Eine der wichtigsten dieser Gewohnheiten ist die Tendenz eines Menschen, sich in erster Linie auf sein linkes oder sein rechtes Gehirn zu verlassen. Manche Aufgaben verlangen ganz eindeutig die Methode der einen oder der anderen Gehirnseite, aber die Mehrzahl fällt in eine Grauzone, wo entweder das intuitive oder das logische Denken mit einigem Erfolg gebraucht werden kann. Die Menschen bevorzugen gewohnheitsgemäß die eine Methode gegenüber der anderen.

Zum Glück für manche Menschen gibt es Tätigkeiten, die man ausüben kann, indem man sich die ganze Zeit nur auf die eine Gehirnhälfte verläßt. Viele Sportler und Künstler zum Beispiel sind so nichtverbal, daß sie kaum intelligent sprechen können. Rock-, Blues- und Jazzmusiker haben einen Ausdruck »Soul«, der für die völlige Ausschaltung alles Intellektuellen zugunsten des Gefühls steht. Intellektuelle Ausbildung tendiert in der Tat dazu, diese Eigenschaft »Soul« zu zerstören.

Der polare Gegensatz zum intuitiven Künstler ist der reine Intellektuelle, der alles verbalisiert. Viele »wissenschaftliche« Gebiete wie etwa Literaturkritik, Pädagogik und Philosophie bieten für den Typ des linken Gehirns eine Zuflucht. Während diejenigen, die wirklich etwas zu diesen Gebieten beitragen, Einblick und Intuition mit ihren verbalen und logischen Fähigkeiten kombinieren, hat eine erschreckend große Anzahl von Intellektuellen die Verbindung zur Realität verloren. Zwar sind Worte und Logik mächtige Instrumente, aber manche Menschen scheinen zu vergessen, daß sie nur als Symbole der Realität Bedeutung haben. Viele »intellektuelle« Diskussionen sind nichts weiter als Streitgespräche über die Bedeutung von Worten. Der wahrhaft kreative Mensch aber benutzt die Logik und Worte als Instrumente, kennt jedoch ihre Grenzen.

Wie kreative Menschen denken

Wir wollen einmal alle Theorien beiseite lassen und auf die reale Welt der Menschen blicken, die bewiesen haben, daß sie wahrhaft schöpferisch sind. 1945 verschickte ein Mathematiker namens Jacques Hadamard Fragebögen an hervorragende Mathematiker in ganz Amerika, in denen er sie fragte, welche Art von Denken sie in ihrer schöpferischen Arbeit benutzten. Er faßte die Ergebnisse folgendermaßen zusammen[4]:

> Praktisch alle ... vermeiden nicht nur den innerlichen Gebrauch von Worten, sondern auch den innerlichen Gebrauch von algebraischen und anderen präzisen Zeichen... Die innerlichen Bilder der Mathematiker, deren Antworten ich erhalten habe, sind meistens visuell, aber sie können auch von anderer Art sein - zum Beispiel kinetisch.

Die wirklichen Neuerer in der exakten und abstrakten Wissenschaft der Mathematik verlassen sich bei ihrer Arbeit sehr stark auf visuelles Denken. Eine besonders interessante Antwort kam von einem der größten Denker aus unserer Zeit - von Albert Einstein. Hier sind Einsteins eigene Worte[5]:

> (A) Die Worte oder die Sprache, wie sie geschrieben oder gesprochen werden, scheinen in meinem Gedankenmechanismus keine Rolle zu spielen. Die psychischen Gebilde, die als Elemente des Denkens zu dienen scheinen, sind gewisse Zeichen und mehr oder weniger klare Bilder, die willentlich reproduziert und kombiniert werden können.
> Es gibt natürlich eine gewisse Beziehung zwischen jenen Elementen und einschlägigen logischen Begriffen. Es ist auch klar, daß der Wunsch, schließlich zu logisch verknüpften Begriffen zu gelangen, die emotionale Grundlage dieses ziemlich vagen Spiels mit den oben erwähnten Elementen ist, aber von einem psychologischen Standpunkt aus scheint dieses kombinatorische Spiel der wesentliche Bestandteil des produktiven Denkens zu sein - bevor es irgendeine Verbindung mit logischer Kon-

struktion in Worten oder einer anderen Art von Zeichen gibt, die anderen mitgeteilt werden können.
(B) Die oben erwähnten Elemente sind, in meinem Fall, von visueller und auch von muskulärer Art. Konventionelle Worte oder andere Zeichen müssen dann in einem zweiten Stadium erst mühevoll gesucht werden, wenn das erwähnte assoziative Spiel genügend gefestigt ist und willkürlich reproduziert werden kann.

Es ist deutlich, daß Einstein vollen Zugang zu dem Bewußtsein seines rechten Gehirns hatte. Die beiden Stadien des Denkens, die er beschrieb, sind offensichtlich die Mechanismen des rechten und linken Gehirns. Das erste Stadium benutzt die Flexibilität des rechten Gehirns und seine Fähigkeit, komplexe Bilder in »visueller« und »muskulärer« Form festzuhalten und zu verändern. Erst nachdem auf diese Weise eine mögliche Lösung gefunden worden ist, werden »mühevoll« Worte gebraucht, um die Vorstellung in eine logische verbale Form zu bringen.

Dieses Schema, nach dem jede Hälfte des Gehirns für das benutzt wird, wofür sie am geeignetsten ist, ist bei schöpferischen Menschen immer wieder zu beobachten.

Sogar Aristoteles, der Begründer der formalen Logik, hatte das Gefühl, daß eine Bildersprache für das Denken nötig ist. In *De Anima (Über die Seele)* schrieb er[6]:

Es ist unmöglich, auch nur zu denken, ohne ein inneres Bild. Beim Denken ist dieselbe Eigenschaft beteiligt wie beim Zeichnen eines Diagramms.

Max Planck, der Vater der Quantentheorie, schrieb in seiner Autobiographie, der schöpferische Wissenschaftler müsse eine lebhafte intuitive Vorstellungsgabe für neue Ideen haben, die nicht durch Deduktion hervorgebracht werden, sondern durch *künstlerische* kreative Vorstellungskraft.[7]

Eine weitere systematische Untersuchung über kreatives Denken wurde von den amerikanischen Chemikern Platt und Barker durchgeführt.[8] In diesem Falle behaupteten 83 % der Chemiker, die ihren Fragebogen beantworteten, daß sie häufig oder gelegentlich Hilfe durch *unbewußte Intuition* erhielten. Solche schöpferische Hilfe von einem mysteriösen unbewußten Prozeß wird schon seit Jahrhunderten von kreativen Menschen erwähnt. Die Entdeckung, daß unser rechtes Gehirn einen unabhängigen Gedankenablauf haben kann jenseits unserer bewußten Aufmerksamkeit, gibt uns eine physische Erklärung für diesen Vorgang. Der größte Teil unseres Lebens steht unter der bewußten Herrschaft unseres linken Gehirns. Wenn uns wie ein Segen eine plötzliche Einsicht zuteil wird, dann taucht sie gewöhnlich in einer überraschend vollständigen Form auf. Sie scheint das Endergebnis eines irgendwie gearteten tatsächlichen »Denkens« zu sein, dessen wir uns nicht bewußt sind. Da wir wissen, daß das rechte Gehirn Gedanken haben kann, die uns unbewußt scheinen, ist es sehr wahrscheinlich, daß »plötzliche Einsichten« ihren Ursprung im rechten Gehirn haben.

Mozart hat seinen offenbar unbewußten Prozeß des Komponierens in einem berühmten Brief beschrieben[9]:

»Wenn ich recht für mich bin und guter Dinge, etwa auf Reisen im Wagen, oder nach guter Mahlzeit beym Spazieren, und in der Nacht, wenn ich nicht schlafen kann: da kommen mir die Gedanken stromweis und am besten. Woher und wie, das weiss ich nicht, kann auch nichts dazu. Die mir nun gefallen, die behalte ich im Kopfe, und summe sie wol auch vor mich hin, wie mir Andere wenigstens gesagt haben. Halt' ich das nun fest, so kommt mir bald Eins nach dem Andern bey, wozu so ein Brocken zu brauchen wäre, um eine Pastete daraus zu machen nach Contrapunct, nach Klang der verschiednen Instrumente et caetera, et caetera, et caetera. Das erhitzt mir nun die Seele, wenn ich nämlich nicht gestört werde; da wird es immer grösser; und ich breite es immer weiter und heller aus; und das Ding wird im Kopfe wahrlich fast fertig, wenn es auch lang ist, so dass ichs hernach mit Einem Blick, gleichsam wie ein schönes Bild oder einen hübschen Menschen, im Geiste übersehe, und es auch gar nicht nach einander, wie es hernach kommen muss, in der Einbildung höre, sondern wie gleich alles zusammen.«

Wenn die Komposition vollendet war, schrieb Mozart die Noten oft unmittelbar nach dem musikalischen Bild in seinem Kopf nieder. Manchmal ließ er sich, während er die Partitur niederschrieb, von seiner Frau etwas vorlesen, um so seinen Geist zu beschäftigen, so daß er freier die Noten niederschreiben konnte, die er im Kopf hatte.[10]

Die Geschichte der naturwissenschaftlichen Entdeckungen ist voll von ähnlichen Beispielen von Durchbrüchen, die auf mysteriöse Weise aus dem Unbewußten auftauchten. August Kekulés berühmte Entdeckung, daß Benzol und andere organische Moleküle tatsächlich geschlossene Ketten oder Ringe sind, war das Ergebnis eines Traums, indem er Schlangen sah, die ihre Schwänze fraßen. Diese Entdekkung hat man die »brillanteste Vorhersage auf dem gesamten Gebiet der organischen Chemie« genannt.[11] Wie bei den meisten Genies ist dies nicht einfach ein Fall guter Intuition. Kekulés *logischer Geist* war *offen* für die Idee und verwarf sie nicht einfach als einen »Traum von Schlangen«. Die geniale Entdeckung erfordert eine echte Partnerschaft zwischen Intuition und Logik.

Blitzartige intuitive Einsichten enthalten fast immer *das Erkennen einer zusammenhängenden Struktur, wo es Lücken oder tatsächliche Unterschiede gibt.* Genauso wie wir das Gesicht eines Kindheitsfreundes erkennen können, obgleich er jetzt erwachsen ist und sich einen Bart hat wachsen lassen, ist für kreative Durchbrüche oft das *Erkennen* eines bekannten Prinzips unter einer Maske nötig.

Einer der berühmtesten intuitiven Sprünge in der Geschichte war Archimedes' Entdeckung des Prinzips, das seinen Namen trägt. Sein Schutzherr hatte eine Goldmünze bekommen und argwöhnte, sie sei mit Silber verfälscht. Er fragte Archimedes nach seiner Meinung. Archimedes wußte, daß er anhand ihres Gewichts feststellen könnte, ob die Münze aus reinem Gold bestand, wenn er nur ihren Rauminhalt bestimmen könnte. Als er sich in sein Bad setzte, stieg der Wasserspiegel, wie er es schon hunderte von Malen beobachtet hatte. Dieses Mal *erkannte* Archimedes, daß das ansteigende Wasser die Lösung seines Problems war: Der Rauminhalt des Wassers, das verdrängt wurde, war gleich dem Rauminhalt des Körpers, der eintauchte. Er war so aufgeregt, daß er aus dem Bad aufsprang und auf die Straße rannte mit dem Ruf: »Heureka!« (»Ich habe es gefunden!«).

Dieses Erkennen einer verborgenen Beziehung ist von Arthur Koestler »Bisoziation« genannt worden, weil es darauf hinausläuft, daß eine versteckte Beziehung zwischen zwei scheinbar nicht miteinander verwandten Elementen des Wissens gefunden wird. Die große Lücke, die ausgefüllt werden muß, macht bei der Lösungsfindung das logische Denken nutzlos, genauso wie logische Deduktion bei dem Erkennen des bärtigen Gesichts unseres Freundes nutzlos ist.

Der schöpferische Vorgang

Studien zum schöpferischen Denken, die noch vor unserem heutigen Wissen von dem Denken im linken und rechten Gehirn angestellt wurden, sind gewöhnlich zu Ergebnissen gelangt, die unser neues Wissen bestätigt und noch klarer gemacht hat. So teilte zum Beispiel G. Wallas 1945 in seinem Buch mit dem Titel *The Art of Thought* den schöpferischen Vorgang in vier Stadien ein: Vorbereitung, Inkubation, Erleuchtung und Verifikation. Das *Vorbereitungsstadium* besteht aus einem Sammeln von relevanten Informationen und aus einer Eingrenzung des Problems, bis die Widerstände sichtbar werden. Die *Inkubation* ist eine Periode, in der unbewußte geistige Prozesse an dem Problem zu arbeiten scheinen. Während dieser Zeit ist es zulässig, gelegentlich über das Problem nachzudenken, aber im allgemeinen sollten wir keinen Druck in Richtung auf eine Lösung ausüben. Das *Erleuchtungs*stadium kann spontan kommen oder als Ergebnis einer bewußten Anstrengung. Dies ist die Stelle, wo Intuition und Einsicht mögliche Lösungen für das Problem hervorbringen. Schließlich werden die intuitiven Lösungen in dem *Verifikations*stadium logisch auf ihre Gültigkeit geprüft und dann zu einer abgeschlossenen Lösung strukturiert und ausgearbeitet.

Diese vier Stadien beziehen sich auf das Problem als Ganzes und auch auf die verschiedenen Unterprobleme, in die sich die meisten Probleme auf natürliche Weise zerlegen. Denker mit großer Leistungsfähigkeit lernen es, diese vier Stadien des Denkens so miteinander zu verbinden, daß, während ein Problem in dem Vorbereitungsstadium ist, ein anderes schon in dem Inkubationsstadium »brutzeln« kann.

Das erste und letzte Stadium dieses Vorgangs sind gut definierte Aufgaben des linken Gehirns, die wir in der Schule zu erledigen lernen. Die beiden mittleren Stadien sind nicht so unkompliziert, weil sie tatsächlich »unbewußte« Vorgänge einschließen. Wenn man einfach lernen kann, das linke Gehirn andere Arbeit erledigen zu lassen und sich während dieser Stadien nicht einzumischen, dann wird das rechte Gehirn auch die Lücke füllen. Es kommt darauf an, sich des Problems bewußt zu sein und für eine intuitive Lösung offen zu sein. Schöpferische Menschen lernen es, in diesem Stadium ihrer Intuition zu vertrauen, und lassen die Ideen fließen. Die Darstellung von Gedanken in Skizzen und Diagrammen und andere nichtverbale Denkhilfen können dazu beitragen, das verbale Denken abzulenken. Man kann die Kreativität verbessern, indem man nichtverbales Denken benutzt, um Ideen *hervorzubringen*, und verbales Denken benutzt, um sie zu *verifizieren*. Da jede Art des Denkens ihre eigenen Stärken und Schwächen hat, kommt es darauf an, die für die jeweilige Aufgabe geeignete zu benutzen. Wie der französische Dichter Paul Vaöéry schreibt: »Es sind zwei nötig, um etwas zu erfinden. Der eine stellt Kombinationen her, der andere trifft die Auswahl . . .«[12]

Diese synergetische Beziehung zwischen dem linken und rechten Gehirn ist die eigentliche Basis der Kreativität. Gerade die Freiheit in Bezug auf Logik undStruktur, die das visuelle Denken so leistungsfähig macht in der *Hervorbringung* von Ideen, macht es unfähig, sie logisch einzuschätzen. Da viele der Ideen, die durch Erleuchtung hervorgebracht worden sind, tatsächlich nicht brauchbar sind, wenn man sie logisch betrachtet, ist die Kreativität in gleichem Maße abhängig von der Fähigkeit des linken Gehirns, den Wert einer guten Idee zu erfassen, wenn sie erscheint, und logisch die Probleme zu bearbeiten, die sie aufwirft.

KAPITEL 4
Die Revolution des rechten Gehirns in der Erziehung

Denken in sensorischen Bildern

In unserer sprachorientierten Welt ist es sehr leicht, die Tatsache zu übersehen, daß wir viele andere Arten von Denken außer dem verbalen Denken haben.[1] Denken besteht schließlich aus einer Manipulation und einer Neuzusammensetzung von *Gedächtnisbildern*. Die ursprünglichen Quellen der Gedächtnisbilder, die wir beim Denken benutzen, sind unsere Sinne. Da der Gesichtssinn der informationsreichste unserer Sinne ist, ist das visuelle Denken außerordentlich wichtig und mächtig. Die anderen Sinne jedoch produzieren auch Gedächtnisbilder, die in ähnlicher Weise die Grundlage von Denken sein können.

Wir können uns innere Bilder von Klang, Gefühl und Geschmack in ähnlicher Art machen wie visuelle Bilder. Es ist sogar möglich, in diesen sensorischen Bildern »zu denken«. Zum Beispiel kann ein Parfümschöpfer lernen, in Geruchsbildern zu denken. Sportler, Turner und Choreographen lernen, unmittelbar in »kinästhetischen« Bildern (Bildern des Muskelsinns) zu denken. Sie entwickeln ein »Gefühl« für gewisse grundlegende Bewegungen. Der Vorgang, bei dem Bewegungsaufgaben kombiniert und gelöst werden, könnte »kinästhetisches Denken« genannt werden. Ein Koch, der ein neues Gericht schafft, denkt in Geschmacksbildern. Dieser Vorgang, bei dem Bilder aus unserem Gedächtnis kombiniert werden und ihr Resultat vorweggenommen wird, ist wahrhaft eine Art des Denkens. Ein Stoffdesigner benutzt Bilder des Tastsinns, wenn er verschiedene Materialien, die sich verschieden anfühlen, miteinander kombiniert, um ein Gewebe zu schaffen, das zum Beispiel gerade genügend samtig ist für einen Effekt, den man anstrebt. Ein Musiker denkt in Bildern des Gehörs und kann auch eine Komposition »hören«, bevor er sie niederschreibt.

Bis zu einem gewissen Grade werden all diese Arten des Denkens in Verbindung mit verbalem Denken des linken Gehirns benutzt. Da das verbale Bewußtsein nur die *Ergebnisse* des Denkens in sensorischen Bildern empfängt, hat es oft den Anschein, als wenn die Ergebnisse aus dem Nichts hervorsprängen. Man spricht davon, daß jemand »ein Gefühl« hat für Musik, Sport, Kunst oder etwas anderes, als wäre das etwas Mystisches. In Wirklichkeit kommen diese Ergebnisse aus dem wirklichen »Denken«, das außerhalb des Bewußtseins unseres linken Gehirns vor sich geht. Da nur unser linkes Gehirn sprechen kann, kann man leicht den Eindruck gewinnen, daß nur dieses denken kann.

Warum nicht das Gehirn erziehen?

Die beiden Gehirnhälften unterscheiden sich hauptsächlich dadurch, daß jede ihre Datenverarbeitung in einer anderen »Sprache« vornimmt. Zwar sind sie physisch zum Zeitpunkt der Geburt fast identisch, aber sie entwickeln ihre verschiedenen Denkweisen in einer Art von »Trainingsvorgang«.

Die Grundlage dieses »Trainingsvorgangs« ist der Konkurrenzmechanismus, der es immer nur einer Hemisphäre erlaubt, bei der jeweiligen Aufgabe die Oberhand zu haben. Da die linke Hemisphäre einen *geringen* angeborenen Vorteil beim Hören von Sprachlauten hat, tendiert sie dazu, diesen Wettbewerb im Reagieren auf sprachliche Signale zu gewinnen. Jedesmal, wenn das geschieht, wird der sprachliche Vorteil der linken Hemisphäre durch die Ermutigung etwas vergrößert. Wenn das Kind heranwächst, vergrößert sich die Kluft zwischen den sprachlichen Fähigkeiten der Hemisphären als Resultat dieses natürlichen »Trainingsvorgangs«. Da die rechte Gehirnhälfte weniger mit sprachlichen Dingen zu tun hat, fährt sie fort, sich unmittelbar mit sensorischen Bildern zu beschäftigen, während sich die linke immer mehr auf das verbale Denken spezialisiert.

Wenn die linke Gehirnhälfte in der Kindheit entfernt wird, hat die rechte keinen Wettbewerbspartner mehr, so daß sie ihre eigenen Sprachfähigkeiten entwickelt. Die beiden Hemisphären sind also *physiologisch* fast identisch. Ihre signifikanten Unterschiede bei einem normalen Erwachsenen sind fast ausschließlich das Resultat des unterschiedlichen »Trainings« während der Kindheit.

Die erstaunliche Formbarkeit des Gehirns demonstriert deutlich die Macht, die die formale Erziehung für die Entwicklung des Gehirns haben kann. Die Pädagogik hat sich bis jetzt hauptsächlich mit der Entwicklung der verbalen Fähigkeiten beschäftigt.* Da beide Hemisphären psysiologisch fast identisch sind, gibt es keinen Grund, warum dieselben grundlegenden Erziehungsprinzipien, die jetzt auf das linke Gehirn angewendet werden, nicht auch auf das rechte angewendet werden könnten.

Die Pädagogik hat sich in endloser Diskussion, Introspektion und Beobachtung mit *Worten* entwickelt. Es ist daher nicht überraschend, daß die nichtverbale Seite des Wissens fast gänzlich ignoriert worden ist.

Aber es ist eine Tatsache, daß der Erfolg eines Menschen in der Welt zu einem großen Teil davon abhängt, wie stark seine intuitive Seite sich *zufällig* entwickelt hat. Während die Schule die Intuition ignoriert oder sogar entmutigt, bleibt sie doch ein notwendiger Bestandteil des schöpferischen Denkens und der Schlüssel zum Erfolg auf allen Gebieten. Wir haben schon zahlreiche Beispiele aus der Naturwissenschaft, der Mathematik und den Künsten gegeben. Aber das ist noch nicht alles. Während untergeordnete Se-

*Anmerkung des Übersetzers: Dieses herbe Urteil über die Pädagogik gilt sicherlich für die deutsche Pädagogik nicht. Hier wie auch an anderen Stellen sollte unter »verbal« nicht nur »sprachlich« verstanden werden, sondern all das, was sich in der linken Gehirnhälfte abspielt.

kretäre und Bürokraten ohne viel Intuition auskommen, sind die höchsten Manager und Verwaltungsleute auf Intuition als bedeutenden Faktor in ihren Entscheidungsprozessen angewiesen. Auf den obersten Ebenen gibt es einfach zu viele Lücken und Unbekannte für eine rein logische Entscheidungsfindung.

Ein Verkäufer kann jahrelang Kurse nehmen und sogar erfolgreich seinem Gedächtnis Verkaufsgespräche einprägen, aber wenn er nicht das »natürliche Gespür« hat, wird er niemals auf seinem Gebiet zur Spitze aufsteigen. Dasselbe kann man von Lehrern, Köchen, Ingenieuren, Rechtsanwälten und von jedem anderen Beruf sagen. Man kann sich alle Fakten einprägen und sogar gute Noten bekommen. Aber es gibt eine andere Art von Wissen, die nicht in der Schule gelehrt wird und die auch nötig ist für wirklichen Erfolg. Dieses msysteriöse »natürliche Gespür« oder »die Intuition« ist nur deswegen mysteriös, weil es schwer in Worte zu fassen ist.[2]

Natürlich hat die Erziehung ihre Grenzen, und unsere hochentwickelten verbalen Unterrichtsmethoden können nicht einmal in verbalen Fächern jeden zu einem Einserschüler machen. In demselben Maße, in dem verbaler Unterricht die verbalen Leistungen verbessern kann, können auch die Fähigkeiten des rechten Gehirns durch die Erziehung entwickelt werden. Gegenwärtig jedoch ist diese Entwicklung durch die Erziehung dem Zufall überlassen.

Donald Taylor von der Yale-Universität[3] studierte die Korrelationen zwischen den Zensuren von angehenden Ingenieuren in den letzten zwei Jahren auf dem College und den Bewertungen ihrer Originalität durch ihre späteren Arbeitgeber. Die Resultate zeigten eine Korrelation von nur 0,26.* Eine ähnliche Studie an 56 Physikern ergab eine Korrelation von nur 0,21.[4]

*Korrelationskoeffizienten sind ein Maß dafür, wie stark zwei Funktionen miteinander zusammenhängen. Eine Korrelation von 0 zeigt an, daß keine Verwandtschaft besteht; eine Korrelation von 1 zeigt an, daß die beiden Funktionen praktisch gleich sind.

Da die Zensuren ein Maß dafür sind, wie gut ein Student etwas gelernt hat, was im College gelehrt worden ist, zeigen diese dürftigen Korrelationen, daß etwas Wichtiges in dem Curriculum fehlte. Dieser fehlende Bestandteil kann sehr wohl die Entwicklung der nichtverbalen Denkfähigkeit des rechten Gehirns sein. In einem anderen Experiment wurde 267 Collegestudenten ein Test gegeben, der darauf angelegt war, ihre intuitive Denkfähigkeit zu messen. Als die Resultate mit dem kumulierten Zensurendurchschnitt der Studenten verglichen wurden, war praktisch keine Korrelation (0,048) zu finden.[5] Die Studie kam zu dem Schluß, daß »intuitives Denken eindeutig nicht in Beziehung steht zu den *Zensuren am College*«.

Die Machtübernahme des linken Gehirns in der Erziehung

Auf dem Gebiet der höheren Bildung sehen wir eine Dekadenz, die das natürliche Ergebnis der Unwissenheit in Bezug auf die »unbewußte« Seite des Gehirns ist. Man hat eine Art akademische Traumwelt geschaffen, in der reine Linkshirndenker ihre »Wissenschaftlichkeit« gegenseitig bewundern. Viele Studenten, die ihren Doktor machen, werden durch die Gewohnheit so »linkshirnig«, daß sie nicht in der Lage sind, irgend etwas anderes zu machen, als selbst »Wissenschaftler« zu werden.

Eins der höchsten Exemplare von »Wissenschaftlichkeit« ist der Shakespeare-Spezialist, der seine Laufbahn damit verbringt, Shakespeares Leben und Werk zu diskutieren. Während Shakespeares gesamte Werke in einen Band hineinpassen, füllen die Bücher, die sie behandeln, einen ganzen Gang in einer Universitätsbibliothek. Es gibt sogar Zeitschriften, die der Beförderung dieser Diskussion gewidmet sind. Es ist eine rein verbale Welt einer rein verbalen Diskussion von Shakespeares verbalen Werken. Zwar würdigen die Wissenschaftler gegenseitig ihre Werke, doch ist das Ganze von einem Fluidum der Dekadenz umgeben, denn hinter Shakespeares schöner Sprache steht eine *Intuition*, neben der die verbale Pingeligkeit der Wissenschaftler eine traurige Figur macht.

Aber die Machtübernahme des linken Gehirns in der höheren Bildung wäre viel harmloser, wenn sie nicht das Feld der Grundschulerziehung auch total beherrschte. Es gibt kein anderes Gebiet, auf dem man so zensurbewußt ist, wie in der Pädagogik. Die Gehaltsskalen sind im allgemeinen an einer Formel orientiert, die die Anzahl und Qualität der akademischen Abschlüsse mit einschließt. Die meisten Menschen, die im Grundschul- und Sekundarschulbereich die Politik bestimmen, haben den Doktorgrad. Das Ergebnis ist ein Selektionsprozeß, der intuitive Denker aus hohen Positionen in der Pädagogik ausschließt. Menschen, die mit einem guten intuitiven Gefühl für Erziehung angefangen haben, denen wird dies Gefühl oft durch das Promovieren »aberzogen«.

Die meisten heutigen Zeitschriften der Pädagogik sehen eher aus, als wären sie für Manager gedacht. Oft wird »zielorientiertes Management« benutzt, um das »Erziehungsprodukt« zu optimieren. Das Problematische dieser Methode ist, daß die Ziele gut definiert werden müssen und leicht zu überprüfen sein müssen. So geht die Tendenz dahin, das Memorieren von genau bestimmten verbalen Tatsachen[6] zu optimieren und die subtileren und weniger leicht testbaren Ergebnisse des Wissens des rechten Gehirns zu ignorieren.

Kann die Pädagogik sich selbst ändern?

Unglücklicherweise ist es viel leichter festzustellen, was in unserem Erziehungssystem falsch ist, als etwas daran zu ändern. So werden zum Beispiel neue Unterrichtsprogramme, die am rechten Gehirn orientiert sind, mit Sicherheit nicht das Problem lösen, weil es viel tiefer reicht als nur auf die Ebene der Programme.

Das wirkliche Problem ist, daß das *grundlegende Denken* des gesamten pädagogischen Establishments sich ändern muß, bevor wirkliche Ergebnisse erzielt werden können. Ein Lehrer, der gewohnheitsgemäß einfach verbal denkt, kann den Kindern nicht einen Kurs über intuitives Denken verabreichen. Die wirkliche Herausbildung von Verhaltensweisen muß Tag für Tag in der Methode und in der Haltung des Lehrers zu allen Gegenständen gelehrt werden. Unglücklicherweise sind die gewohnheitsgemäßen Denkweisen eines Lehrers ziemlich festgelegt. Nach Jahrzehnten verbalen Denkens ist es nicht leicht, grundlegende Denkweisen zu ändern und einfach intuitiv zu werden. Die wirklichen Veränderungen werden nur langsam kommen, so wie die Lehrer sich selbst ändern.

Zum Glück ist es in den unteren Klassen unmöglich, das nichtverbale Denken zu ignorieren, weil die Sprachfähigkeit des Kindes noch nicht voll entwickelt ist. Die Wichtigkeit der nichtverbalen Erziehung in den ersten Schuljahren ist bereits bekannt – diese Erziehung ist eine offensichtliche Notwendigkeit, wenn man daran denkt, daß die Kinder Schwierigkeiten mit einfachen visuellen und räumlichen Aufgaben haben. So verlangt zum Beispiel das Anziehen eines Hemdes mit der richtigen Seite nach oben ein gewisses Niveau der räumlichen Vorstellungskraft. Nachdem diese grundlegenden nichtverbalen Fertigkeiten entwickelt worden sind, geben die Schulen doch im wesentlichen jede bewußte Anstrengung auf, sie weiter zu fördern.

Bei den meisten älteren Kindern sind die Auswirkungen dieser zunehmend verbalen Methode am auffälligsten in der Kreativität, wie sie sich im bildnerischen Gestalten zeigt. Während das Kind durch die weiteren Schulstufen fortschreitet, kommt es zu einem schrittweisen Nachlassen der Kreativität und der Intuition, und gleichzeitig verliert sein bildnerisches Gestalten die frische Originalität und wird logischer und schablonenhafter.

Sogar die IQ-Tests spiegeln diese Entwicklung wider. Der Stanford-Binet IQ-Test für die jüngeren Altersgruppen enthält nichtverbale Aufgaben, zum Beispiel Irrgartenaufgaben und verstümmelte Bilder. In den höheren Altersgruppen werden solche Problemtypen ausgelassen, und der Test wird fast vollkommen verbal in seinem Inhalt. Lewis Terman, der diesen Test entwickelt hat, galubte, daß das Argumentieren mit verbalen Begriffen der höchste Ausdruck von Intelligenz sei.[7]

Wenn ein Kind mit Einsteins Fähigkeit aufwächst, komplexe Vorstellungen nichtverbal zu handhaben, so geschieht das vollkommen zufällig. Obgleich die Schule diese Seite der Erziehung schon spätestens in der 5. Schulstufe aufgibt, sind einige Menschen in der Lage, ihre Fähigkeiten trotzdem zu entwickeln.

Genau wie manche Schulabgänger, die die Schule aus einer früheren Stufe verlassen, ihre verbalen Fähigkeiten ohne Hilfe bis zu einem hohen Stand entwickeln, mußten die Einsteins der Welt ihre nichtverbalen Denkfähigkeiten auf sich selbst gestellt entwickeln.

Eine wirkliche Reform des Erziehungssystems wird es nicht geben, *bis die einzelnen Lehrer lernen, die wahre Doppelnatur des Geistes ihrer Schüler zu verstehen.* Mit dieser Einsicht wird es ganz einfach natürlich, den Unterricht in einer Weise zu gestalten, die die *Aufmerksamkeit sowohl des verbalen als auch die des nichtverbalen Geistes fesselt.*

Die Forscher, die sich mit dem durchtrennten Gehirn befaßt haben, haben gezeigt, daß die eine oder andere Hemisphäre dazu tendiert, zu dominieren, je nachdem welche von ihnen sich eher für eine Antwort »zuständig fühlt«. Dieses Gefühl des Selbstvertrauens wird täglich in dem Geben und Nehmen im Klassenzimmer ermutigt. Das Erschrekkende ist, daß dieses Wettbewerbsgleichgewicht so empfindlich ist. Wenn der nichtverbale Geist ignoriert wird, wird er weniger aufmerksam, lernt weniger und wird immer unfähiger zur Konkurrenz mit dem linken Gehirn. Was als geringfügiger Nachteil beginnt, entwickelt sich nach und nach zu einem größeren Unterschied in Selbstvertrauen und Fähigkeiten. Mit der Zeit wird es zunehmend schwerer, den nichtverbalen Geist dazu zu bringen, aufmerksam zu sein und sich zu beteiligen.

Um diese Tendenz umzukehren, müssen die Lehrer sich der nichtverbalen Seite jedes ihrer Schüler bewußt werden. Natürlich ist dies außerordentlich schwierig, wenn des Lehrers eigenes rechtes Gehirn nicht funktionsfähig ist. Die Lehrer müssen lernen, ihr eigenes nichtverbales Bewußtsein zu *fühlen* und Intuition und nichtverbales Denken zu respektieren. Sie müssen es vermeiden, sich in ihrem Unterrichtsvortrag ausschließlich auf Worte oder Formeln zu verlassen. Sowohl Gesten als auch Bilder sind wirkungsvolle Mittel, um mit der nichtverbalen Seite des Schülers Kontakt aufzunehmen.

Ein Lehrer, der in Bildern denkt, bemerkt, daß es für ihn schwer ist, irgend etwas zu erklären, ohne es zu zeichnen oder zumindest Gesten zur Andeutung von Bildern zu benutzen. Ein Beispiel hierfür auf der Ebene der Highschool oder des College ist das Studium der elektromagnetischen Felder. Wenn es auch möglich ist, diesen Gegenstand ganz und gar mit Worten und Formeln darzubieten, ist es doch viel klarer und viel anschaulicher, wenn auch ein »Gefühl« für die magnetischen Kraftlinien vermittelt wird. Diese intuitive Einsicht kann mit einem Magneten und einigen Eisenfeilspänen an den Schüler herangetragen werden. Es ist ein Experiment von so mächtiger Anschaulichkeit, daß Michael Faraday in der Lage war, an ihm die meisten Prinzipien des Magnetismus intuitiv zu entdecken. Wenn ein Schüler dieses »intuitive Gefühl« entwickeln kann und außerdem die Gleichungen verstehen kann, die denselben Sachverhalt beschreiben, dann besitzt er die Grundlage für wirkliches schöpferisches Denken.

Indem man den Schüler oder Studenten veranlaßt, seine Intuition zu gebrauchen, um die Gleichungen selbst zu »entdecken«, kann man im Klassenzimmer zu wirklicher Übung in Links-Rechts-Synergie gelangen. Es gibt in der ganzen Natur eine Art Ordnung, die dazu führt, daß dieselben Gleichungen in scheinbar nicht miteinander verwandten Gebieten auftauchen. So tritt zum Beispiel dieselbe Art von *Fließen*, die an Wasser zu beobachten ist, auch bei Wärme, Elektrizität, Gasen und sogar bei den magnetischen Kraftlinien auf.

Sie alle können in Gleichungen oder visuell ausgedrückt oder vorgestellt werden.

Wenn wir uns nicht zu sehr in den Gleichungen verlieren, dann paßt in den Naturwissenschaften *alles* zusammen und ergibt auf der Ebene der Intuition einen Sinn. Jeder Gebildete sollte einen »Sinn für die Schönheit der Naturwissenschaft« haben, der sich nicht in Gleichungen fassen läßt. Dieses Gefühl ist eng verwandt mit dem ästhetischen Sinn eines Malers, Bildhauers oder Musikers. In der Tat, die beiden Gefühle sind ein und dasselbe. Darum besitzt die Natur dieselbe Schönheit, gleichgültig ob wir sie durch ein Teleskop oder durch ein Elektronenmikroskop betrachten.

Kreative Problemlösung

Wenn man ein Kind ermutigen kann, *eine Entdeckung nichtverbal zu machen und dann seine Beobachtungen in Worte zu kleiden*, dann übt es tatsächlich schöpferisches Denken. Man kann leicht naturwissenschaftliche und mathematische Experimente entwerfen, die dieses schöpferische Denken ermutigen. Wenn der Schüler eine Konzeption auf diese Weise lernt, dann besteht weniger Notwendigkeit, sie zu »Memorieren«, weil er sie auf eine tiefere und mehr intuitive Art weiß. Der Schüler übt hierbei nicht nur seine schöpferischen Kräfte, sondern lernt die Konzeption auch in der verbalen und in der nichtverbalen Fassung.

Die unten wiedergebene Figur ist ein einfaches Beispiel dafür, wie Schüler dazu gebracht werden können, in der Mathematik ihre eigenen Entdeckungen zu machen. Nachdem der Schüler die Fläche mehrerer Rechtecke durch das Auszählen von Quadraten bestimmt hat, wird er aufgefordert, eine allgemeine Regel aufzustellen, die für die Fläche jedes

Rechtecks gültig ist. Seine Feststellung, daß die Fläche das Produkt der Länge der beiden Seiten ist, stellt eine wirkliche Entdeckung dar, weil eine an verschiedenen Problemen beobachtete Struktur verallgemeinert werden muß. Der abschließende Schritt besteht in der Umsetzung der Intuition in die Symbolsprache: Fläche = a · b.

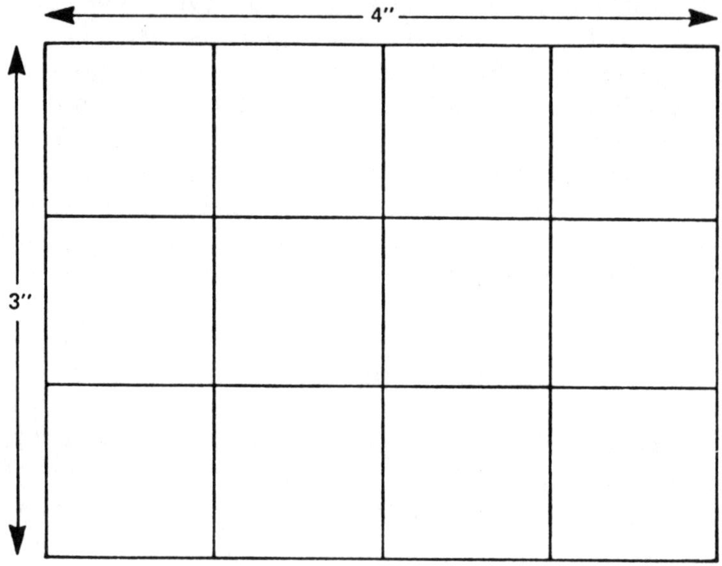

Fig. 6a

Komplexere algebraische Begriffe können ähnlich eingeführt werden, indem man den Schüler dazu anhält, sie intuitiv zu entdecken.[8] Zum Beispiel kann die unten wiedergegebene Figur als geometrische Lösung für das Problem der Quadratur einer Summe gelten: $(a + b)^2 = ?$ Sobald der Schüler ein Quadrat gezeichnet hat, dessen Seiten jeweils a + b lang sind, läßt sich die Antwort durch einfaches Addieren der Flächen der resultierenden Quadrate und Rechtecke finden. Wenn der Schüler sein Resultat in der Form einer Gleichung niederschreibt, entdeckt er, daß $(a + b)^2 = a^2 + 2ab + b^2$ ist.

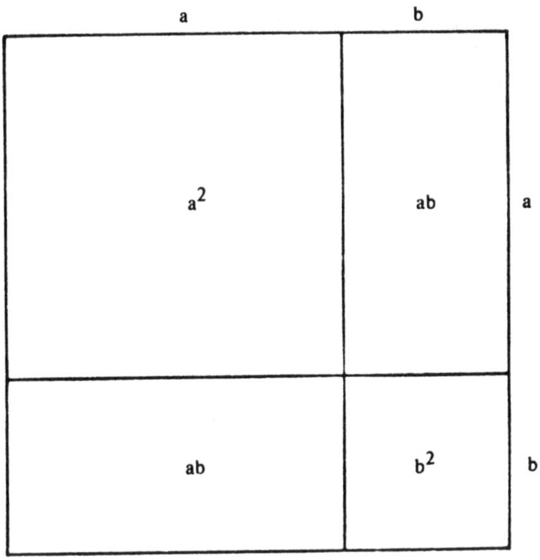

Fig. 6b

Dieses Lernen durch Entdecken übt nicht nur die schöpferischen Kräfte des Schülers; da die Formel von »beiden Seiten des Gehirns gelernt wird«, gewinnt der Schüler nicht nur eine neue Formel sondern außerdem intuitives Verständnis für sie.

Schüler und Lehrer müssen beide verstehen, daß verbale Gedanken nur die eine Hälfte des Gehirns beteiligen. Es gibt keinen Grund, warum man Kindern nicht die *Techniken* des Denkens beibringen sollte. Die Schüler sollten zum Beispiel die Idee der Inkubation verstehen und anwenden. Wenn sie es nicht schaffen, eine angemessene »Entdekkung« zu machen, die für das Erlernen eines neuen Prinzips notwendig ist, dann sollte man ihnen gestatten, dem Problem ein oder zwei Tage Inkubationszeit zu lassen. Auch wenn sie sofort die erwartete »Entdeckung« machen, sollten sie ermutigt werden, alle zusätzlichen Einsichten und Weiterungen der Entdeckung mitzuteilen, die sie am darauffolgenden Tag haben mögen. Wirklich kreatives Problemlösen hört selten nach einem einzigen Schritt auf.

Die Gewohnheit des kreativen Denkens ist so grundlegend und wichtig, daß sie von Kindheit an geübt werden muß. Es ist unvernüfntig, von Menschen zu erwarten, daß sie plötzlich im zweiten Teil des Studiums anfangen, kreativ zu denken, wenn sie ihre Entwicklungsjahre damit verbracht haben, sich einfach verbale Fakten einzuprägen.

Geometrie als Kreativitätsübung: Ein Experiment

Wenn die Geometrie auch eins der ältesten Schulfächer ist, kann sie doch eine der besten Übungsformen für den kreativen Vorgang sein. Sätze, die zu beweisen sind, sind gewöhnlich für die Intuition augenfällig, wenn sie gezeichnet werden. Der tatsächliche Beweis wird so zu einer Übung im Übersetzen einer intuitiven Beobachtung in verbale Logik.

Franco und Sperry[9] vom California Institute of Technology bestätigen die entscheidende Rolle der Kommunikation zwischen den beiden Hemisphären bei der Lösung von geometrischen Problemen. Zwei von den Versuchspersonen mit durchtrenntem Gehirn, die im übrigen ganz ordentliche Arbeit in der Schule leisteten, hatten außergewöhnliche Schwierigkeiten in Geometrie.[10] Um die Auswirkungen der beiden Hemisphären auf die Leistung in Geometrie weiter zu studieren, testete man in einem Experiment die Fähigkeit von fünf Patienten mit durchtrenntem Gehirn.

Ihre Aufgabe bestand darin, daß mit einer Hand zwei geometrische Formen ertastet werden mußten, die hinter einem Wandschirm verborgen waren, und zu entscheiden war, welche am besten zu fünf ähnlichen sichtbaren Figuren paßte. Zum Beispiel hatte die Versuchsperson, während sie fünf gleichseitige Dreiecke verschiedener Größe sah, drei Dreiecke zu tasten und das passende zu finden. Keins der drei war deckungsgleich mit einem der fünf sichtbaren und nur eins hatte drei gleichlange Seite. Bei diesem besonderen

Problem schnitten die rechten Gehirnhälften (linke Hand) nur geringfügig besser ab: 84% gegenüber 76%.

Sobald die Probleme größer wurden, vergrößerte sich auch der Abstand zwischen den Ergebnissen der linken und der rechten Hand: bei Vierecken waren die Ergebnisse 70% zu 54%. Komplexere Vielecke vergrößerten den Abstand auf 82% gegenüber 45%. Schließlich, als durch Kurven begrenzte Figuren (topologische) benutzt wurden, sank das Ergebnis des linken Gehirns auf die Zufallswahrscheinlichkeit ab (33%), während das rechte Gehirn auf 76% kam.[11]

Das linke Gehirn schnitt verhältnismäßig gut ab bei den einfachen euklidischen (Dreiecks-) Problemen, weil eine verbale Strategie wie etwa das Suchen nach einem »mittelgroßen gleichschenkligen Dreieck« angewendet werden konnte. Wenn jedoch die Formen komplexer wurden, wurde eine verbale Strategie immer nutzloser. Die Ergebnisse des linken Gehirns bei den topologischen Figuren, die sich nicht in Worte umsetzen ließen, fielen auf die Zufallswahrscheinlichkeit ab. Dieselben Figuren waren jedoch für das rechte Gehirn so leicht, daß sich hier das höchste Ergebnis von *allen* herausstellte! Die für die Antworten benötigte Zeit variierte auch stark, je nachdem welche Hand benutzt wurde: die Antworten des linken Gehirns brauchten im allgemeinen doppelt so lange und waren oft von Anzeichen der Unsicherheit begleitet.

Da der angestrebte Erfolg im Geometrieunterricht es erforderlich macht, daß visuelles Argumentieren in logische Beweise sprachlich umgesetzt wird, ist leicht zu begreifen, warum Patienten mit durchtrenntem Gehirn in der Geometrie große Schwierigkeiten haben. Weil das rechte Gehirn seine Einsichten nicht dem linken mitteilen kann, ist der Patient mit durchtrenntem Gehirn gezwungen, sich vollständig auf das Denken des linken Gehirns zu verlassen. Gesunde Schüler, die Geometrie unmöglich finden, mögen nicht viel besser dran sein als Patienten mit durchtrenntem Gehirn: Obgleich sie intakte Verbindungen zwischen den beiden Hemisphären haben, können sie schon so stark die

Gewohnheit des verbalen Denkens angenommen haben, daß sie die Fähigkeiten ihres rechten Gehirns nicht zu nutzen verstehen.

Das Denken und die beiden Gesichtsfelder

Mit nur wenig Hilfe von der Schule scheinen manche Schüler auf natürliche Weise sich die Fähigkeit anzueignen, mit beiden Gehirnhälften zu denken. Diese Schüler zeichnen sich durch ihre Kreativität aus und zeigen oft ein frühes Interesse an Mathematik und Naturwissenschaften. Meredith Olson, ein Lehrer von begabten Kindern in Seattle, beobachtete, daß diese kreativen Schüler bei verbalen Aufgaben den Winkel ihrer Kopfhaltung nach links veränderten und nach rechts bei Aufgaben, die sich nicht verbalisieren ließen. Sie schienen in der Tat jeweils in Abhängigkeit von dem Aufgabentyp das eine oder das andere Gesichtsfeld zu benutzen.

Olson entwarf ein Experiment, um den Gebrauch des Gesichtsfeldes des Schülers objektiv zu untersuchen.[12] Es wurden Blätter mit Aufgaben entworfen, auf denen in zufälliger Reihenfolge sprachliche und bildliche Probleme vertikal untereinander in der Mitte eines jeden Blattes standen. Ein Videorecorder wurde benutzt, um das Gesicht des Schülers bei der Lösung der Probleme aufzunehmen. Nicht informierte Beobachter sahen sich die Videoaufnahmen an und gaben ihr Urteil darüber ab, ob die Schüler ihr rechtes oder ihr linkes Gesichtsfeld für das jeweilige Problem benutzten. Als die Angaben über das Gesichtsfeld mit den Problemtypen in Korrelation gebracht wurden, fand man, daß 96% der Haltungsveränderungen der Köpfe der begabten Schüler mit dem Gebrauch des richtigen Gesichtsfeldes übereinstimmten.[13] Sie benutzten ihr rechtes Gesichtsfeld für verbale Probleme und ihr linkes Gesichtsfeld (rechtes Gehirn) für die räumlichen Probleme! Als dieselben Tests an Schülern durchgeführt wurden, die nicht als mathematisch begabt oder sehr kreativ eingestuft worden waren, zeigten die Resultate, daß sie überwiegend mit dem linken Gehirn an *alle* Probleme herangingen.[14] Es sieht so aus, als ob die begabten kreativen Schüler jeweils die geeignetere Seite ihres Gehirns heranzogen, während die nicht kreativen Schüler gewohnheitsgemäß nur ihr linkes Gehirn benutzten. Eine stärkere Entwicklung des rechten Gehirns bei der kreativen Gruppe wurde auch durch ihre guten Resultate bei dem Mosaiktest bestätigt.[15]

Moderne Technologie und Erziehung

Die moderne Technologie hat uns Instrumente an die Hand gegeben, die sowohl gut als auch schlecht für die Erziehung sind. Zu den guten Instrumenten zählen die ausgezeichneten visuellen Hilfen, die die rein verbale Darbietung ergänzen. Bücher voller Bilder und Diagramme sprechen beide Seiten des Gehirns an. Zeichentrickfilme und das Fernsehen helfen den Schülern ganz außerordentlich, schwierige Vorstellungen visuell zu erfassen.

Der Einsatz von Computern für die Erziehung hat bis jetzt einen negativen Effekt gehabt, weil er das Memorieren von Fakten und den Gebrauch von Auswahlfragen (multiple-choice questions) ermutigt hat. Zwar lassen sich Auswahlfragen leicht objektiv bewerten, aber sie entmutigen Kreativität und intuitives Denken. Wenn das Problem sich darauf reduziert, daß drei aus vier möglichen Antworten ausgeschieden werden müssen, dann sind die Vorteile einer Lösung mit dem rechten Gehirn häufig ausgeschaltet.

Fakten lassen sich leicht durch eine Maschine unterrichten und testen, aber das ist kein Grund dafür, sie zum Gegenstand der Ausbildung zu machen. Die meisten Daten, Formeln und andere Fakten, die in der Schule gelehrt werden, werden bald vergessen und lassen sich genauso gut in einem Nachschlagewerk finden. Wirkliche Bildung ist das, was übrigbleibt, nachdem all diese Fakten und Formeln vergessen sind.

Der Computer wird eines Tages das Stadium des Faktenunterrichts überschreiten und ein mächtiges Instrument für die Sichtbarmachung von Vorstellungen werden, die von dem Schüler manipuliert werden können. Genau wie das tatsächliche Steuern eines Wagens uns ein »Gespür« gibt, das nicht zu vergleichen ist mit noch so viel verbalem Unterricht, so kann das »Spielen mit« einer Computersimulation ein »Gespür« für andere komplexe Sachverhalte geben. So kann zum Beispiel ein Mikrocomputer so programmiert werden, daß er mathematische Funktionen graphisch darstellt, wobei die einzelnen Variablen von dem Schüler oder Studenten bestimmt werden können.

Der Schüler kann so mit der Gleichung »spielen« und tatsächlich die Auswirkung der Vergrößerung von x, der Verkleinerung von y usw. *sehen.* Mit dieser Art von Verbindung zur Realität kann des Schülers »Gespür für Mathematik« durch die Erziehung gezielt entwickelt werden.

Die schon jetzt populären Videospiele zu Hause erlauben es einem Kind, das »Gespür« für Spiele mit einem aufprallenden Ball durch eine ähnliche Interaktion zu entwickeln. Indem das Kind die Steuerhebel betätigt, verändert es tatsächlich für den Mikrocomputer die Eingabevariablen in Gleichungen. Was noch fehlt, ist eine Anzeige der Gleichung und der Werte, die verwendet werden.

Es ist wichtig, sich daran zu erinnern, daß in einem intellektuellen Fach wie Mathematik isoliertes intuitives Wissen wenig nützlich ist, wenn es nicht mit verbalem Denken in Interaktion treten kann. Wenn ein Schüler mit einem »Softball« fangen spielt, kann er ein ausgezeichnetes intuitves Gespür für die Wurfgleichung bekommen. Das ist jedoch für ihn in der Mathematik nutzlos, wenn das Gespür nicht im Geist des Schülers in Beziehung zur Gleichung gesezt wird. Durch das Spielen mit einer *Gleichung* anstelle eines Balles kann dasselbe kräftige »intuitive Gespür« im Mathematikunterricht nutzbar gemacht werden.

Wenn die Wurfgleichung graphisch auf dem Computerterminal dargestellt wird, kann der Schüler mit mehr als nur der Wucht und dem Winkel spielen, in dem der Ball abgeworfen wird. Er kann auch mit der Masse des Balles »spielen« und ihre Auswirkungen auf die Wurfbahn beobachten. Er kann sogar die Wucht vergrößern, mit der der simulierte Ball geworfen wird, bis zu dem Punkt, wo er in eine Umlaufbahn um die Erde gerät oder der Schwerkraft der Erde ganz und gar entflieht.

Da der Schüler immer unmittelbar mit der Gleichung arbeitet, aber wirkliche Resultate sieht, werden die beiden Arten des Denkens dazu angehalten zusammenzuarbeiten. Die eigentliche Macht der graphischen Computerdarstellung von Gleichungen liegt darin, daß sie sogar auf komplexe Differentialgleichungen, höhere Analysis und überhaupt in Kursen der höheren Mathematik angewendet werden. Das Studium der Mathematik kann aus einer rein verbalen abstrakten Darbietung in eine Übung verwandelt werden, in der Intuition und abstraktes verbales Denken kombiniert sind.

Bilder und Gedächtnis

Trotz all der Argumente, die gegen die Vermittlung von Fakten in der Schule vorgebracht worden sind, ist die Gedächtnisschulung in manchen Fächern immer noch entscheidend. Für die Erlernung von Fremdsprachen zum Beispiel ist es nötig, dem Gedächtnis jeweils ein großes Vokabular einzuverleiben.

Unsere verbalen und visuellen Gedächtnisse sind separate und voneinander unabhängige Systeme. So hat zum Beispiel J. P. Guilford von der Universität von South-California herausgefunden, daß es keine Korrelation gibt zwischen dem Abschneiden einer Person bei Tests für *verbale* Geläufigkeit (fluency) und *figurale* Geläufigkeit.[16] Trotz dieser

Trennung ist es möglich, die mächtigen Fähigkeiten des visuellen Gedächtnisses als Hilfe für das Erinnern von sprachlichem Material zu benutzen.

Professionelle Gedächtniskünstler sind in der Lage, unglaubliche Leistungen zu vollbringen, indem sie Tricks anwenden, mit denen sprachliches Material in komplexen visuellen Bildern neu kodiert wird. Die komplexen Bilder lassen sich leicht ins Gedächtnis zurückrufen und in Worte rückübersetzen.

Bilder sind leichter zu erinnern, wenn sie sehr komisch, sexy oder bizarr sind – wenn sie so etwas sind, was schwer zu vergessen wäre, wenn man es tatsächlich sähe.[17]

Da unser visuelles Gedächtnissystem so flexibel ist, ist es schwierig, sich an Bilder in einer festgelegten Reihenfolge zu erinnern. Man hat Gedächtnissysteme geschaffen, um Bilder so miteinander zu verbinden, daß zum Beispiel die Punkte, die in einer Rede behandelt werden sollen, in der richtigen Reihenfolge erinnert werden können. Ein solches System beruht darauf, daß man diese Bilder in den Zimmern des eigenen Hauses anordnet. Wenn man in einer bestimmten Reihenfolge durch die Räume des Hauses geht, werden die Bilder ins Gedächtnis zurückgerufen. Der Akt der Erinnerung ist auf diese Weise so einfach, als ob man über ein interessantes Erlebnis oder einen Traum spräche, in welchem man durch das eigene Haus ging und viele merkwürdige Dinge sah.

Die Überlegenheit unseres Erinnerungsvermögens für Bilder wurde durch ein Experiment von Allen Paivio aus Kanada bestätigt. Bilder, konkrete Substantive oder abstrakte Substantive wurden im Abstand von 5 Sekunden eine 16tel Sekunde lang auf eine Leinwand projiziert. Die Versuchspersonen wurden aufgefordert, niederzuschreiben, was sie sahen. Das Experiment wurde mit zwei verschiedenen Instruktionen für die Versuchspersonen durchgeführt: das *beiläufige* Lernen wurde getestet, indem man den Versuchsperonen sagte, daß der Zweck des Experiments sei, zu prüfen, ob sie die kurz gezeigten Worte und Bilder identifizieren könnten. Das *absichtliche* Lernen wurde getestet, indem man ihnen aufgab, was sie sahen, niederzuschreiben und sich auch einzuprägen. In beiden Fällen wurde bei der Hälfte der Versuchspersonen das Erinnerungsvermögen nach fünf Minuten, bei der anderen Hälfte eine Woche später geprüft.

Die Resultate[18] zeigen, daß die Erinnerung an die Bilder so viel besser war als die Erinnerung an abstrakte Worte, daß das Ergebnis der Erinnerung an *beiläufig gelernte Bilder nach einer Woche tatsächlich besser war, als die Erinnerung an absichtlich eingeprägte abstrakte Worte nach fünf Minuten*! Interessanterweise wurden ungefähr 75% mehr konkrete Worte erinnert als abstrakte, wofür der Grund wahrscheinlich darin liegt, daß konkrete Worte innere *Bilder* der Dinge hervorrufen können, die sie repräsentieren. Abstrakte Worte (wie etwa »Moral«, »Theorie«, »Ego«, »Fähigkeit«) rufen keine derartigen Bilder hervor, und so wird unsere Erinnerung an sie nicht von unserem visuellen Gedächtnis unterstützt.[19]

In der Unterrichtssituation kann das Lernen sprachlichen Materials durch Bilder erheblich unterstützt werden. Wenn wir Prosa lesen oder schreiben, sollten in unserem Geist parallel dazu Bilder fließen. Da die Vorstellung von Bildern ein langsamerer, mehr ganzheitlicher Prozess ist, folgen die Bilder den Worten nicht im Verhältnis 1 zu 1. Wenn wir Prosa lesen, verbinden sich Bilder mehr mit dem Erlebnis ganzer Passagen als mit einzelnen Worten. Ein guter Schriftsteller handhabt die grundlegenden Ideen, das »Gefühl« und die Organisation der Geschichte in Form von Bildern. Dann werden Worte geschaffen, um diese Bilder auszudrücken. Die Aufnahme und das Sinnverständnis von Prosa sollten die Umkehrung dieses Prozesses sein: Die Worte sollten Bilder hervorrufen. Diese Bilder sind das, woran wir uns erinnern und was wir wieder in Worte umsetzen, wenn wir eine Geschichte nacherzählen. Wörtliches Erinnern ist viel schwieriger, weil es so viel Gedächtniskapazität in Anspruch nimmt. Da »ein Bild so viel wert ist wie tausend

Worte«, stellt das Bildgedächtnis einen weitaus effizienteren Speicher dar. Bei der Anfertigung umfangreicher Notizen während des Unterrichts liegt die Schwierigkeit darin, daß dieser Vorgang mit dem Prozess der Vorstellung von Bildern kollidiert, der dieselben *Vorstellungen* viel effizienter speichern könnte. Diagramme mit Schlüsselworten anstelle von ganzen Sätzen ermöglichen es, Worte als Gedächtnishilfe zu benutzen, ohne die Struktur der Vorstellungen selbst zu verdunkeln.

Bilder kann man einsetzen, um das Erlernen einzelner Wortdefinitionen zu verbessern[20], indem man den Schüler in seinem Geist ein Bild formen läßt, das das Wort repräsentiert. Auch hier gilt, daß bizarre oder dramatische Bilder wirkungsvoller sind als langweilige.

Die in Bulgarien von Lozanov entwickelte Methode für den Fremdsprachenunterricht kombiniert das Vorstellen von Bildern mit Entspannungsübungen und positiver Beeinflussung und erreicht damit eine spektakuläre Beschleunigung des Lernens.[21] Wenn beim Lernen von neuem Vokabular die Vorstellung von Bildern eingesetzt wird, lernt man eine Bedeutung, die über die rein verbale hinausgeht. Wer eine Fremdsprache lernt, lernt die Worte oft, ohne ein »Gefühl« für sie zu haben. Wenn fremdsprachliche Worte beim Lernen mit Bildern verbunden werden, rufen sie beim Hören mehr hervor als einfach nur eine verbale Übersetzung.

Das Erleben des nichtverbalen Bewußtseins

Eine der größten Barrieren, die zu überwinden sind, wenn ausgesprochen verbale Menschen darin unterrichtet werden, wie sie ihr rechtes Gehirn nutzen können, besteht darin, daß sie es nicht fassen können, daß sie ein nichtverbales Bewußtsein haben. Vor dreitausend Jahren entdeckten Weise im Fernen Osten Techniken für die Stillegung verbaler Gedanken und zapften so das nichtverbale Bewußtsein an. In China war dieser Vorgang unter dem Namen Tao bekannt, in Indien als Joga, in Japan als Zen. Alle drei Disziplinen sind die polaren Gegensätze des verbalen westlichen Intellektualismus.

Die Philosophien hinter diesen Disziplinen stellen oft eine extreme Leugnung des linken Gehirns dar, was genauso einseitig ist wie unsere Leugnung des rechten. Manche von ihnen entwickelten Techniken könnten jedoch genutzt werden, um Lernenden einen ersten Eindruck von einem reinen Bewußtsein des rechten Gehirns zu geben. Wenn die orientalische Methode auf den Unterricht in der bildenden Kunst, in Tanz, Musik, Sport angewendet würde, stellte sie ein ausgezeichnetes Gegenmittel gegen die Überdosis an verbalem Denken in den heutigen Schulen dar. Die jetzigen Methoden in diesen Fächern werden nach der 4. Schulstufe zunehmend verbal. Am Ende der Highschool ist der verbale Unterrichtsstil oft so groß, daß Kurse in Musik und in Kunstgeschichte schon fast Kursen in Physik ähneln. Anstatt zu lernen, »musikalisch zu denken« oder »visuell zu denken«, memorieren die Schüler verbale Regeln, um verbale Tests zu bestehen.

In einer Studie an der Columbia University[22] wurden Tests mit zweigleisigem Hören solchen Versuchspersonen gegeben, die vier Jahre Musikunterricht hinter sich hatten, und anderen Versuchspersonen, die ungeübt waren. Die ungeübten zeigten die normale Überlegenheit des linken Ohres für Melodien, während die musikalisch gebildeten eine Überlegenheit des rechten Ohres hatten. Es hat den Anschein, daß der heutige Musikunterricht das Hören von Musik so verändert, daß aus einer Aktivität des rechten Gehirns eine des linken Gehirns gemacht wird.

Einer der Gründe für die übermäßig verbalen Methoden im Kunstunterricht an den Schulen ist, daß die Standards (Abschlußprüfungen, Tests, etc.), die für Lehrer von verbalen Fächern entwickelt worden sind, oft auf die Lehrer angewendet werden, die bildende Kunst und die Fächer, die mit Bewegung zu tun haben, unterrichten.

Neuerdings gibt es eine Tendenz, Unterricht in bildender Kunst, Musik und Leibesübungen nicht mehr zu verlangen, um »Platz zu machen« für akademischere Fächer. Es ist nur dumm für diese Idee, daß in Wirklichkeit die *geistige Ermüdung* der Anzahl der Fächer, die behandelt werden können, Grenzen setzt. Wenn der Kunstunterricht und der Unterricht in den Fächern, die mit Bewegung zu tun haben, nach Art des rechten Gehirns erteilt werden, dann können sie als eine »Ruhepause« für das linke Gehirn fungieren. Die geistige Erholung, die durch reine Tätigkeiten des rechten Gehirns geboten wird, kann für den Schüler oder Studenten noch lange, nachdem er die Schule verlassen hat, nützlich sein. Die Zeit, die mit rein nichtverbalen Tätigkeiten verbracht wird, trägt dazu bei, diesen Kanal offen zu halten und die Entwicklung ausschließlich verbaler Denkmethoden zu verhindern.

Von den orientalischen Disziplinen läßt sich wahrscheinlich am besten die japanische Zen-Tradition auf die praktischen und schönen Künste übertragen.[23] Hier wird ein vorbereitendes zeremonielles Ritual eingesetzt, um den Geist zur Ruhe zu bringen. Betont wird die Beschränkung der Sprache und des Denkens auf das absolute Minimum. Der Nachdruck liegt auf dem totalen Fühlen durch organische Körpergesten. Durch Übung und Wiederholung beherrscht man schließlich die Fertigkeit, so daß sie ohne jegliche Anstrengung wie von selbst fließt.

Da Schulanfänger bildende Kunst und Bewegung leicht nichtverbal angehen können, besteht die Aufgabe einfach darin, diese natürliche Fähigkeit lebendig zu erhalten. Das Erziehungssystem zerstört diese natürliche Fähigkeit, indem es das Denken des Kindes nach und nach in ein verbales Denken auf *allen* Gebieten umwandelt. Indem man den Unterricht in bildender Kunst und den Fächern, die mit Bewegung zu tun haben, nichtverbal gestaltet, können das nichtverbale Bewußtsein und die nichtverbalen Fähigkeiten des Kindes sich neben seinen verbalen Fähigkeiten weiter entwickeln.

Zwar bevorzugt das heutige Erziehungssystem die verbal-analytischen Methoden in schrecklicher Einseitigkeit; trotz dieser Einsicht ist es aber wichtig, diese Methoden nicht zu unterschätzen. Der Mensch hat die reinen Methoden des rechten Gehirns hundertausende von Jahren erprobt, ohne wirklich Fortschritte zu erzielen. Die eigentliche Entwicklung des Menschen begann erst, als er vor einigen tausend Jahren anfing, seine Intuition durch die geschriebene Sprache zu unterstützen. Die höchsten Errungenschaften des Menschen sind ein Ergebnis des Gebrauchs der ganzen zusammengefaßten Kraft seiner *beiden Gehirnhälften.*

Die Intuition allein hat deutliche Grenzen. Optische Täuschungen sind gute Beispiele dafür, wie unsere Intuition uns in die Irre führen kann: Unsere intuitive Wahrnehmung sagt uns eins, aber sorgfältiges analytisches Messen sagt das Gegenteil. Zwar können wir manche Dinge intuitiv mit unheimlicher Genauigkeit schätzen, aber die Intuition kann uns auch ungeheuer zum Narren halten. Versuchen Sie zum Beispiel zu schätzen, wie dick ein Stück Papier von 1/500 Zoll Stärke würde, wenn man es jeweils in der Mitte 28 mal falten könnte. Wir können das Ergebnis berechnen mit

$$2^{28} : (500 \cdot 12) = 44739 \text{ Fuß}$$

– und das ist wesentlich höher als der Mount Everest! Trotz ihrer Kraft hat die Intuition ihre bestimmten Grenzen.

Untersuchungen der schlechten IQ-Ergebnisse von benachteiligten Kindern haben gezeigt, daß ein großer Teil ihrer Schwierigkeiten darin liegt, daß sie die Antworten *erraten.*[24] Man muß große Sorgfalt darauf verwenden, den Kindern beizubringen, wie sie ihre Intuition beim Denken anzuwenden haben. Die Intuition ist nützlich zur Überbrückung schwieriger Lücken in einem Problem, aber oft gibt es gar keine Lücken, die zu überbrücken wären. Jedenfalls müssen die Ideen, die von der Intuition hervorgebracht werden, in den meisten Situationen von der Logik geprüft werden. Wichtig ist, zu lernen, sich beide Arten von Denken an der *richtigen Stelle* zunutze zu machen. Alle Revolutionen haben eine Tendenz zum Exzeß. Wir wollen hoffen, daß die Revolution des rechten Gehirns *mehr* tun kann, als unsere gegenwärtige Überbetonung des linken Gehirns durch eine Überbetonung des rechten zu ersetzen.

KAPITEL 5

Die Revolution des »inneren« Sports

Inneres Tennisspiel

1974 schrieb der Tennisprofi Tim Gallwey das Buch *The Inner Game of Tennis* (vgl. o. S. 30). Gallwey ging mit seiner Tennisschulung auf Tournee und führte sie in Sportstadien vor riesigen Zuschauermengen vor. Er war der Moderator einer Fernsehserie über »inneres« Tennis, und schließlich arbeitete er die Theorie aus, so daß sie »inneres Skilaufen« mit umfaßte. Wenngleich die Methode des »inneren Spiels« im Sport nicht auf das linke und rechte Gehirn Bezug nimmt, ist sie doch eine vernünftige Anwendung der Entdeckungen, die wir hier diskutiert haben. Gallweys Gedanke besteht darin, daß der Geist eines jeden Menschen ein verbales Ich-1 und ein separates unbewußtes Ich-2 enthält, das in Wirklichkeit das Spiel macht. Die Grundlage des inneren Spiels besteht darin, das Ich-1 dazu zu bringen, beiseite zu treten und Ich-2 das Spiel machen zu lassen. Die Technik des »inneren« Unterrichts verwendet sprachliche Instruktionen, wo sie nützlich sind, aber sie vermeidet verbale Beschreibungen der tatsächlichen Bewegungen. Visuelle und Bewegungsbilder werden benutzt, um ein nichtverbales Verständnis für die notwendigen Bewegungen zu wecken.

Gallweys ausgezeichnetes Verständnis für unsere beiden separaten Ichs geht nicht auf Gehirnuntersuchungen zurück, sondern auf Selbstbeobachtung und die Beobachtung seiner Schüler. Ich zitiere Gallwey selbst[1]:

> ... Die meisten Spieler führen auf dem Platz die ganze Zeit Selbstgespräche: »Renn' dem Ball nach!« »Spiel auf seine Rückhand!« »Schau den Ball an!« »Beuge Deine

Knie!« – Die Befehle sind endlos. Für manchen ist es wie eine Tonbandaufnahme der letzten Stunde, die nun in seinem Kopf abläuft. Und dann, wenn der Schlag getan ist, schießt ein anderer Gedanke durch den Kopf, das könnte sich in etwa so anhören: »Du Rindvieh, deine Großmutter könnte sogar besser spielen!« Eines Tages fragte ich mich, wer da mit wem sprach. Wer schimpfte, und wer wurde beschimpft? »Ich spreche mit mir selbst«, sagen die meisten Leute. Aber eben, wer ist »Ich« und wer ist »Selbst«? Offensichtlich sind »Ich« und »Selbst« getrennte Einheiten, sonst könnte es keine Unterhaltung zwischen beiden geben; man könnte also sagen, daß in jedem Spieler zwei »Selbst« wohnen. Eines, das »Ich«, scheint Anweisungen zu geben, das andere, das »Selbst«, scheint die Handlungen auszuführen. Darauf tritt das »Ich« wieder in Erscheinung mit der Bewertung der Handlung. Der Klarheit halber wollen wir den »Bestimmer« Selbst 1 und den »Macher« Selbst 2 nennen.*

Gallwey berichtet von seiner Entdeckung, daß nichtverbale Demonstrationen bei der Korrektur von schlechten Gewohnheiten der Schüler wirkungsvoller waren als verbale Beschreibungen. Der Schlüssel zu einem besseren Tennisunterricht besteht in der Konzentration auf die Schulung des nichtverbalen Ich-2 und in der Verbesserung der Beziehungen zwischen dem verbalen und dem nichtverbalen Ich. Wenn das Ich-1 andauernd das Ich-2 anschreit und kritisiert, muß die Leistung darunter leiden. In der Tat kommt es nach Gallwey gewöhnlich dann zu Höchstleistungen, wenn das verbale Ich vollständig zur Seite tritt.

... Denken Sie einmal über die geistige Verfassung eines Spielers nach, von dem man sagt: »Er spielt leidenschaft-

* Anmerkung des Übersetzers: Zitiert nach der deutschen Ausgabe, S. 19. Wir verwenden im folgenden so wie die deutsche Ausgabe von *Inner-Skiing* die Bezeichnung »Ich-1« und »Ich-2«.

lich«, »Er ist in Fahrt«. Denkt er darüber nach, wie er jeden Schlag ausführen soll? Denkt er überhaupt? Achten Sie auf die Ausdrücke, die man gewöhnlich benutzt, wenn ein Spieler besonders gut spielt: »Er ist wie von Sinnen«, »Er spielt, ohne zu denken«, »Er tut es unbewußt«, »Er weiß gar nicht, was er tut«. Das gemeinsame Element in diesen Beschreibungen ist etwas, das man »Geistlosigkeit« (mindlessness) nennen könnte. Man scheint intuitiv das Gefühl zu haben, daß der Geist überschritten wird - oder zumindest teilweise nicht im Einsatz ist. Sportler der meisten Sportarten gebrauchen ähnliche Ausdrücke, und die meisten von ihnen wissen, daß ihre Höchstleistung sich niemals einstellt, wenn sie darüber nachdenken.
Zweifellos bedeutet »unbewußt spielen« nicht, daß sie ohne Bewußtsein spielen. Das wäre recht schwierig! Jemand, der beim Spiel »wie von Sinnen ist«, ist sich sogar des Balles, des Platzes und, wenn nötig, seines Gegners sehr viel deutlicher bewußt. Aber er ist sich nicht bewußt, sich selbst eine Menge Anweisungen zu geben, darüber nachzudenken, wie der Ball zu schlagen ist, wie Fehler, die er gemacht hat, zu korrigieren sind, wie er etwas zu wiederholen hat, was er gerade getan hat. Er ist bewußt, aber er denkt nicht. Er ist nicht übereifrig. Ein Spieler in diesem Zustand weiß, wohin er den Ball haben will, aber er braucht sich nicht »angestrengt zu bemühen«, um ihn dorthin zu bekommen. Es scheint ganz einfach zu passieren - und oft genauer, als er es hoffen konnte. Der Spieler scheint in einen Handlungsfluß eingetaucht zu sein, der seine Energie beansprucht, aus dem jedoch größere Kraft und Genauigkeit resultieren. Die »gute Strähne« setzt sich gewöhnlich fort, bis er anfängt, über sie nachzudenken und sie aufrechtzuerhalten versucht; sobald er versucht, das Kommando zu übernehmen, ist die gute Strähne zu Ende.
Man kann diese Theorie leicht überprüfen, wenn es einem nichts ausmacht, ein bißchen hinterlistig zu spielen. Das nächste Mal, wenn Ihr Gegner eine »gute Strähne« hat, fra-

gen Sie ihn einfach beim Seitenwechsel: »Sag mal, Klaus, was machst du heute eigentlich anders? Deine Vorhand ist heute so besonders gut.« Wenn er den Köder schluckt - und 95 % schlucken ihn - und darüber nachzudenken beginnt, wie er schlägt, und Ihnen erzählt, wie er den Ball richtig vor dem Körper trifft, indem er das Handgelenk steif hält und besser durchzieht, dann wird seine gute Strähne unweigerlich zu Ende gehen. Er wird seine Zeitberechnung und seine Flüssigkeit im Spiel verlieren, während er zu wiederholen versucht, was er Ihnen gerade über sein gutes Spiel gesagt hat.

Obgleich Gallwey nicht erwähnt, wo das Ich-1 und das Ich-2 lokalisiert sind, ist es doch klar, daß sie tatsächlich die linke und rechte Hemisphäre des Gehirns sind. Zwar ist jede Hälfte in der Lage, beide Körperseiten zu kommandieren, aber nur die rechte Hemisphäre kann augenblicklich auf die vielen gleichzeitigen räumlichen Variablen beim Tennisspiel reagieren. Die Experimente an Patienten mit durchtrenntem Gehirn haben uns gezeigt, daß die Hemisphäre, die am stärksten das Gefühl hat, das Problem bewältigen zu können, dazu tendiert, das Kommando zu übernehmen. Durch die Betonung des nichtverbalen Könnens beim Tennis gibt man dem rechten Gehirn einen eindeutigen Wettbewerbsvorteil.

Das Gegenteil der Methode des »inneren Spiels« besteht darin, den Schüler mit verbalen Beschreibungen von theoretisch richtigen Bewegungsabläufen vollzustopfen. Infolgedessen glaubt das linke Gehirn des Schülers, »daß es eine Menge kann«, und tendiert dazu, sich in die natürlichen Bewegungsabläufe einzumischen. Eine der Techniken, die Gallwey zur Ausschaltung des verbalen Ichs während des Übens benutzt, ist die Ablenkung: Während der Ball hin- und hergeschlagen wird, muß der Spieler sagen: »Aufprall«, jedesmal wenn der Ball aufprallt, und »Schlag«, jedesmal wenn er geschlagen wird. Diese verbale Aufgabe beschäftigt das verbale Bewußtsein und sorgt dafür, daß die Bewegungen des Körpers und des Schlägers unter dem Kommando des rechten Gehirns bleiben.

Eine weitere Technik zur Ruhigstellung des verbalen Bewußtseins besteht darin, sich auf die Atmung zu konzentrieren und seine Atemzüge regelrecht zu zählen. Das Absingen eines Liedes, das man kennt, erfüllt den gleichen Zweck. Obgleich ein Teil des rechten Gehirns bei dem automatischen Singen beteiligt sein mag, behindert dies offensichtlich nicht das Kommando des rechten Gehirns über das Tennisspiel. Das Singen behindert jedoch wirklich die verbalen Gedanken. Sie können dies selbst beweisen, indem Sie ein Lied singen und gleichzeitig verbale Gedanken verfolgen (während der Pausen denken ist unfair!).

All diese Techniken zur Ruhigstellung verbaler Gedanken haben natürlich etwas Ablenkendes an sich. Sie sind nützlich, um schlechte Gewohnheiten zu durchbrechen, aber der wirkliche Schlüssel zur Bestleistung liegt darin, instinktiv auf nicht verbale Art spielen zu können. Wenn Sie das zu weit treiben, müssen Sie vielleicht feststellen, daß Sie die Punkte zu zählen vergessen und einige Chancen in der Feldstrategie verpassen. Zwischen den Aufschlägen ist oft Zeit, ein bißchen logisches Denken einzuschmuggeln, aber beim schnellen Spiel ist einfach keine Zeit für logisches Denken vorhanden.

Ist das Ich-2 das rechte Gehirn?

Das verbale Bewußtsein von Ich-1 läßt sich eindeutig dem linken Gehirn zuordnen, Ich-2 jedoch ist etwas komplexer. Wenn wir von dem linken und dem rechten Gehirn sprechen, meinen wir die Großhirnrinde, jenen Teil des Gehirns, der nur bei den höheren Säugetieren hochentwickelt ist. Die Großhirnrinde liegt in Wirklichkeit oben auf dem kleineren Reptiliengehirn, dem Kleinhirn und dem Rückenmark. Diese unteren Teile des Gehirns haben auc nichtverbales Wissen, weil sie grundlegende Elemente der Bewegungen und des Gleichgewichts verarbeiten.

Da Patienten mit Schädigungen des rechten Gehirns oft nicht einmal einfache räumliche Beziehungen bewältigen können (zum Beispiel ihren Weg finden oder sich ordentlich anziehen), ist klar, daß das rechte Gehirn nötig ist, um die komplexen Bewegungsabläufe beim Tennisspiel zu programmieren. Wenn der Ball mit einem gewissen Drall abprallt und leicht vom Wind abgelenkt wird, muß der Spieler über das Feld laufen und den Schläger genau im richtigen Zeitpunkt und im richtigen Winkel schwingen, um den Ball an eine Stelle zurückzuschlagen, die für den Gegner ungünstig ist. Dies ist wahrlich ein Wunder an schnellstmöglicher Berechnung, das die Intelligenz und die parallele Datenverarbeitung des rechten Gehirns erfordert.

Eine verbale Beschreibung einer solchen Aufgabe ist bestenfalls eine Vereinfachung gröbster Art. Da experimentell übereinstimmend nachgewiesen worden ist, daß die Leistung des linken Gehirns zur »Leichtigkeit der Verbalisation« in Beziehung steht, ist es klar, daß das Kommando des linken Gehirns zu sehr dürftiger Leistung im Sport führen wird. Man braucht nur einen »steifen« Tennisspieler dabei zu beobachten, wie er versucht, nach verbalen Anweisungen eine Angabe zu machen, um die Programmierung durch das linke Gehirn in Aktion zu sehen. Anstelle eines einzigen glatten Bewegungsflusses ist die Methode des linken Gehirns eine Folge von verbalisierten Teilbewegungen, die nicht glatt ineinander übergehen. Nur wenige Spieler spielen Tennis tatsächlich in dieser steifen Art, so daß die nachteiligen Wirkungen des Ich-1 gewöhnlich eher momentane Einmischungen sind als die vollständige Übernahme des Kommandos.

Obgleich Gallwey das Ich-2 als den »unbewußten Macher« bezeichnet, ist er sich darüber im klaren, daß es nicht unbewußt ist, sondern nur eine andere Art von Bewußtsein hat. Das Ich-2, das auf nichtverbale Weise lernt, glatte natürliche Schläge auszuführen, ist nämlich in Wirklichkeit eine Kombination des rechten Gehirns und der motorischen

Fähigkeiten und dem Gleichgewichtsgefühl in den unteren Gehirnteilen.

Eine der Schlüsselideen in dem »verinnerlichten Tennis« ist die Entwicklung einer guten Beziehung zwischen dem Ich-1 und Ich-2. Das übliche Symptom einer schlechten Beziehung zwischen den beiden Ichs sind die Flüche und Beschimpfungen, die so oft nach einem schlechten Schlag auftreten. Das verbale Bewußtsein glaubt, daß es besser weiß, wie der Schlag hätte ausgeführt werden müssen. Und so wird es tatsächlich böse über die Fehler, die es sieht. Spannung und schlechte Leistung von Ich-2 sind das Resultat.

Genau wie ein Vater oder eine Mutter ein Kind unfähig machen können, indem sie es dauernd dumm nennen, so kann Ich-1 die sportliche Leistungsfähigkeit von Ich-2 durch eine schlechte Einstellung ruinieren. Die ideale Haltung ist eher die eines vertrauensvollen, liebevollen Elternteils, der das Kind aus seinen eigenen Handlungen und Fehlern lernen läßt. Eine Hauptforderung des »verinnerlichten Sports« ist es also, das Ich-2 ohne verbale Einmischung den Ball schlagen zu *lassen.*

Verinnerlichtes Skilaufen

Die Theorie vom verinnerlichten Sport wurde ursprünglich auf Tennis angewendet. Aber dieselben Ideen sind auf jede Aktivität übertragbar, die vom rechten Gehirn am besten ausgeführt wird. 1977 schrieb Bob Kriegel mit Gallwey zusammen das Buch »Inner Skiing« (vgl. S. 30). Sie präsentieten landauf landab »Wochen für verinnerlichtes Skilaufen«, um den Skilehrern die Methode beizubringen. Die Resultate waren sogar noch begeisternder als ähnliche Programme für Tennis.[2]

Skilaufen unterscheidet sich von Tennis, weil es keinen Gegner gibt außer dem Hang selbst. Was dem Verlieren am nächsten kommt, sind Stürze und Verletzungen. Dieses zusätzliche Element der Furcht macht es für das verbale Ich noch schwerer, beiseite zu treten und Ich-2 zu vertrauen. Das Resultat ist eine sehr augenfällige Demonstration der relativen Fähigkeiten des Kommandos des linken und rechten Gehirns. Es gibt einen Riesenunterschied in der Leichtigkeit des Lernens und der Ausführung zwischen Menschen, die ihrem rechten Gehirn bei der Aufgabe vertrauen können, und jenen, die es nicht können.

Die meisten kleinen Kinder können an nur einem Tag lernen, wirklich »großartige« Skiläufer zu werden. Während des Reifungsprozesses lernt der Mensch, immer mehr von verbaler Analyse abhängig zu werden und der Intuition immer weniger zu vertrauen. Infolgedessen ist die Mehrzahl der erwachsenen Skianfänger nicht willens, ihrem intuitiven rechten Gehirn das Skilaufen als Aufgabe anzuvertrauen. Obgleich Erwachsene im allgemeinen eine besser entwickelte Bewegungskoordination haben als kleine Kinder, sind sehr wenige in der Lage, das Skilaufen in der schnellen anstrengungslosen Art wie die Kinder zu lernen. Viele Erwachsene verbringen sogar ihre Jahre im Skiunterricht und sammeln dabei immer mehr verbales Wissen an, ohne *je* richtig Skilaufen zu lernen. Es wird offensichtlich, wie unfähig die verbale Hemisphäre ist, die feinen Bewegungen des Skilaufens zu steuern, wenn man die ruckartigen Bewegungen dieser Menschen sieht, die sie oft machen, während sie die Worte des Skilehrers im Geiste wiederholen.

Manche Erwachsene können Skilaufen schnell und ohne Anstrengung lernen. Daß dies das Ergebnis von nichtverbalem Lernen ist, läßt sich leicht beweisen, indem man ihnen einfach verbale Fragen nach ihrer Technik stellt. Ein »natürlicher« Skiläufer mag vielleicht verbal nicht einmal wissen, ob er das Gewicht auf den Bergski oder den Talski verlagert, während er einen Schwung ausführt – aber er weiß es offensichtlich auf nichtverbaler Ebene.

Indem die sprachliche Wiedergabe der Körperbewegungen vermieden wird, hindert das »verinnerlichte Skilaufen« den verbalen Geist daran, zu glauben, daß er ein Experte in Dingen ist, aus denen er sich in jedem Fall heraushalten sollte. Für viele Menschen bedeutet die Weigerung des Skilehrers, verbale Beschreibungen zu geben, eine frustrierende Erfahrung. Nach Jahren der Prägung durch die Schule ist es schwer, den verbalen Geist auf den Rücksitz zu verbannen.

Skilehrer mit der Methode des »verinnerlichten Skilaufs« benutzen verbale Anweisungen in erster Linie, um die Aufmerksamkeit auf die richtigen Dinge zu lenken. So kann zum Beispiel der Lehrer die Schüler auffordern, ihre Aufmerksamkeit auf die relative Gewichtsverteilung zu lenken. Das Lernen findet dann durch einen Rückkoppelungsprozeß statt, während der Schüler Strategien ausprobiert und herausfindet, welche sich am besten eignen. Ohne diese Aufmerksamkeit und Rückkoppelung gäbe es wenig Lernerfolg. Worte werden benutzt, um der natürlichen Lernerfahrung einen guten Start zu geben und die Aufmerksamkeit auf die jeweilige Rückkoppelung zu lenken.

Die Entsprechung zur Technik des »verinnerlichten Tennis« mit den Ausrufen »Aufprall«, »Schlag« besteht beim Skilaufen darin, den Schüler Zahlen ausrufen zu lassen, die den Winkel angeben, den seine Skier gerade mit dem Schnee bilden. Dies beschäftigt den verbalen Geist und hilft auch, die Aufmerksamkeit auf den Winkel zu lenken. Andere Tricks zur Ruhigstellung des Geistes wie das Wiederholen von Worten oder kurzen Sätzen oder Singen haben sich auch als wirkungsvoll erwiesen.

Alle guten Schüler haben schon Zeiten erlebt, wo ihre Fähigkeiten ihre normalen Grenzen zu überschreiten schienen und sie praktisch den Hang hinunterflogen. Stets, wenn sie auf ihren Geisteszustand während eines solchen Laufes zurückblicken, ist es klar, daß ihr Geist vollständig frei von verbalen Gedanken war, und ihre Erinnerung hat eine merkwürdig fragmentierte Qualität wie eine Serie von Schnappschüssen. Dies ist das nichtlineare Gedächtnis der mehr ganzheitlichen Datenverarbeitung des rechten Gehirns. Die Höchstleistung ist ein Resultat der gesunden Adrenalinreaktion des rechten Gehirns auf Furcht.

Eine ebenso geläufige Reaktion kommt vor, wenn die Angst dazu führt, daß das linke Gehirn sein Vertrauen in die Fähigkeiten des rechten Gehirns verliert und das Kommando übernimmt. Wenn das passiert, fällt die Leistung des Skiläufers vollkommen auseinander, und sein Geist füllt sich mit verbalen Gedanken. Nach einem solchen Erlebnis stellt der Skiläufer gewöhnlich fest, daß er eine schöne lineare Erinnerung an die gesamte alptraumartige Abfahrt hat.

Das Wichtige an der Methode des verinnerlichten Sports ist, daß Lehrprogramme ausprobiert werden, die die Doppelnatur unseres Bewußtseins berücksichtigen. Die Ergebnisse dieser Programme zeigen das Potential dieses neuen Wissens und auch die Schwierigkeiten bei seiner Anwendung. Viele Menschen haben mit den Methoden des verinnerlichten Sports außerordentlich gute Resultate erzielt (das schließt den Autor ein), aber viele Menschen sind auch enttäuscht worden.

Das wesentliche Problem ist, daß man die ein Leben lang eingeschliffenen Gedankenabläufe nicht in einer einzigen Unterrichtsstunde ändern kann. Nachdem sie jahrelang dazu angehalten worden sind, alles mit verbalen Methoden zu meistern, können viele Erwachsene sich einfach von den verbalen Methoden nicht lösen. Ein weiteres Problem sind die Lehrer selbst. Nach Jahren des Unterrichts mit verbalen Methoden können viele diese Gewohnheit nicht durchbrechen.

Wenn ein *guter* Lehrer mit der verinnerlichten Methode einen Schüler hat, der schon etwas Vertrauen in die nicht verbale Methode besitzt, dann können die Ergebnisse phantastisch sein. Der erstaunliche Unterschied zwischen den schnellen Resultaten unter diesen Bedingungen und dem langsamen Fortschritt des normalen Skianfängers im konventionellen Unterricht zeigt deutlich das große Potential an menschlicher Energie, das durch unser heutiges allzu verbales Erziehungssystem verschwendet wird.

KAPITEL 6

Lateralisation und Sprachprobleme

Die Entwicklung der Lateralisation

Der menschliche Geist ist so komplex und mannigfaltig, daß jede einfache Verallgemeinerung über sein Arbeiten nur für die mythische »Durchschnittsperson« vollkommen zutrifft. Die einfache Trennung des Gehirns in eine verbale und eine nichtverbale Hälfte ist in Wirklichkeit eine zu große Vereinfachung: Zwar ist das ein nützliches Modell für die Analyse von Denkweisen, aber es stellt in Wahrheit das theoretisch Äußerste an Lateralisation dar (Trennung in Funktionen des linken und rechten Gehirns).

In Wirklichkeit haben die Menschen ungeheuer verschiedene Gehirnorganisationen[1] mit verschiedenem Maß an Lateralisation. Das eine Extrem bilden die Erwachsenen, denen in der Kindheit eine Hemisphäre chirurgisch entfernt wurde: Bei ihnen existieren verbale und nichtverbale Gedanken gemeinsam in einer einzigen Hemisphäre, und es gibt keine Lateralisation. Ein normaler Erwachsener mit beiden Hemisphären könnte theoretisch beide Gehirnhälften in dieser Art entwickeln und so alle Funktionen in jeder von ihnen duplizieren. Das würde das theoretische Maximum von Nichtlateralisation darstellen. Das entgegengesetzte Extrem wäre eine vollkommen lateralisierte Person mit einer rein verbalen linken und einer rein nichtverbalen rechten Hemisphäre. Die meisten Menschen liegen irgendwo zwischen diesen beiden Extremen, da sie ein mittleres Maß von Lateralisation besitzen. Einige Funktionen existieren in beiden Hemisphären, während andere nur in der einen oder in der anderen vorhanden sind. Manche Funktionen können sogar so organisiert sein, daß sie die Mitarbeit beider Gehirnhälften benötigen.

Da das Gehirn eines jeden Menschen in etwas verschiedener Art organisiert ist, hat jeder Mensch eine einzigartige Persönlichkeit und Struktur seiner Fähigkeiten. Bis zu einem gewissen Grade ist die Gehirnorganisation genetisch festgelegt, aber Umwelteinflüsse (einschließlich der Erziehung) wirken sich auch stark aus. Die Kinder, denen eine Hemisphäre chirurgisch entfernt wurde, sind der Beweis dafür, daß zum Ausgleich für verletzte Bereiche ein ungeheures Maß an Reorganisation möglich ist. Es ist auch möglich, daß manche Menschen eine einzigartige Gehirnorganisation haben, die das Ergebnis von Kompensationen für kleinere unbemerkte Gehirnschädigungen seit der Geburt darstellen.

Die genetische Programmierung in Richtung auf Lateralisation des Gehirns ist vom Augenblick der Geburt an offensichtlich. Die Dominanz des linken Gehirns wird durch ein Experiment bewiesen, bei dem die Kopfhaltung von 100 Säuglingen verfolgt wurde, die auf dem Rücken lagen. Man fand, daß der Kopf 88 % der Zeit nach rechts gewandt war, nach links nur 9 % der Zeit.[2] Neugeborene zeigen auch viel stärkere EEG-Veränderungen in der linken Hemisphäre, nachdem sie sprachliche Laute gehört haben. Nichtsprachliche Geräusche haben die entgegengesetzte Wirkung - sie rufen größere Veränderungen im EEG der rechten Gehirnhälfte hervor.[3]

Beim Neugeborenen sind die neuralen Verbindungen zwischen den Hemisphären unvollständig entwickelt, so daß seine Hemisphären beinahe so separat sind wie bei einem Patienten mit durchtrenntem Gehirn. Die Reifung dieser Verbindungen (Myelination) ist ein langsamer Vorgang, der meistens im Alter von 6 Jahren abgeschlossen ist.[4] Während dieses Reifungsprozesses ist die Links-Rechts-Organisation, die sich herausbildet, sehr empfindlich gegenüber Umwelteinflüssen.

Während rechtshändige Erwachsene nach einer Schädigung des rechten Gehirns sehr selten die Sprechfähigkeit verlieren, erleiden Kinder unter denselben Bedingungen mit einer Wahrscheinlichkeit von 30 % Sprachverlust.[5] So zeigt es sich, daß manche Kinder eine Phase durchlaufen, in der Sprache in beiden Gehirnhälften repräsentiert ist. Während des Heranwachsens überläßt ihr rechtes Gehirn die Sprache immer mehr dem linken Gehirn. Bei der Mehrzahl der Kinder ist der sprachliche Ausdruck von Anfang an eine reine Funktion des linken Gehirns.

Für die richtige Ausbildung der Gehirnlateralisation für Sprache ist ein gewisses Maß an Begegnung mit Sprache nötig. In einem grotesken Fall von Kindesmißhandlung[6] war eine 13jährige in totaler Isolation von sprachlichen Lauten oder anderen Geräuschen aufgewachsen. Ihre Eltern sprachen nie mit ihr und bestraften sie sogar, wenn sie selbst Laute von sich gab. Das Resultat dieser Vorenthaltung von Sprache scheint eine anhaltende Atrophie der Funktionen des linken Gehirns gewesen zu sein. Während das Kind gut entwickelte räumliche Fähigkeiten besaß, war die Sprachentwicklung selbst nach viel Übung nur dürftig. Zweigleisige Hörtests zeigten einen extrem starken Vorteil für das linke Ohr (rechtes Gehirn) sowohl bei sprachlichen als auch bei nichtsprachlichen Geräuschen – trotz einwandfreien Hörvermögens. Anscheinend hatte nur das rechte Gehirn des Kindes genügend Stimulierung für eine normale Entwicklung erhalten.

Ein weiterer Beweis für die Auswirkung der Stimulierung durch die Umwelt auf die Gehirnlateralisation findet sich bei tauben Kindern.[7] Wenn man gesunden Kindern kurz eine Strichzeichnung zeigt, ruft das von ihrer rechten Hemisphäre ein stärkeres elektrisches Signal (evoked response) hervor. Taube Kinder ohne Sprachvermögen zeigen diesen Unterschied nicht.

Lateralisation und Lesefähigkeit

Eine der wichtigsten Fertigkeiten in unserer modernen Gesellschaft ist das fließende Lesen. Da die geschriebene Sprache gemessen an der Evolution eine recht neue Entwicklung ist, überrascht es nicht, daß es einige im übrigen durchaus lebensfähige Gehirnorganisationen gibt, die beim Lesen versagen.

Von der Dyslexie (Lesestörung) sind nicht weniger als 5 % aller Jungen im Schulalter betroffen[8] – aber nur sehr wenige Mädchen. Obgleich ihre Intelligenz im übrigen normal ist, haben die Dyslektiker Schwierigkeiten mit dem Lesen, ähnlich wie Menschen ohne musikalisches Gehör Schwierigkeiten mit dem Singen haben.

Dyslektiker können oft nicht den Unterschied zwischen Worten wie »pot« und »top« oder Buchstaben wie »d« und »b« sehen. Oft geben sich die Schwierigkeiten infolge einer Behandlung oder einfach durch die Reifung des Nervensystems. Da Albert Einstein und Thomas Edison beide Dyslektiker waren, ist es klar, daß die hiermit zusammenhängende Gehirnorganisation nicht ganz und gar schlecht ist.

Tests haben übereinstimmend gezeigt, daß Dyslektiker eine andere Struktur der Lateralisation haben als normale Leser. Tests mit zweigleisigem Hören zeigen entweder eine Dominanz des linken Ohrs für Worte[9] oder reduzierte Dominanz des rechten Ohrs im Vergleich mit normalen Menschen.[10] Die Größe der Überlegenheit des rechten Gesichtsfeldes (des linken Gehirns) beim Lesen von projizierten Worten scheint zur Lesefähigkeit direkt proportional zu sein. Ein Forscher fand, daß diese Überlegenheit folgendermaßen variierte: 6 zu 1 bei begabten Lesern, 3,5 zu 1 bei guten Lesern und nur 2 zu 1 bei behinderten Lesern (disabled readers).[11] Dyslektiker erkennen projizierte menschliche Figuren in beiden Gesichtsfeldern gleich gut, während gute Leser bei Figuren, die auf das linke Gesichtsfeld projiziert werden, besser abschneiden. Ein anderes Experiment zeigte, daß normale Leser Formen besser erkennen können, wenn sie sie mit der linken Hand fühlen, während schlechte Leser hier mit beiden Händen gleich gut sind.[12]

All diese Experimente deuten darauf hin, daß Dyslektiker weniger lateralisiert sind als normale Leser. Da sie in beiden Gehirnhälften räumliche Fähigkeiten zu haben scheinen, kann es sein, daß sie ganze Worte so lesen, wie man ein Gesicht erkennt. Diese »Sieh-und-Sag-Methode« ist gewöhnlich die Grundlage »frühen Lesens« bei sehr kleinen Kindern, sie ist jedoch *nicht* für flüssiges Lesen geeignet. Um fließend zu lesen, muß man die Worte in ihre phonetischen Bestandteile zerlegen. Diese Methode ermöglicht es, sich unbekannte Worte zu erschließen und die Rechtschreibung zu beherrschen.

Dyslexie scheint sich also aus einer falschen Strategie zu ergeben. Die meisten Kinder finden einen natürlichen Übergang vom frühen »Sieh-und-Sag-Lesen« zu »fließendem Lesen«. Bei den Jungen unter den Dyslektikern handelt es sich oft um Spätentwickler, die diesen Übergang noch nicht nachvollziehen können; sie bleiben daher noch bei der Ganzheitsmethode, lange nachdem normale Leser zur phonetischen Analyse übergegangen sind. Im Laufe der Zeit, wenn Lesen und Rechtschreibung schwieriger werden, bleiben sie infolge ihrer falschen Strategie immer mehr zurück.

In der Therapie wendet man bei der Dyslexie hauptsächlich zwei Methoden an.[13] Die eine besteht darin, die falsche Strategie des Kindes durch intensive individuelle Lautierkurse zu ändern, bis es genügend Fertigkeit entwickelt, um wieder in einer normalen Klasse mitmachen zu können. Die andere Methode besteht darin, sich um die Strategie nicht zu kümmern, sondern dem Kind beizubringen, sich aufmerksamer auf ganze Worte ohne Lautieren zu konzentrieren. Indem man das Kind die vom Lehrer geschriebenen Worte mit der eigenen Hand nachfahren läßt, ermutigt man es, wenigstens auf die für die Rechtschreibung wichtigen Einzelheiten zu achten.

Das dyslektische Kind hat das Unglück, sich in unserer an der Buchstabenschrift orientierten Gesellschaft zu befinden. In China zum Beispiel ist die »Sieh-und-Sag-Methode« beim Lesen verbindlich, weil die Worte nicht phonetisch geschrieben werden. In primitiveren Gesellschaften ist die Lesefähigkeit unwichtig, so daß ein Dyslektiker als normal angesehen würde.

Eine falsche Strategie ist Ursache vieler Lernschwierigkeiten, nicht nur beim Lesen. Benachteiligte Schüler mit niedrigem IQ haben oft die schlechte Angewohnheit, beim Antworten auf Fragen »aus der Hüfte zu schießen«. Sie sind daran gewöhnt, bei Fragen, die in Wirklichkeit folgerichtige logische Antworten erfordern, ihre Intuition zu gebrauchen. Bei einem Versuch stellte man fest, daß ein Programm zur »Therapie der Kognition«, das dem Kind analytisches Denken beibrachte, zu einer durchschnittlichen Erhöhung des IQ um 14,5 Punkte führte.[14]

Stottern

Ein weiteres ziemlich verbreitetes sprachliches Problem, das mit der Lateralisation zusammenhängt, ist das Stottern. Ungefähr 10 % aller Kinder stottern in irgendeinem Stadium ihrer Entwicklung.[15] In der Mehrzahl der Fälle verliert sich das Stottern auf natürliche Weise in weniger als einem Jahr – wahrscheinlich infolge fortschreitender Lateralisation.

Um die Jahrhundertwende entdeckte man, daß ungefähr die Hälfte aller Stotterer Linkshänder waren, die man gezwungen hatte, ihre rechte Hand zu benutzen.[16] Da heute Linkshändigkeit nur selten verhindert wird, ist die Häufigkeit des Stotterns bei Erwachsenen auf ungefähr 1 % gesunken. Sowohl Stottern als auch Dyslexie kommen viel häufiger bei Menschen vor, die eine »gemischte Dominanz« haben: Zum Beispiel bei solchen, die Rechtshänder, aber »Linksfüßer« sind.[17] Die Tendenz zu gemischter Dominanz scheint erblich zu sein, so daß viele Familien mehrere Stotterer und Dyslektiker aufweisen.

Experimentelle Untersuchungen zur Lateralisation bei

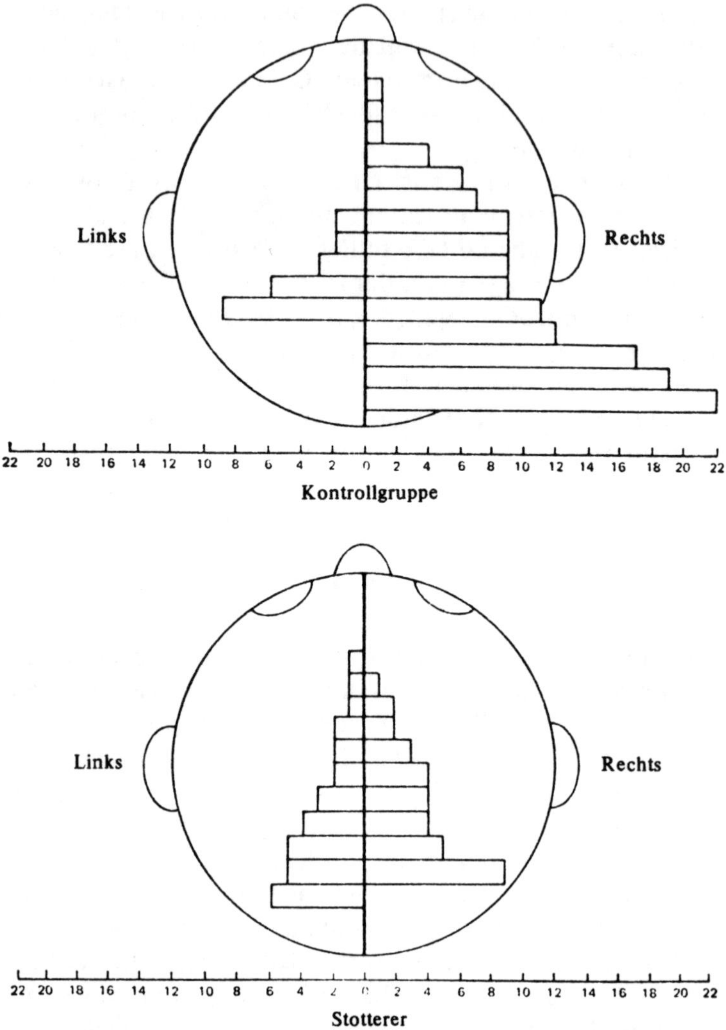

Fig. 7 Einzelergebnisse von Stotterern und von einer Kontrollgruppe (Nichtstotterern) beim zweigleisigen Worttest. Die Balken auf der rechten Seite zeigen die Überlegenheit des rechten Ohres (des linken Gehirns) bei Worten an.

Stotterern zeigen klar, daß sie keine deutliche Dominanz der linken Hemisphäre für Sprache haben. Bei einem Experiment lasen die Stotterer Worte im linken Gesichtsfeld genauer, während eine normale Kontrollgruppe die normale Überlegenheit bei Worten im rechten Gesichtsfeld zeigte.[18] Figur 7 zeigt die Resultate eines zweigleisigen Hörtests, in denen bei Stotterern die normale Überlegenheit des rechten Ohres für Worte fehlte.[19] Die Stotterer schnitten normal ab bei zweigleisigen Hörtests mit *Umgebungs*geräuschen und bei eingleisigen (jeweils ein Ohr) Worttests: Also waren nicht irgendwelche Hörprobleme die Ursache der Ergebnisse.

Der vielleicht stärkste Beweis ist in einem Bericht von Dr. R. K. Jones von 1966 enthalten.[20] Er beschrieb vier Patienten, die seit ihrer Kindheit stotterten. Alle hatten einen geschädigten Sprachbereich in einer Seite des Gehirns. Die Verletzung war neu und ohne Zusammenhang mit dem Stottern. In allen vier Fällen ließ ein Wada-Test erkennen, daß *beide* Hemisphären für die Sprache zuständig waren.

Nachdem die verletzten Bereiche chirurgisch entfernt worden waren, *fanden* alle vier Patienten zu *normaler Sprache zurück und hörten auf zu stottern.* Ein Wada-Test zeigte, daß jetzt nur eine Seite des Gehirns für Sprache zuständig war.

Bei allen vier Patienten war das Stottern offensichtlich durch eine Gehirnorganisation mit Sprachbereichen in beiden Gehirnseiten verursacht worden. Wenn man der zögernden Sprache eines Stotterers zuhört, kann man sich leicht zwei getrennte Quellen der Sprache vorstellen, die um die Vorherrschaft kämpfen. Etwas Ähnliches spielt sich ab, wenn zwei Menschen zur gleichen Zeit durch eine Tür gehen wollen: Oft nehmen sie mehrfach Anlauf und bremsen sich mehrfach (»Nach Ihnen!«, »Nein, nach Ihnen!«), bis sie schließlich den Konflikt lösen.

KAPITEL 7

Geschlecht und Linkshändigkeit

Wenn auch Geschlecht und Linkshändigkeit merkwürdige Bettgenossen zu sein scheinen, haben sie doch etwas gemeinsam, was die Lateralisation angeht. Alle Tests, die in der Gehirnorganisation Unterschiede zwischen links und rechts nachweisen, bringen undeutlichere Resultate, wenn sie Frauen und Linkshändern gegeben werden. Die eindeutige Schlußfolgerung lautet, daß Frauen und Linkshänder weniger lateralisiert sind. Wir haben bereits gesehen, daß Probleme wie Stottern und Dyslexie mit Abweichungen in der Seitenorganisation des Gehirns zusammenhängen. Verminderte Lateralisation hat sowohl gute als auch schlechte Auswirkungen auf die geistigen Fähigkeiten, womit sich einige klassische Unterschiede zwischen Männern und Frauen gut erklären lassen können. Zunächst jedoch wollen wir die Linkshändigkeit betrachten.

Linkshändigkeit

Zwischen 1932 und 1970 stieg in den USA der Anteil der Linkshänder allmählich von 2 % auf 10 %. Wenn wir diese Zahlen zu oberflächlich betrachten, können wir leicht den Eindruck gewinnen, daß die Linkshändigkeit erst in jüngster Vergangenheit entstanden ist. In Wirklichkeit sind rund 10 % der Bevölkerung seit der Steinzeit genetisch Linkshänder gewesen. Gesellschaftliche Tabus und Konformitätsdruck haben in vielen Gesellschaften dazu geführt, daß Linkshändigkeit mißbilligt wurde und Kinder gezwungen wurden, sich rechtshändig zu verhalten.

Der plötzliche Anstieg der Linkshändigkeit in den letzten

50 Jahren kann auf die Entdeckung zurückgeführt werden, daß die Verhinderung von Linkshändigkeit oft Stottern und emotionale Probleme verursachte. Da die Nation sich dieser Tatsache bewußt wurde, kam die wahre Häufigkeit der Linkshändigkeit allmählich ans Licht.

Ungefähr 70 % aller Linkshänder scheinen die Sprachdominanz in der linken Hemisphäre zu haben - genau wie Rechtshänder. Die übrigen 30 % haben die Sprachbereiche entweder in beiden Hemisphären oder nur in der rechten. So decken die Linkshänder die ganze Variationsbreite der Lateralisationsmöglichkeiten ab. Eine Serie von Wada-Tests an 262 linkshändigen und beidhändigen Patienten brachte folgende Resultate[1]:

Sprache in der linken Hemisphäre	70 %
Sprache in beiden Hemisphären	15 %
Sprache in der rechten Hemisphäre	15 %

Viele Patienten mit Sprache in beiden Hemisphären verloren verschiedene Teile ihrer Sprachfähigkeit, je nachdem welche Gehirnhälfte betäubt wurde. Zum Beispiel hatte ein Patient die Fähigkeit zu zählen in der einen und die Fähigkeit, Namen zu geben, in der anderen Hälfte.

Auch das Material über Gehirnverletzungen bezeugt, daß Linkshänder eine Vielfalt von Gehirnorganisationen aufweisen. In einer großangelegten Studie an 560 Patienten mit Hirnverletzungen (siehe Anhang I) wurden 50 Symptome in Bezug zur »Händigkeit« das Patienten und zur Seite der Verletzung aufgelistet.[2] Bei rechtshändigen Patienten stellte sich heraus, daß 47 der 50 Symptome durchweg mit Schädigungen einer bestimmten Hemisphäre zusammenhingen. Bei den Linkshändern konnten nur 4 der 50 Symptome einer bestimmten Hemisphäre zugeordnet werden. Es ist offensichtlich, daß jede Verallgemeinerung, die wir über Linkshänder machen, als *Durchschnitts*aussage über mehrere verschiedene und einzigartige Gehirnorganisationen aufzufassen ist.

Als man den Familienhintergrund der linkshändigen Patienten mit untersuchte, fand man, daß fast alle Patienten mit Sprachstörungen nach einer Verletzung des rechten Gehirns mindestens ein Elternteil oder zwei nahe Verwandte hatten, die Linkshänder waren. Sprache in der rechten Hemisphäre ist also fast immer ein vererbtes Merkmal. Linkshänder ohne Linkshändigkeit in ihrer Familie scheinen - genau wie Rechtshänder - die Sprache ausschließlich im linken Gehirn zu haben. Wenngleich Erwachsene mit Linkshändigkeit in der Familie nach links- oder rechtsseitiger Gehirnverletzung zu Aphasie tendieren, ist die Aussicht auf vollkommene Wiederherstellung für sie viel größer. Beide Seiten ihres Gehirns scheinen eine Organisation zu haben, die für die Entwicklung der Sprachfähigkeit geeignet ist.

Die verdrehte Handhaltung

Jerre Levy[3] entdeckte einen einfachen Test, mit dem sich feststellen läßt, welche Hemisphäre beim Schreiben das Kommando über die Hand hat. Sie beobachtete, daß annähernd 60% aller Linkshänder mit verdrehter Hand, also mit nach unten zeigendem Schreibgerät schreiben. Da dies ungefähr derselbe Prozentsatz von Linkshändern ist, der, wie wir wissen, Sprache in der linken Hemisphäre hat, stellte sie die These auf, daß die verdrehte Handhaltung ein Anzeichen für Sprache in der linken Hemisphäre sein könnte.

Anscheinend gibt es, wird die Hand von der Hemisphäre auf derselben Körperseite gesteuert, einen Links-Rechts-Konflikt in der visuellen Rückkoppelung, so daß das Schreiben mit verdrehter Hand leichter ist. Um diese Theorie zu überprüfen, teilte Jerre Levy 73 Versuchspersonen entsprechend ihrer Handhaltung beim Schreiben in vier Gruppen ein. Dann gab sie jeder Versuchsperson verbale und räumliche Tests, die in ihr linkes und rechtes Gesichtsfeld projiziert wurden, um festzustellen, welche Gehirnhälfte bei der jeweiligen Aufgabe besser war.

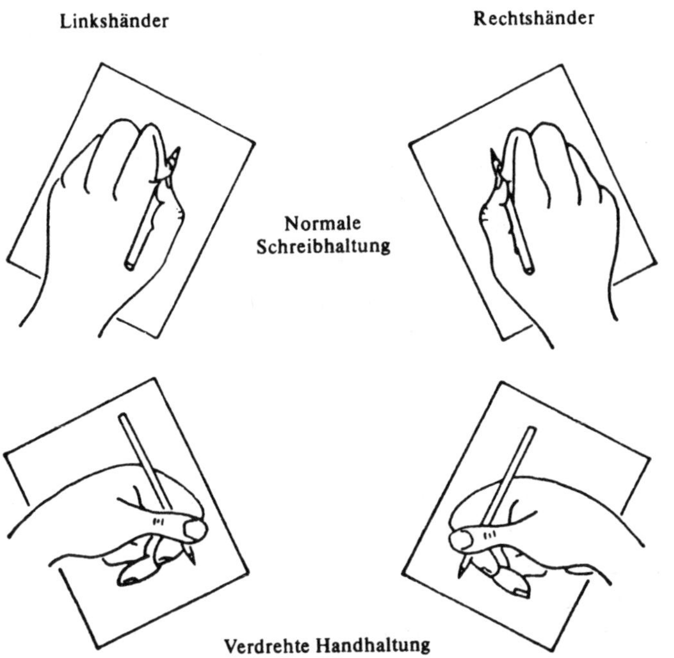

Fig. 8 Die vier möglichen Haltungen der Hand beim Schreiben. Die verdrehte Handhaltung weist darauf hin, daß die Befehle wahrscheinlich von der Hemisphäre auf derselben Körperseite ausgehen.

Die Ergebnisse waren ein schlagender Beweis für die Theorie: Die Linkshänder, die mit verdrehter Hand schrieben, hatten mit Sprache im linken Gehirn und räumlichen Fähigkeiten im rechten dieselbe Gehirnorganisation wie normale Rechtshänder. Die Linkshänder, die nicht verdreht schrieben, und der Rechtshänder, der mit verdrehter Handhaltung schreib, zeigten die entgegengesetzte Organisation - Sprache im rechten Gehirn und überlegene räumliche Fähigkeiten im linken.

Als die unterschiedlichen Ergebnisse der linken und der rechten Hemisphäre jeder Gruppe verglichen wurden, zeigten sich weitere interessante Zusammenhänge. Die Linkshänder, die mit verdrehter Hand schrieben, hatten einen viel geringeren Unterschied zwischen ihrem linken und rechten Gesichtsfeld als alle anderen Gruppen. Auch die Unterschiede bei Frauen im Vergleich des rechten und linken Gesichtsfeldes waren nur etwa halb so groß wie bei den Männern. Es ergibt sich, daß Frauen und manche Linkshänder dazu tendieren, weniger Unterschiede in den Leistungen des linken und rechten Gehirns zu haben. Diese verminderte Lateralisation ist durch eine große Anzahl von Experimenten bestätigt worden.

Lateralisation und Fähigkeiten

Während allgemeine Übereinstimmung darüber besteht, daß bei Frauen und einigen Linkshändern eine Tendenz zu stärkerem Überlappen der Fähigkeiten der beiden Hemisphären besteht, war es schwer, die Auswirkungen dieser verminderten Lateralisation auf die Fähigkeit zur Problemlösung zu zeigen. Eine große Anzahl von Studien hat nachgewiesen, daß infolge des Vorhandenseins von Sprache in beiden Hemisphären räumliche Fähigkeiten reduziert und sprachliche vergrößert sind. Eine fast gleich große Zahl von Studien hat irgendeinen Zusammenhang zwischen Unterschieden in den Fähigkeiten und der Lateralisation nicht zeigen können.

Der Grund dieser Verwirrung ist klar, wenn wir die beiden Hemisphären als Partnerschaft zweier Geister auffassen.[4] Der eine Extremfall der Lateralisation ist vergleichbar mit der Partnerschaft zwischen zwei ausgesprochenen Spezialisten: Der eine ist gut im sprachlichen und logischen Denken, während der andere für nichtverbales, ganzheitliches Denken spezialisiert ist. Wenn die beiden Spezialisten ein Problem angehen, ist der eine »auf fremdem Gebiet« und daher nutzlos, der andere jedoch hat die überlegene Fähigkeit, das Problem zu lösen. Das entgegengesetzte Extrem sieht eher wie die Partnerschaft von zwei Generalisten aus:

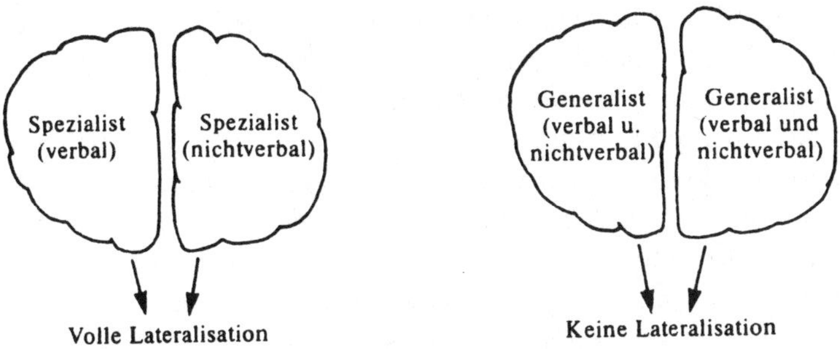

Fig. 9 Die beiden Extreme der Lateralisation des Gehirns: Zwei Arten der Partnerschaft.

Jeder ist bei jeder Art von Problem gleich gut, so können die Partner einander helfen, und jeder kann die Arbeit des anderen auf Fehler überprüfen. Es überrascht, daß diese Art der Zusammenarbeit oft gleich gut bei Intelligenztests[5] und anderen Tests abschneiden kann wie das »Spezialistenteam« in Gestalt eines stark lateralisierten Gehirns.

In der Tat könnte man erwarten, daß das weniger lateralisierte Gehirn bei mehr routineartigen Aufgaben, wo Schnelligkeit und Genauigkeit wichtig sind, sogar besser abschneidet. Wo Kreativität oder Lösung schwieriger Probleme an ihre äußersten Grenzen stoßen, könnte man erwarten, daß die Höchstleistung von Spezialisten überlegen ist. Da die Welt beide Arten von Leistungen braucht, ist das ganze Spektrum der Lateralisation, das die normale Variation zwischen den Individuen darstellt, wichtig. Die Welt wäre fürwahr ein Durcheinander, wenn jeder ein Gehirn wie Einstein hätte.

Da eine Gruppe Linkshänder im Durchschnitt weniger lateralisiert ist als eine Gruppe Rechtshänder, können wir die Wirkung der Lateralisation studieren, indem wir die beiden Gruppen an einer Aufgabe vergleichen.

Wie wir schon gesehen haben, ist es leichter, konkrete Substantive im Gedächtnis zu behalten als abstrakte, weil die konkreten ein inneres Bild hervorrufen, an das man sich im visuellen Gedächtnis erinnern kann. In einem Experiment[6] listete man die Ergebnisse von links- und rechtshändigen Versuchspersonen getrennt auf. Zwar erinnerten sich beide Gruppen an die konkreten Substantive besser als an die abstrakten, aber die Überlegenheit bei konkreten Substantiven war 36 % bei den Rechtshändern und nur 5 % bei den Linkshändern. Wenn wir uns das stärker lateralisierte Gehirn der Rechtshänder als zwei Spezialisten vorstellen, können wir verstehen, warum sie sich an mehr konkrete Substantive erinnerten: Die Bilder im rechten Gehirn halfen ihnen, sich an die konkreten Substantive zu erinnern, aber nicht an die abstrakten. Die weniger lateralisierten Linkshänder tendierten in beiden Hemisphären zu einer verbalen Methode, was dazu führte, daß die Überlegenheit der Bilderinnerung von konkreten Substantiven fast verschwand. Nur bei abstrakten Begriffen schnitten die Linkshänder geringfügig besser ab als die Rechtshänder. Das ist wahrscheinlich eine Folge des Satzes »Zwei Köpfe sind besser als einer«, da ihre beiden Hemisphären die Methode benutzten, die für abstrakte Begriffe am besten ist.

Die verminderte Lateralisation einiger Linkshänder gibt ihnen sicher eine andere Struktur der Fähigkeiten. Die *meisten* Ergebnisse vergleichender IQ-Tests zeigen jedoch, daß die Vorteile und Nachteile der Lateralisation sich im Durchschnitt ziemlich genau aufheben.[7] Da die Linkshändigkeit Millionen Jahre Evolution überlebt hat, müssen ihre Überlebensnachteile durch ihre Vorteile ausgeglichen worden sein.

Geschlechtsspezifische Unterschiede und Reifung

Man kann die Tatsache nicht übersehen, daß Frauen sich sowohl körperlich als auch geistig von Männern unterscheiden. Während die körperlichen Unterschiede offensichtlich sind, läßt sich die biologische Basis der geistigen Unterschiede schwer identifizieren, da sie so stark von Umwelteinflüssen bestimmt werden.

Ein deutlicher biologischer Unterschied zwischen Männern und Frauen besteht in der Schnelligkeit der Reifung: Fünf Monate nach der Befruchtung ist der weibliche Embryo dem männlichen in der Entwicklung bereits um zwei Wochen voraus. Bei der Geburt ist ein Mädchen einem Jungen ungefähr vier Wochen voraus in der Entwicklung.[8] Ein Mädchen spricht früher und geht früher, es erreicht die Pubertät und seine endgültige Größe zwei bis drei Jahre früher als ein Junge.[9]

Langsame Reifung bedeutet, daß für die Differenzierung und Organisation des Nervensystems mehr Zeit zur Verfügung steht. Die natürliche Tendenz des kindlichen linken Gehirns, sich mit Sprachlauten zu beschäftigen, hat mehr Zeit zur Entwicklung, bevor die Verbindungen zwischen den beiden Hemisphären ihre Funktion übernehmen. Größere Lateralisation geht also mit langsamer Reifung Hand in Hand.

Deborah Waber vom Boston Children's Hospital überprüfte diesen Gedanken, indem sie 80 Kindern, deren Entwicklung als schnell oder langsam eingestuft worden war, Lateralisationstests gab. Sie untersuchte zwei Altersgruppen: Eine jüngere Gruppe von 10jährigen Mädchen und 13jährigen Jungen und eine ältere Gruppe von 13jährigen Mädchen und 16jährigen Jungen.

Als ihre Ergebnisse analysiert wurden, stellte sich ein signifikanter Unterschied zwischen früh und spät Reifenden heraus. Dieser Unterschied war in der Tat viel größer als der auch festgestellte Unterschied aufgrund der Geschlechtszugehörigkeit. Die früh Reifenden hatten signifikant bessere Ergebnisse im verbalen Bereich, während die spät Reifenden bessere im räumlichen Bereich hatten. Die ältere Gruppe wies einen besonders starken Unterschied auf.[10]*

* Die vier Gruppen erhielten zweigleisige Hörtests, und die ältere spät reifende Gruppe erwies sich als signifikant stärker lateralisiert.

Der eine geistige Unterschied zwischen Männern und Frauen, auf den die Experten sich einigen können, ist der, daß Frauen im allgemeinen bei verbalen Aufgaben überlegen sind und Männer in räumlichen Fähigkeiten.[11] Es scheint, daß das ein biologischer Unterschied ist, der durch die schnellere Reifung und verminderte Lateralisation der Frauen hervorgerufen wird.

Eine weitere Bestätigung dafür, daß die Chromosomen die Lateralisation beeinflussen können, läßt sich in Unregelmäßigkeiten der Geschlechtschromosomen finden: Beim Turner-Syndrom wird ein Mädchen mit einem fehlenden weiblichen Geschlechtshormon geboren (XO). Obgleich sie eine Periode raschen Wachstums durchläuft, ist die Patientin mit Turner-Syndrom klein und in der Erscheinung kindlich.[12] Zweigleisige Hörtests zeigen bei ihr keine feste Lateralisation der Sprache im linken Gehirn.[13] Intelligenztests zeigen normale Sprachfähigkeit, jedoch erheblich verzögerte räumliche Leistung.

Das langsame Reifen der Jungen hat auch seine Nachteile. Das unreife Gehirn ist durch hohes Fieber gefährdet. Daher besteht eine größere Wahrscheinlichkeit zur Entwicklung von Epilepsie. Auch Stottern und Dyslexie sind bei Jungen sehr viel häufiger als bei Mädchen. Indem sie die kritische Entwicklungsphase schnell durchlaufen, entgehen die Mädchen vielen Problemen der starken Lateralisation.

Überprüfung der geschlechtsspezifischen Unterschiede

Viele Studien, die auf den Ergebnissen von standardisierten Intelligenztests beruhen, bestätigen geschlechtsspezifische Unterschiede[14] - oder verneinen sie, aber die Tests selbst sind so angelegt, daß sie solche Unterschiede minimieren. Ich zitiere David Wechsler[15], den Schöpfer klassischer IQ-Tests: »In dem ›New Stanford Revision‹ [Test] haben Terman und Merill solche Tests eliminiert, die, wie sie sagen, dem einen oder dem anderen Geschlecht gegenüber ›unfair‹ waren. Und wir haben das gleiche getan. So haben wir den Würfel-Analyse-Test fallen lassen, als wir entdeckten, daß das Durchschnittsergebnis bei Männern und Frauen systematisch große Unterschiede zugunsten der ersteren aufwies.«

Forscher, die Intelligenztests durchführen, stimmen im allgemeinen darin überein, daß Frauen sich in Tests hervortun, die verbale Geläufigkeit, Schnelligkeit und Aufmerksamkeit für das Detail erfordern, während Männer sich in den räumlichen Fähigkeiten auszeichnen. J.P. Guilford, der ein Leben lang die verschiedenen Faktoren des Intellekts getestet hat, stellt folgende Liste für Tests von spezifischen Fähigkeiten auf, in der geschlechtsspezifische Unterschiede nach allgemeiner Übereinstimmung auftreten[16]:

Männliche Überlegenheit	Weibliche Überlegenheit
Gestaltergänzung nach (Street)	Logisches Folgern als Primärfaktor (PMA, Thurstone)
Räumliche Orientierung (nach Guilford/Zimmerman)	Gegensatzbildung; sprachliche Analogien
Räumliche Erfassung (nach Guilford/Zimmerman)	Ähnlichkeitsurteile (nach Wechsler)
Porteus-Labyrinth	Formengedächtnis
Rechnerisches Denken	Zahlensymboltest
Streichholzprobleme	Wortgedächtnis
Gottschaldt-Figuren	Wortflüssigkeit
	Gedankliche Flüssigkeit
	Ausdrucksflüssigkeit
	Zeichenidentifizierung

Männliche Versuchspersonen schneiden bei solchen Tests besser ab, die sich am besten mit dem ganzheitlichen Denken des rechten Gehirns lösen lassen. Von den zehn Tests, in denen weibliche Versuchspersonen besser abschneiden, sind neun hauptsächlich verbal. Sicher gilt der Satz »Zwei Köpfe sind besser als einer« für alle Geläufigkeitstests, so daß sich eine weniger lateralisierte Gehirnorganisation als günstig erweist (siehe Figur 9, S. 107).

Experimente zur Lateralität

Praktisch alle Tests, die die Spezialisierung der Hemisphären nachgewiesen haben, haben bei Frauen eine Tendenz zu geringerer Lateralisation gezeigt.[17]

Eine Studie über Gehirnschädigungen zeigte zum Beispiel[18], daß die durchschnittlichen *verbalen* IQ-Ergebnisse von 37 Frauen praktisch gleich waren (99,1 gegenüber 98,9), unabhängig davon, ob die Schädigung auf der linken oder rechten Seite lag. Dieselbe Untersuchung fand heraus, daß eine ähnliche Gruppe von 40 Männern ein Durchschnittsergebnis von 83,1 nach Schädigung des linken Gehirns hatte und von 106,8 nach Schädigung des rechten.

Typisch war ein Experiment[19], bei dem gesunden Versuchspersonen eine 50stel Sekunde lang Gesichter in linke oder rechte Gesichtsfeld projiziert wurden. Weibliche Versuchspersonen identifizierten die Gesichter auf jeder Seite mit *gleicher* Geschwindigkeit. Beim linken Gesichtsfeld waren die männlichen Versuchspersonen eine 10tel Sekunde *schneller* als die weiblichen, beim rechten Gesichtsfeld jedoch eine 20stel Sekunde *langsamer.* Als die Versuchsbedingungen erleichtert wurden, indem man die Gesichter eine 10tel Sekunde lang projizierte, verschwand der geschlechtsspezifische Unter-schied beinahe. Wie wir schon gesehen haben, zeigt die starke Lateralsisation ihre Vorteile oft nur, wenn das Problem sehr schwierig ist.

In einem anderen Experiment tastet die Versuchsperson mit jeder Hand eine andere bedeutungslose Figur, wobei die Figuren nicht sichtbar sind. Nach 10 Sekunden versucht sie, beide Figuren aus einer visuellen Darbietung herauszufinden. Ein Forscher fand heraus, daß Mädchen mit beiden Händen *gleich* gut abschnitten, während die Jungen mit der linken Hand (rechtes Gehirn) *besser* und mit der rechten Hand *schlechter* abschnitten. Die Genauigkeit im *Gesamt*ergebnis war bei Jungen und Mädchen gleich.[20] Das ist ein ausgezeichneter Beweis dafür, daß Teamarbeit von zwei Hemisphären, die »Spezialisten« sind, gleich gute Resultate wie Teamarbeit von zwei »Generalisten« bringen kann.

Warum gibt es keinen weiblichen Beethoven?

Eins der merkwürdigen Paradoxe im Zusammenhang mit dem Unterschied zwischen Männern und Frauen ist, daß es (bis jetzt) keine Frauen gegeben hat, die *turmhoch überlegene* Genies waren. Gewiß gibt es viele Frauen, die als Genies gelten können, aber ein turmhoch überlegenes Genie erhebt sich tatsächlich mit Kopf und Schultern über ein ganzes Zeitalter. Männer wie Einstein, Leonardo da Vinci, Newton, Beethoven, Bach, Plato, Aristoteles, Edison, Darwin und Shakespeare hatten Fähigkeiten, die außerhalb der Reichweite des gewöhnlichen Genies lagen.

Gewiß kann hier Mangel an Gelegenheit oder Ehrgeiz viel erklären, aber das turmhoch überlegene Genie ist so hartnäckig, daß Armut und Unterdrückung ihm selten den Weg versperrt haben. Viele Frauen geben früh zu großen Hoffnungen Anlaß, erringen Ansehen und Ruhm ganz ähnlich wie das überragende Genie, aber der letzte Aufstieg auf die höchste Ebene kommt einfach nie.

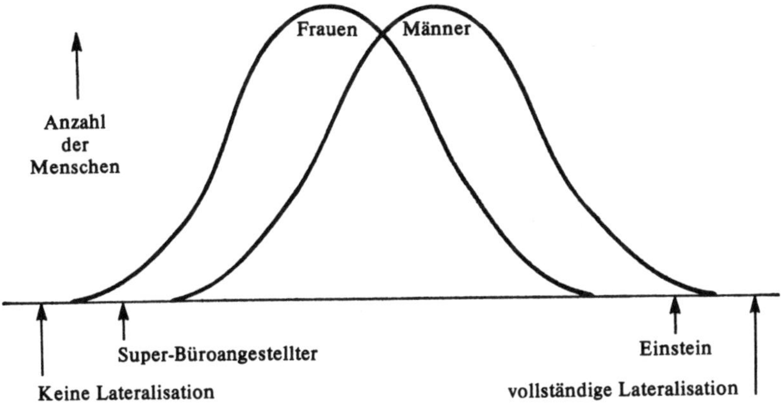

Fig. 10 Die geschlechtsspezifischen Unterschiede in der Lateralisation: Eine Häufigkeitsverteilung, basierend auf Reifungskurven (Hutt 1972, S. 81) und Schätzungen.

Es ist jedoch interessant, daß auf allen normalen Leistungsniveaus Frauen den Männern ebenbürtig zu sein scheinen. Ihre Ergebnisse in IQ-Tests und Schulabschlüssen sind gleich. Vielleicht liegt die Erklärung für dies Paradox in der genetisch festgelegten schnelleren Reifung der Frau und ihrer Auswirkung auf die Gehirnorganisation. Wenn das Gehirn einer Frau dazu neigt, wie ein Generalistenpaar zu arbeiten, während das des Mannes mehr wie ein Spezialistenpaar arbeitet, so mag hierin des Rätsels Lösung liegen. Da »Zwei Köpfe besser als einer sind«, können Frauen auf den meisten Schwierigkeitsstufen einen beträchtlichen Vorsprung an Schnelligkeit, Geläufigkeit und Genauigkeit haben. Auf den höheren Ebenen der Kreativität sind dann die beiden von Einstein beschriebenen verschiedenen Arten des Denkens ausschlaggebend, wenn ein Problem überhaupt gelöst werden kann. (Einstein war übrigens ein ausgesprochener Spätentwickler.)

KAPITEL 8

Das Gehirn im Zeitalter des Computers

Die Revolution des linken Gehirns

Die letzten Jahrtausende waren für die Menschheit eine Zeit unglaublichen Wandels. Nach Milliarden von Jahren langsamer Evolution wuchs unsere Macht plötzlich millionenfach. Obgleich das Gehirn des Menschen sich schon vor ungefähr 250 000 Jahren zu seiner heutigen Größe entwikkelt hatte[1], lebte er bis vor wenigen tausend Jahren weiter in einer primitiven Steinzeitkultur. Dann veränderte eine große Entdeckung alles. Diese Entdeckung war nichts Geringeres als eine völlig neue Art des Denkens.

Während der Mensch vorher auf seine Umgebung auf unmittelbare, natürliche Weise reagiert hatte, begann er jetzt zu entdecken, wie mächtig das Denken in logischen, mehr abstrakten Begriffen ist. Die primitive Bilderschrift von 3000 v. Chr. erinnerte an visuelle Bilder und stellte ein Kommunikationsmittel über die Generationen zur Verfügung. Innerhalb von tausend Jahren entwickelte sich diese Bilderschrift zu einem abstrakteren hieroglyphischen Stil, der noch bildliche Elemente enthielt. Ein weiterer kleiner Sprung zur Abstraktion brachte phonetische Alphabete und ermöglichte es, praktisch jeden komplexen Gedanken durch Schrift zu vermitteln.

Der ungeheure technologische Fortschritt der letzten Jahrtausende ist auf die Entdeckung der Macht des logischen Denkens (im linken Gehirn) zurückzuführen. Noch heute existieren Steinzeitkulturen; ihre Menschen sind biologisch genau wie Sie und ich. Aber sie besitzen einen Denkstil, der deutlich nichtverbal ist. Sprache schätzen sie zwar als Kommunikationsmittel, aber nicht als eine Art des Denkens.

Als die Schrift erfunden war, wurde es für jede Generation möglich, auf den Kenntnissen früherer Generationen aufzubauen. Die logischen Regeln der Sprache wurden die Werkzeuge, mit denen man andere von der Wahrheit der Einsichten überzeugen konnte, die nicht selten das Ergebnis intuitiven Denkens waren. In ihrer rohen Form ist die Intuition oft ungenau. Als der Mensch lernte, intuitive Einsichten mit Hilfe der Logik zu überprüfen, wurde die Macht des Intellekts endgültig deutlich. Die Intuition mag zwar ausgezeichnet für einen Steinwurf geeignet sein, sie ist jedoch unzulänglich für die Berechnung von Geschwindigkeit und Winkel eines Raketenabschusses in eine bestimmte Erdumlaufbahn. Die Intuition kann in solche Dimensionen nur in Zusammenarbeit mit der Analyse im linken Gehirn ausgedehnt werden.

Die Revolution des linken Gehirns hat unsere menschlichen Fähigkeiten nicht erweitert, indem sie das Denken des rechten Gehirns durch das Denken des linken ersetzt hat, sondern indem sie die beiden zu Synergie zusammengeführt hat. Da das intuitive Denken schon entwickelt war, richtete sich die Erziehung ursprünglich darauf, den fehlenden verbal-logischen Partner des Arbeitsteams zu verbessern. Unglücklicherweise hat der Mangel an Verständnis für diese Partnerschaft die Erziehung über dieses Ziel hinausschießen lassen. Wie so viele erfolgreiche Revolutionen ist die Revolution des linken Gehirns so weit gegangen, daß eine Gegenrevolution nötig geworden ist.

Die Computerrevolution

Ungefähr vor 30 Jahren begann eine weitere Revolution, die ebenfalls erstaunliche Auswirkungen auf die Fähigkeiten des Menschen haben wird: Die Computerrevolution ist im wesentlichen eine Fortsetzung der Revolution des linken Gehirns. Tatsächlich erweitern die Computer unsere Fähigkeit zum abstrakten logischen Denken. Während Computer für das Denken nach Art des rechten Gehirns hoffnungslos ungeeignet sind, können sie die meisten Aufgaben des linken Gehirns eine millionmal schneller als wir erledigen. Diese Überlegenheit in der Geschwindigkeit ist keine rein theoretische Sache - der Computer hat bereits viele Tätigkeiten im Büro, die reine Aufgaben des linken Gehirns waren, altmodisch werden lassen. Jede Tätigkeit, die nur die Befolgung festgelegter logischer Abläufe erfordert, wird im allgemeinen von einem Computer besser erledigt. Da Computer in digitalen Worten »denken«, unterliegen sie denselben Beschränkungen wie Menschen, die in Worten denken: Die Worte müssen der Reihe nach eins nach dem anderen bearbeitet werden, so daß kein flexibles Vorgehen ähnlich wie bei der Intuition möglich ist.

Zwar läßt sich ein Computer so programmieren, daß er Erkennungsaufgaben leistet, aber er ist dabei auf eine Strategie des schrittweisen Vorgehens beschränkt. Ein Mensch kann zum Beispiel gedruckte Buchstaben leicht auf einen Blick erkennen. Ein Computer läßt sich für die Erkennung von Buchstaben programmieren, indem er ihre Merkmale Schritt für Schritt analysiert und den Buchstaben daraus ableitet. Für Buchstaben anderer Größe können zusätzliche Programmschritte eingebaut werden. Man kann weitere Verfeinerungen für die Bewältigung von Veränderungen in Lage, für Lücken oder Verunreinigungen der Typen hinzufügen, aber jede zusätzliche Veränderung macht das Programm ungeheuer komplizierter. Sogar mit Zehntausenden von Computerschritten bleibt das Erkennungsvermögen des Computers noch einem Blick des Menschen unterlegen. Trotz dieser Unhandlichkeit macht die gewaltige Geschwindigkeit des Computers ihn oft sogar für Erkennungsaufgaben geeignet. Aber die heutige Struktur des Computers wird niemals mit dem rechten Gehirn des Menschen in Konkurrenz treten.

Man hat experimentell »optische Computer« gebaut[2], die ein photographisches »Gedächtnis« verwenden und tatsächlich Bilder ganzheitlich verarbeiten können. Sie sind zwar bei speziellen Erkennungsaufgaben erfolgreich, bleiben jedoch weit davon entfernt, im Sinne eines Allzweck-Computers verwendbar zu sein, da sie sich nicht für allgemeinere Aufgaben programmieren lassen. Zwar werden die heutigen Computer immer kleiner, billiger und schneller werden, aber sie werden in vorhersehbarer Zukunft weiter Computer nach Art des linken Gehirns bleiben.

Eine neue Art der Synergie

Genau wie der große Sprung der Menschheit aus dem Steinzeitalter auf der Synergie zwischen linkem und rechtem Gehirn beruhte, wird der Fortschritt im Zeitalter des Computers auf einer neuen Art von Synergie zwischen Menschen und Computern beruhen. Diese neue Ordnung wird eine neue Art des Denkens und neue Akzente in der Erziehung erfordern. Die heutige Betonung des Verbalen in der Erziehung hat immer einige schöpferische Individuen hervorgebracht und eine große Mehrheit, die unschöpferisch, aber stark in den Fähigkeiten des linken Gehirns ist. Das konnte man hinnehmen, weil es eine große Zahl unschöpferischer Aufgaben im Büro gab, die diese Fähigkeiten erforderte.

In Zukunft jedoch werden diese Aufgaben von Computern erledigt. Die Erziehung muß daher ihre Akzente neu setzen und sich mehr auf die Entwicklung der Fähigkeiten konzentrieren, in denen die Computer schwach sind. Die Entwicklung der Kreativität und des ganzheitlichen Denkens sollte oberste Priorität haben. Während Routinerechenfertigkeiten nicht mehr von Bedeutung sind, bleibt die Fähigkeit des linken Gehirns zur Übersetzung intuitiver Einsichten in logische, verbale Schrittfolgen außerordentlich wichtig.

Die Synergie des Computerzeitalters ist eine Drei-Weg-Partnerschaft:

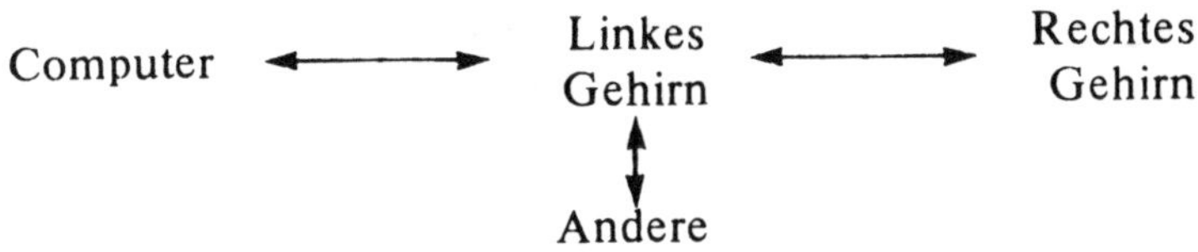

Das rechte Gehirn besitzt die Kreativität zur Überbrükkung von Lücken und für intuitive Durchbrüche, aber es kann diese Intuition nicht überprüfen oder anderen Menschen oder Computern mitteilen. Das linke Gehirn hat Zugang zu den Intuitionen des rechten Gehirns, kann sie überprüfen und in die logische Sprache anderer Menschen oder von Computern übertragen. Der Computer steigert die Fähigkeiten des linken Gehirns durch perfekte Genauigkeit und eine Geschwindigkeit, die millionenmal so groß wie die des Gehirns ist.

Genau wie die Links-Rechts-Synergie des menschlichen Gehirns die Menschheit mit erstaunlicher Geschwindigkeit aus der Steinzeit in die moderne Welt heraufgeführt hat, multipliziert diese neue Synergie die schon so eindrucksvolle Macht des Intellekts. In dem Maße, in dem die Computerrevolution an Schwungkraft gewinnt, wird es immer wichtiger für uns, unsere Rolle als Schöpfer und Erneuerer auszufüllen. Da das routinemäßige und lineare Denken den Computern überlassen werden kann, werden wir keinen Bedarf mehr an »menschlichen Computern« mit atrophiertem rechtem Gehirn haben.

Wenn die Erziehung ihre Anstrengungen in Richtung auf ein Gleichgewicht zwischen verbalem und intuitivem Denken neu orientieren kann, wird sie uns mehr als nur technologischen Fortschritt bringen: Wir werden in einer Welt leben, in der die Menschen sowohl die intellektuellen als auch die »gefühlsmäßigen« Seiten des Lebens erleben können.

Es lebe die Revolution!

II

DAS EXPERIMENTELLE BEWEISMATERIAL

KAPITEL 9

Das durchtrennte Gehirn

In Kapitel 1 haben wir einen kurzen Überblick über die naturwissenschaftlichen Grundlagen der Revolution des rechten Gehirns gegeben. jetzt ist es an der Zeit, die faszinierenden Experimente und Fallstudien, die den Weg zu diesem neuen Verständnis gewiesen haben, etwas gemächlicher zu betrachten. Anhand dieser Beispiele können wir das rechte Gehirn bei seiner Arbeit erkennen lernen und sein Bewußtsein in unserem eigenen Kopf fühlen lernen.

Die eigentlichen Anfänge unseres modernen Verständnisses liegen in den fünfziger Jahren unseres Jahrhunderts, als Roger Sperry vom »California Institute of Technology« und sein Student Ron Myers mit Experimenten an Tieren mit durchtrenntem Gehirn begannen. Als sie alle Verbindungen zwischen den Hemisphären von Katzen (und später Affen) durchtrennten, fanden sie, daß die Tiere auffallend normal blieben. Noch auffälliger war ihre Feststellung, daß sie die beiden Hemisphären so abrichten konnten, daß sie auf dieselbe Aufgabe in entgegengesetzter Weise reagierten.[1] Zum Beispiel konnte die rechte Pfote so abgerichtet werden, daß sie einen Hebel drückte, wenn das Tier ein »X« sah, während die linke Pfote (und das linke Gesichtsfeld) das »X« ignorierte und nur auf ein »0« reagierte.

Der nächste entscheidende Schritt folgte 1962. In einem Krankenhaus in Los Angeles hatte ein achtundvierzigjähriger Kriegsveteran so häufig epileptische Anfälle, daß er sich kaum von einem erholt hatte, bevor der nächste einsetzte. Nachdem alle anderen Behandlungsmethoden versagt hatten, entschlossen sich seine Ärzte (Joseph Bogen und P. J. Vogel) zu einem gewagten chirurgischen Eingriff[2]: Da epileptische Anfälle sich in einer Art elektrischer Kettenreaktion durch das Gehirn ausbreiten, wollten sie die Verbindung zwischen den Hemisphären durchschneiden, um den Anfall auf eine Seite des Körpers zu begrenzen.

Die Ergebnisse der chirurgischen Durchtrennung des Gehirns waren so gut, daß die Operation seitdem an Dutzenden von Patienten wiederholt worden ist. Anstatt nur die Schwere der Anfälle zu reduzieren, beseitigte die Operation sie vollkommen.

Nachdem Sperry jahrelang die Durchtrennung des Gehirns bei Tieren erforscht hatte, gaben ihm die Menschen mit durchtrenntem Gehirn eine goldene Gelegenheit. Mit Hilfe seines Studenten Michael Gazzaniga baute er einen Apparat, der getrennte Kommunikation mit den beiden Hemisphären des Patienten zuließ. Worte oder Bilder konnten nur der einen Seite des Gehirns gezeigt werden, indem sie kurzzeitig auf die linke oder rechte Seite des Bildschirms projiziert wurden. Unterhalb des Bildschirms war eine Öffnung für die Hände, so daß Gegenstände mit einer Hand getastet werden konnten, ohne daß die andere Hemisphäre sie sah.

In dem Beispiel in Figur 11 greift die Versuchsperson einen Bleistift mit der linken Hand, nachdem das Wort »Bleistift« auf die linke Seite des Bildschirms projiziert worden ist. Obgleich die Versuchsperson den Bleistift schon gegriffen hat, besteht sie verbal immer noch darauf, daß sie nichts gesehen hat, weil das linke Gehirn tatsächlich nichts gesehen und nichts ertastet hat.

Wenn wir jetzt ein Wort auf die rechte Seite projizieren, kann die Versuchsperson den entsprechenden Gegenstand nicht nur mit der rechten Hand heraussuchen, sondern ihn auch benennen und beschreiben. Wenn auf die linke und rechte Seite gleichzeitig verschiedene Worte projiziert werden, ergreift die Versuchsperson das, was sie links gesehen hat, mit der linken Hand und nennt das, was sie rechts gesehen hat, ohne sich eines Widerspruchs bewußt zu sein. Wenn man sie fragt, warum die linke Hand etwas anderes herausgesucht hat, antwortet sie etwa so: »O, ich muß es *unbewußt* getan haben.«[3]

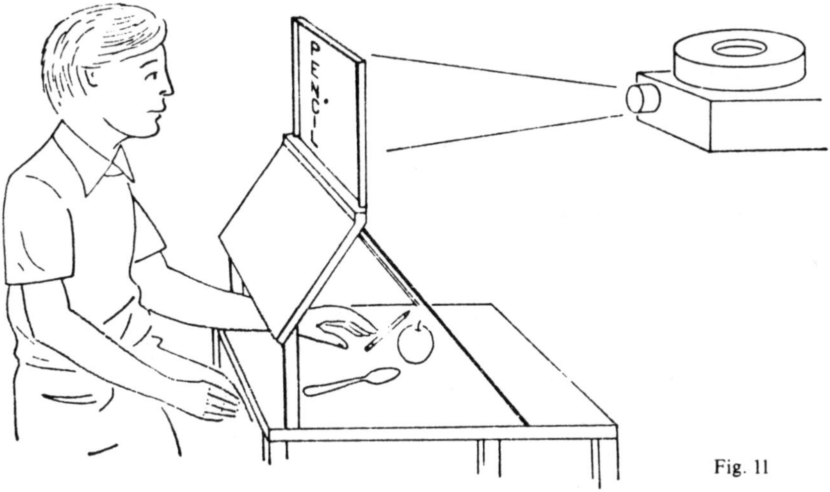

Fig. 11

Das klassische Experiment am Patienten mit durchtrenntem Gehirn: Während die Versuchsperson auf einen Punkt in der Mitte des Bildschirms starrt, wird ein Wort oder Bild nur auf eine Seite des Bildschirms projiziert. In dem vorliegenden Beispiel wird nur die rechte Hemisphäre des Patienten das Wort »Bleistift« sehen. Er wird daher unfähig sein, verbal mitzuteilen, was er gesehen hat, aber seine linke Hand wird den Bleistift aus der Gruppe der Objekte heraussuchen können.

Patienten mit durchtrenntem Gehirn entwickeln subtile Methoden, mit dem Fehlen der Kommunikation zwischen den Hemisphären fertigzuwerden. Wenn zum Beispiel die rechte (stumme) Hemisphäre die linke Hälfte eine unrichtige Antwort geben hört, kann sie ein Stirnrunzeln veranlassen, das von den Gesichtsnervenverbindungen zur linken Hemisphäre* wahrgenommen wird und diese Hemisphäre veranlaßt, eine zweite Antwort zu suchen.[4] Der Patient kann noch auf eine andere interessante Art »mogeln«: Wenn ein Wort auf die rechte Seite des Gesichtsfeldes projiziert wird und er aufgefordert wird, den Gegenstand mit der linken Hand herauszusuchen, kann er das gesehene Wort aussprechen, so daß die rechte Seite, die die Bezeichnung des Ge-

*Beide Hemisphären haben Nervenverbindungen mit der Körpermitte, so daß Gesichtsausdruck und emotionale Reaktionen oft von den sensorischen Nerven in der gegenüberliegenden Hemisphäre »wahrgenommen« werden können.

genstandes *hört* und ihn problemlos greifen kann. Sicherlich helfen solche Tricks den Patienten mit durchtrenntem Gehirn, ihre Behinderung in den Alltagssituationen zu meistern.

Gelegentlich stimmen die beiden Geister in dem einen Kopf nicht darin überein, was zu tun ist. Sperry berichtet zum Beispiel von dem ersten Patienten mit durchtrenntem Gehirn[5]:

> ... während der Patient sich ankleidete und versuchte, seine Hose anzuziehen, konnte es vorkommen, daß die linke gegen die rechte Hand zu arbeiten begann, indem sie auf ihrer Seite die Hose herunterzog. Es konnte auch vorkommen, daß die linke Hand, nachdem sie gerade geholfen hatte, den Knoten im Bademantel zu binden, selbständig fortfuhr, indem sie den fertigen Knoten wieder aufband, woraufhin die rechte Hand sich wieder durchsetzen mußte, um ihn wieder zu binden. Der Patient und seine Frau sprachen manchmal von der »bösen linken Hand«, die manchmal die Frau aggressiv wegzustoßen versuchte – zur gleichen Zeit, da die Hemisphäre der rechten Hand versuchte, sie um Hilfe zu bitten.

Die emotionalen Reaktionen der rechten Hemisphäre können den gesamten Gesichtsausdruck beeinflussen, ja sogar den Tonfall unserer Stimme, ohne daß die linke Hemisphäre merkt, was vor sich geht. Sperry projizierte zum Beispiel das Bild einer nackten Frau auf die linke Seite eines Bildschirmes. Die Versuchsperson, eine junge Frau, zeigte ein peinliches Lächeln, behauptete aber, sie habe nichts gesehen. Als die Nackte wieder projiziert wurde, errötete die junge Frau, kicherte und versteckte sogar ihr Gesicht vor Peinlichkeit. Als sie gedrängt wurde, den Grund ihres Lachens zu erklären, antwortete sie: »Ich weiß nicht ... nichts ... oh, diese komische Maschine.«

Einer der aufregendsten Befunde der Experimente an Patienten mit durchtrenntem Gehirn ist die Entdeckung, daß jede Hemisphäre ihren eigenen Bewußtseinsstrom hat. Sperry schreibt[6]:

> ... bei dem Syndrom des Patienten mit durchtrenntem Gehirn haben wir es mit zwei separaten Sphären des Bewußtseins zu tun, d.h. zwei separate bewußte Wesen oder Geister existieren parallel nebeneinander in demselben Schädel, jeder mit seinen eigenen Empfindungen, Wahrnehmungen, Einsichten, Lernerfahrugen, Gedächtnisinhalten usw.
> Da die Patienten mit durchtrenntem Gehirn nach ihrer Operation so normal wirken, ist viel von dem, was wir als normales Verhalten betrachten, ohne irgendwelche Interaktion zwischen den Hemisphären möglich.

Sogar Roger Sperry war erstaunt darüber, wie normal die Patienten mit durchtrenntem Gehirn dem oberflächlichen Beobachter erscheinen. Er schrieb[7]:

> ... (L.B.), ein dreizehnjähriger Junge, sprach am Morgen nach der Operation fließend und konnte den Zungenbrecher »Fischers Fritz fischte frische Fische ...« (»Peter Piper picked a peck of pickled peppers ... etc.«) hersagen. Er hatte auch schon wieder zu seiner alten Persönlichkeit und seinem Humor zurückgefunden und machte gegenüber Ärzten und Schwestern auf der Station witzige Bemerkungen darüber, daß er »gehirnspaltende Kopfschmerzen«* an diesem Morgen habe. Inzwischen konnte er nach dem Verlust eines Schuljahres in die normale Schule zurückkehren und zeigte dort befriedigende Leistungen, während er vor seiner Operation lange Zeit nur mit ausreichend bewertet worden war.

*Anmerkung des Übersetzers: »Splitting headache« als üblicher Ausdruck für starke Kopfschmerzen, hier aber in Anspielung auf seine »split-brain surgery«.

Diese Verbesserung der geistigen Leistungen nach der Durchtrennung des Gehirns ist nicht ungewöhnlich. Der Gesamt-IQ-Wert eines anderen Patienten sprang von 92 vor der Operation auf 103, nachdem sein Gehirn durchtrennt worden war.[8] Man sollte hieraus jedoch nicht den Schluß ziehen, daß dies bedeutet, daß wir alle nach einer Durchtrennung unseres Gehirns besser dastünden! Es könnte sehr gut sein, daß die schwachen Leistungen beider Patienten vor ihrer Operation durch den geistigen Streß ihrer häufigen epileptischen Anfälle verursacht worden waren. Als wichtige Tatsache ist festzuhalten, daß gutes Abschneiden im Test möglich ist, selbst wenn die Verbindungen zwischen den Hemisphären durchtrennt worden sind.

Die Fähigkeiten des rechten Gehirns

Wenn das linke Gehirn allein so normal erscheinen kann, welchen Zweck hat dann das rechte Gehirn? Patienten mit durchtrenntem Gehirn geben uns eine ausgezeichnete Möglichkeit, diese Frage zu beantworten, weil wir die Fähigkeit jeder ihrer Gehirnhälften getrennt prüfen können. So kann zum Beispiel die relative Fähigkeit des rechten und linken Gehirns bei der Verarbeitung von fragmentarischer Information an Patienten mit durchtrenntem Gehirn genau gemessen werden, indem man die Testergebnisse ihrer linken und rechten Hand vergleicht. In einem Experiment wurden die Versuchspersonen aufgefordert, mit einer Hand das Fragment eines Plexiglasringes zu tasten, während sie auf drei verschieden große vollständige Ringe blickten. Sobald die Versuchsperson sich entschied, welche Ringgröße dem Ringbruchstück entsprach, das sie fühlte, zog sie ihre Hand zurück und deutete auf den ausgewählten Ring.

Die Ergebnisse zeigten, daß das rechte Gehirn (die linke Hand) bei dieser Art von Versuch deutlich im Vorteil war: Das Durchschnittsergebnis bei fünf Patienten mit durchtrenntem Gehirn war 61% mit dem rechten Gehirn (mit der linken Hand) und nur 33% mit dem linken Gehirn. Da es nur drei Ringgrößen gab, ist das vom linken Gehirn erreichte Ergebnis von 33% identisch mit dem nach den Gesetzen der Wahrscheindlichkeit zu erwartenden. Mit des Forschers eigenen Worten[9]:

> Daß es der rechten Hand in den meisten Fällen nicht gelingt, wesentlich besser als nach den Gesetzen der Wahrscheinlichkeit abzuschneiden, deutet auf eine grundlegende Inkompetenz der linken Hemisphäre bei dieser Art von Aufgabe hin.

Während sich erwies, daß das linke Gehirn ziemlich genaue Angaben machen konnte, wenn das Bruchstück größer als ein halber Ring war, *war es unfähig, die Übereinstimmung zwischen kleineren Bruchstücken und vollständigen Ringen derselben Größe zu erkennen.*

Ein weiteres Experiment[10], das die Überlegenheit des rechten Gehirns deutlich demonstriert, ist in Figur 12 dargestellt. In diesem Fall blickt die Versuchsperson auf die »zerstörte« Zeichnung einer geometrischen Form und versucht sie mit einem von drei festen Körpern in Übereinstimmung zu bringen, die sie mit einer Hand fühlt.

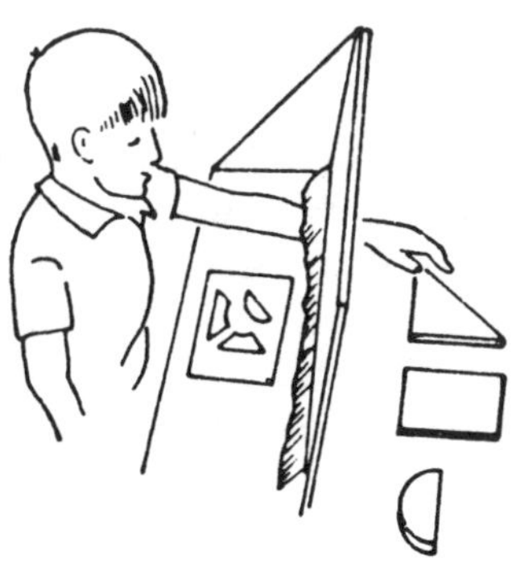

Fig. 12

Als dieses Experiment bei sieben Patienten, deren Gehirn durchtrennt war, angestellt wurde, zeigte sich wieder, daß nur das rechte Gehirn (die linke Hand) das Problem lösen konnte. Während das Durchschnittsergebnis der linken Hand im Test 85% betrug, lagen die Ergebnisse der rechten Hand nur knapp über den nach der Wahrscheinlichkeit zu erwartenden. Da die linke Hemisphäre sich durch fragmentierte Information so vollständig verwirrt zeigt, hat es den Anschein, daß gesunde Menschen zur Lösung solcher Probleme die Fähigkeiten des rechten Gehirns heranziehen müssen. Da das rechte Gehirn selbst sehr dürftige logische und sprachliche Fähigkeiten hat, erfordert die kreative Lösung von Problemen meistens eine Integration der einzigartigen Fähigkeiten des linken *und* des rechten Gehirns. Der Patient mit durchtrenntem Gehirn ist natürlich nicht in der Lage, linkes und rechtes Gehirn zusammen einzusetzen, weil alle Verbindungen zwischen den Hemisphären durchschnitten sind. Die Tatsache, daß diese Patienten im Alltagsleben normal erscheinen, läßt eben erkennen, wie wenig Kreativität in der Routine des normalen Lebens erforderlich ist.

Aufmerksamkeit und die Hemisphäre

Wenngleich die Patienten mit durchtrenntem Gehirn dadurch gekennzeichnet sind, daß sie zwei »Geister« in einem Körper haben, bereiten ihnen einander widersprechende Handlungen nur selten Probleme. Der Grund hierfür liegt darin, daß der Gehirnstamm den Schiedsrichter spielt, indem er die *Aufmerksamkeit* der linken und rechten Hemisphäre kontrolliert. Wenn wir schlafen, ist keine der beiden Seiten des Gehirns aufmerksam, aber wenn wir wach sind, wird die eine der beiden vom Gehirnstamm hauptsächlich aktiviert. Das linke Gehirn hat zwar in einer verbalen Situation gewöhnlich das Kommando, aber die rechte Hemisphäre ist durchaus in der Lage, den Wettbewerb um das Kommando zu gewinnen, wenn sie »zuversichtlicher« ist, daß sie die Antwort für das Problem weiß.

Die beiden Hemisphären gleichen zwei verschiedenen Menschen mit verschiedenen Begabungen, von denen nur einer auf die jeweilige Frage die Antwort geben darf. Im Idealfall wird die am besten qualifizierte Hemisphäre die jeweilige Frage beantworten.

Dieser Vorgang wurde sehr deutlich an fünf Patienten mit durchtrenntem Gehirn demonstriert[11], indem man künstlich zusammengesetzte Worte auf einen Bildschirm projizierte (siehe Figur 13a und b) und feststellte, ob sie auf die linke oder rechte Hälfte des Wortes reagierten. Wenn zum Beispiel »deon« auf den Bildschirm projiziert wird, sieht das linke Gehirn »-on« und das rechte »de-«. Wenn der Patient gefragt wird, was er gesehen hat, wählt sein linkes Gehirn gewöhnlich »noon«, während das rechte »deed« wählt. Die jeweilige Antwort zeigt also an, welche Seite des Gehirns antwortet.

Als die Versuchspersonen aufgefordert wurden, das »Wort« auf dem Bildschirm einem von drei *Worten* zuzuordnen, kamen 93 % der Antworten vom *rechten* Gehirn. Als sie aufgefordert wurden, das »Wort« einem von drei Bildern zuzuordnen, kehrte sich das Ergebnis um, und es gab 90 % Antworten des *linken* Gehirns.

Diese dramatische Umkehrung der Ergebnisse nach einer anscheinend so geringfügigen Abänderung des Experiments läßt sich folgendermaßen erklären: Das rechte Gehirn hatte bei der Zuordnung der fragmentierten Worte zu vollständigen Worten einen großen Vorteil, indem es einfach nach ähnlichen *Gestalten* suchte. Als halbe Worte Bildern zugeordnet werden mußten, brach diese Strategie zusammen, weil es keine Gestaltähnlichkeit mehr gab. Da das linke Gehirn die halben Worte als Worte las, war es bei der Zuordnung zu Bildern überlegen.

Die Versuchspersonen empfanden bei diesen Experimenten niemals einen Konflikt wegen der Information in der Hälfte des Gesichtsfeldes, die ignoriert wurde. Die Seite

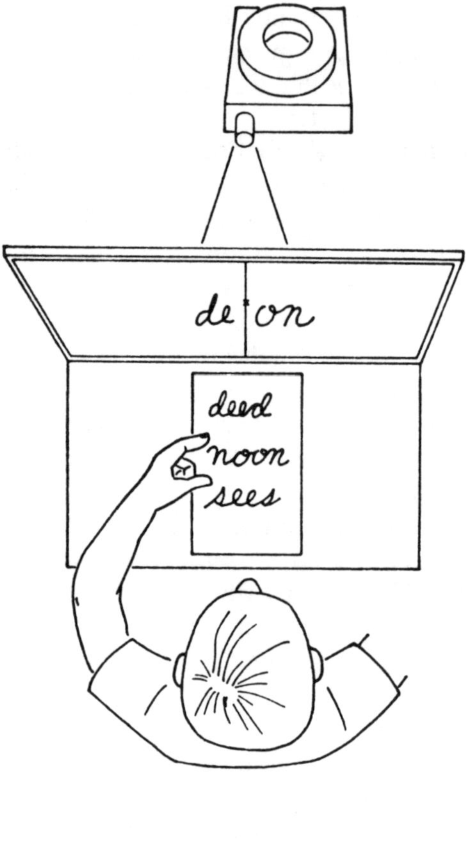

Fig. 13a Ein Experiment, das die Wortgestaltzuordnung begünstigt. Die Antworten der Versuchsperson:

deed (rechtes Gehirn):	93 %
noon (linkes Gehirn):	6 %
sees (Fehler):	19 %

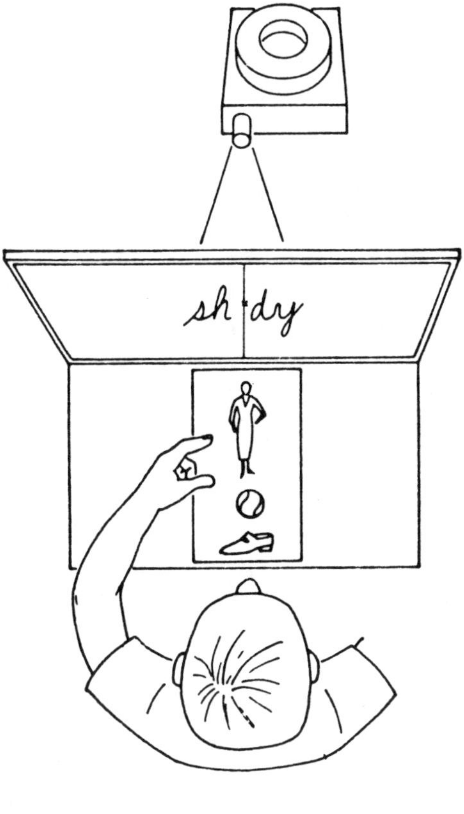

Fig. 13b Dasselbe Experiment, aber die Worte müssen gelesen werden. Die Antworten der Versuchsperson:

lady (linkes Gehirn):	90 %
ball (Fehler):	6 %
shoe (rechtes Gehirn):	4 %

des Gehirns, die nicht antwortet, scheint abzuschalten und ihre Seite des Stimulus nicht einmal zu bemerken.

Natürlich ist die Entscheidung, ob man mit dem linken oder dem rechten Gehirn antwortet, keine bewußte Entscheidung. Jede Hemisphäre versucht, das Problem zu lösen, und diejenige, die zuerst entschieden der Meinung ist, daß sie eine Lösung hat, gibt die Antwort. Wenn beide Seiten zu antworten versuchen, wird die stärker aktivierte die andere hindern. Im Idealfall ist die dominierende Seite auch die besser geeignete, aber das ist nicht immer so.

Jerre Levy hat kürzlich über eine andere Studie berichtet[12], die darauf zielte festzustellen, auf welcher Grundlage die Entscheidung über die Aktivierung der einen oder der anderen Hemisphäre gefällt wird. Man fand bei den Versuchspersonen starke individuelle Unterschiede. Während einige die für die Aufgabe geeignete Hemisphäre benutzten, setzten andere gewohnheitsmäßig die eine Hemisphäre ein, gleichgültig, ob sie geeignet war oder nicht.

Nachdem ein Patient eine lange Serie von Antworten mit der linken Hemisphäre gegeben hatte, wobei die rechte Hand zum Zeigen benutzt wurde, wurden die Anweisungen und die Zeigehand umgestellt, um dem rechten Gehirn absichtlich eine »Verstärkung« zu geben. Nach einer großen Anzahl erfolgreicher Antworten der rechten Hemisphäre wurden die Anweisungen und die Zeigehand wieder gewechselt, aber das rechte Gehirn dominierte weiter in den Antworten. Es scheint also, daß die Gehirnhälfte, die am stärksten *glaubt*, sie könne die Aufgabe ausführen, das Kommando übernimmt.

Nachdem Oliver Zangwill 1970 ein ähnliches Experiment verfolgt hatte, hielt er folgende Beobachtungen fest[13]:

> Unter den besonderen Testbedingungen, die von Levy u. a. (1972) entworfen worden waren, um in der »unterlegenen« Gehirnhälfte »Führungsaktivität« hervorzurufen, kann man Patienten beobachten, die während längerer Zeitabschnitte unter dem Kommando der rechten Hemi-

sphäre reagieren. Unter diesen Umständen beobachtet man gelegentlich, daß die Versuchsperson in einen träumerischen Zustand hinübergleitet, wenig, wenn überhaupt, spricht und manchmal tatsächlich nicht einmal reagiert, wenn sie mit Namen angesprochen wird. Noch einige Zeit danach kann der Patient schweigend verharren oder ohne Modulation der Stimme und mit verarmtem Vokabular sprechen. Der Beobachter kann sich schwer des Eindrucks erwehren, daß eine subtile Veränderung der *Qualität* des Bewußtseins der Versuchsperson eingetreten ist, dabei sollte man jedoch festhalten, daß die Effizienz seiner Leistung tatsächlich höher ist, wenn die Aufgabe unter dem Kommando der rechten... Hemisphäre ausgeführt wird.

Dies Hin- und Herschalten zwischen dem verbalen und dem nichtverbalen Geisteszustand läuft beim gesunden Menschen andauernd ab. Die Patienten mit durchtrenntem Gehirn geben uns die Gelegenheit, es in seiner Reinform zu studieren und dabei die Hemisphären zu bestimmen; aber der grundlegende Mechanismus ist derselbe wie im gesunden Gehirn. Wenn wir die besonderen Begabungen der beiden Hemisphären verstehen, können wir hoffentlich lernen, darauf aufmerksam zu werden, wenn wir gewohnheitsmäßig die falsche Gehirnhälfte benutzen. Indem wir zielgerichtet die geeignete Hemisphäre die Oberhand gewinnen lassen, können wir ihr »Vertrauen« auf ihre eigenen Fähigkeiten verstärken.

Die Sprache und das rechte Gehirn

Obgleich unser rechtes Gehirn die direkte »parallele« Denkmethode der Tiere beibehält, ist es eindeutig menschlich und dem Geist jedes anderen Tieres haushoch überlegen. Schon an den ersten Patienten mit durchtrenntem Gehirn zeigte sich, daß das rechte Gehirn einfachen verbalen Anweisungen folgen kann. Es kann das Wort »Bleistift«

lesen und dieses Wort mit einer Form assoziieren, die sich wie ein Bleistift anfühlt. Wenn für das rechte Gehirn komplexere Definitionen projiziert werden wie »Küchengerät«, »Flüssigkeitsbehälter«, »wird zum Brotschneiden gebraucht« oder »wird in Automaten eingeworfen«, ist die linke Hand immer noch in der Lage, durch Tasten den zugehörigen Gegenstand zu bestimmen. (Die rechte Hand kann das natürlich nicht, da nur die rechte Hemisphäre ein Wissen von dem Gegendstand hat.[14])

Das rechte Gehirn kann auch komplexe geistige Assoziationen herstellen. Wenn zum Beispiel das Bild einer Zigarette für das rechte Gehirn projiziert wird, kann die linke Hand der Versuchsperson einen Aschenbecher oder eine Streichholzschachtel aus neun anderen Gegenständen, die nichts mit Zigaretten zu tun haben, heraussuchen.[15]

Ein Forscher fand heraus, daß die rechte Hemisphäre vier von fünf Arten geistiger Assoziationen herstellen kann.[16] Zum Beispiel konnte eine Patientin, nachdem sie mit der linken Hand einen Löffel gefühlt hatte, »Gabel«, »Suppe«, »Tafelsilber« und »Koch« als verwandte Worte heraussuchen. Sie konnte jedoch *nicht* die abstrakten Assoziationen herstellen, wie etwa einen Löffel mit »Ernährung« in Verbindung bringen. Abstrakte Worte und Abstraktionen überhaupt sind ganz streng verbale Ideen und gehören daher in den Bereich der linken Hemisphäre.

Das rechte Gehirn kann sich zwar nicht in Worten *ausdrücken*, aber es versteht eine erstaunlich große Zahl von Worten. E. Zaidel vom »California Institute of Technology« hat kürzlich eine Vorrichtung entwickelt[17], mit der die Hälfte des Gesichtsfeldes abgedeckt werden kann, gleichgültig wie die Versuchsperson die Augen bewegt. So ist es möglich, jeder Hemisphäre eines Patienten mit durchtrenntem Gehirn *separat standardisierte Bild-Vokabular-Tests* zu geben. Es ist allerdings machmal schwierig, das linke Gehirn zu veranlassen, sich ruhig zu verhalten und zu schweigen, da es nichts als Dunkelheit wahrnimmt, während das rechte getestet wird. Zaidel schreibt:

So brachte eine Sitzung mit dem rechten Gehirn, die dadurch charakterisiert war, daß sie durch Behauptungen wie »Ich sehe überhaupt nichts«, »Es ist alles dunkel« unterbrochen wurde und die Versuchsperson wiederholt feststellte, sie könne nicht antworten, als Ergebnis im Peabody-Test (Vokabular) 80 Punkte, während eine andere Sitzung, in der die Unabhängigkeit des rechten Gehirns anscheinend maximiert wurde (mit wiederholtem Lob durch den Versuchsleiter, wenn die rechte Hemisphäre richtig auf Gegenstände zeigte, und mit der nachdrücklichen Aufforderung, jede Antwort erst nach einem vollständigen Überblick über die alternativen Wahlmöglichkeiten zu versuchen) in demselben Test 93 Punkte erbrachte.

Die geringere Punktzahl ist typisch dafür, was passiert, wenn das linke Gehirn das Kommando übernimmt und Vermutungen anstellt, weil es glaubt, die rechte Hemisphäre wisse nicht, was sie tue.

Als Zaidels Vorrichtung benutzt wurde, um das Vokabular der rechten Hemisphäre von zwei Patienten mit durchtrenntem Gehirn zu testen, waren die Ergebnisse für eine »nichtverbale« Hemisphäre erstaunlich gut.[18] Das durchschnittliche Ergebnis des rechten Gehirns, ausgedrückt in »geistigem Alter«, betrug 14,8 bzw. 10,5 Jahre und war somit nur geringfügig schlechter als das Ergebnis des jeweiligen linken Gehirns mit 17,4 bzw. 13,5 Jahren. Da es hier einige Anhaltspunkte dafür gibt, daß eine Verletzung des linken Gehirns vorausgegangen war, mögen diese Ergebnisse nicht wirklich typisch sein. Sie zeigen jedoch, daß zumindest manche Menschen in beiden Hemisphären ein signifikantes Sprachverständnis haben.

Während bei diesen Patienten beide rechten Gehirne einzelne Worte ziemlich gut erkennen konnten, fielen ihre Leistungen in einem anderen Test, dem »Token-Test«, *unter das Niveau von Fünfjährigen.* Beim Bild-Vokabular-Test muß einfach auf einen von vier Gegenständen gezeigt werden, der das eine diktierte Wort repräsentiert; der »Token-Test«[19] verwendet einen langen Satz als Stimulus. Ein typischer Satz eines »Token-Tests« ist etwa: »Berühre den kleinen blauen Kreis und den großen grünen Kreis.« So zeigt sich also, daß das rechte Gehirn für die Analyse *langer Wortfolgen* schlecht gerüstet ist. Das stimmt mit anderen Befunden überein, die zeigen, daß das rechte Gehirn Probleme durch »parelleles« Vorgehen löst, indem es den Gesamtstimulus erkennt und die Anwort auf einen Schlag gibt. Worte werden einfach als Klang oder als visuelles Bild wahrgenommen ohne sprachliche Analyse. Das linke Gehirn hingegen neigt dazu, Schritt für Schritt zu analysieren und die Antwort zu deduzieren. Diese Methode ist offensichtlich für die Dekodierung der langen Sätze des »Token-Tests« effektiver.

Eins der erstaunlichen Ergebnise der Experimente von Zaidel ist, daß das rechte Gehirn der Versuchsperson Verben genauso gut wie Substantive verstand. Frühere Experimente von Gazzaniga und Sperry hatten ergeben, daß die Versuchspersonen gedruckte Anweisungen wie »Lache«, »Lächle«, »Klopfe«, »Schlage« nicht befolgen konnten, wenn sie in das linke Gesichtsfeld projiziert wurden.[20] Es ist vorstellbar, daß die Sprachfähigkeit des rechten Gehirns eine *passive* ist, deren Funktion hauptsächlich darin besteht, verbale Informationen zur Klärung des Kontexts anderer Wahrnehmungen heranzuziehen.

Die Fehler, die das rechte Gehirn bei der Erkennung von geläufigen Worten machte, betrafen alle Verwechslungen von Worten, deren Vorstellungsgehalt ähnlich war. Zum Beispiel wurden Tasse und Löffel, Tisch und Stuhl, Junge und Mädchen und Hund und Pferd verwechselt. Gewöhnlich traten diese Fehler in Paaren auf; d. h. wenn »Hund« mit »Pferd« verwechselt wurde, dann wurde auch »Pferd« mit »Hund« verwechselt.[21] Diese Fehler sind ein weiterer Beweis für die Orientirung des rechten Gehirns an *Vorstellungen* (*concept* orientation).

An der Art der Fehler, die beim Bild-Vokabular-Test gemacht wurden, ist weiterhin interessant, daß sie nicht von der Gebräuchlichkeit des Wortes abzuhängen schienen. Der Unterschied zwischen den Ergebnissen der linken und der rechten Hemisphäre blieb bei seltenen Worten ungefähr der gleiche wie bei sehr geläufigen. Das ist ein sehr bedeutsamer Befund, weil er zeigt, daß das Vokabular des rechten Gehirns nicht einfach ein Überbleibsel der Kindheit ist. Wenn es das wäre, wären die Ergebnisse des rechten Gehirns bei den einfachen in der Kindheit gelernten Worten viel besser als bei den weniger oft gebrauchten. Es scheint, daß das Vokabular des rechten Gehirns im Erwachsenenalter noch weiter wächst.

Wie das rechte Gehirn sich sprachlich ausdrückt

Die Fähigkeit, Worte und einfache Sätze zu verstehen, impliziert nicht notwendigerweise, daß das rechte Gehirn Sätze *hervorbringen* kann. Sprache als Ausdruck ist ein viel komplexerer Vorgang, da Worte in einer sinnvollen Ordnung aneinandergereiht werden müssen. Während dadurch, daß beide Hemisphären Sprache gleichzeitig *verstehen*, kein Konflikt heraufbeschworen wird, ist es offensichtlich unpraktisch, wenn beide zur gleichen Zeit versuchen, sich auszudrücken.

Das Monopol des linken Gehirns für den sprachlichen Ausdruck ist so stark, daß die meisten Patienten mit durchtrenntem Gehirn unfähig sind, mit dem rechten Gehirn sprachlich überhaupt etwas auszudrücken. Das Problem besteht zum Teil darin, daß es sehr schwierig ist, das linke Gehirn zur Aufgabe der Befehlsgewalt über die Sprechwerkzeuge oder auch nur über die Muskeln des linken Arms zu bewegen, wenn Schreibversuche mit der linken Hand gemacht werden. Levy, Nebes und Sperry[22] hatten einigen Erfolg mit einer Versuchsperson, als sie ihr außerhalb des Blickfeldes zwei oder drei Plastikbuchstaben gaben und sie aufforderten, sie mit der linken Hand zu einem Wort zu ordnen. Da die Identität der Buchstaben durch Tasten mit der linken Hand bestimmt werden mußte, kannte das linke Gehirn sie nicht. Der Patient konnte auf diese Weise »if«, »can«, »boy«, »pet«, »by«, und »so« buchstabieren. Verbal konnte er, auch nachdem die Worte arrangiert waren, sie nicht nennen. Er war auch in der Lage, Worte wie diese mit der linken Hand zu schreiben, nachdem sie mit der linken Hand getastet worden waren. In einigen Fällen konnte er die Worte aussprechen, aber erst nachdem er sie mit der linken Hand geschrieben hatte.

Später fand man heraus, daß, wenn der Versuchsleiter die passive linke Hand der Versuchsperson so führte, daß Worte geschrieben wurden, die Versuchsperson sie identifizieren konnte. In den fünf Jahren seit seiner Operation hat dieser Patient wahrscheinlich die natürliche Fähigkeit seines linken Gehirns, grobe Bewegungen der linken Hand und des linken Arms wahrzunehmen, so weit entwickelt, daß er das Schreiben von Buchstaben fühlen kann.

Man stieß auf ähnliche Probleme, als man versuchte, den Patienten ein Wort mit der linken Hand schreiben zu lassen, nachdem er den verborgenen Gegenstand mit der linken Hand gefühlt hatte. Die erste Versuchsperson war durchgehend nur in der Lage, die ersten ein oder zwei Buchstaben des Wortes zu schreiben. Da das Schreiben eines Wortes eine lange Folge von Operationen ist, mag dies ein weiterer Aspekt der Beschränkung des rechten Gehirns auf »augenblickliche« parellele Datenverarbeitung sein. In einigen Fällen wurde das linke Gehirn des Patienten ungeduldig, übernahm den Befehl über die Hand und vervollständigte das Wort mit einer falschen Vermutung. Das Aussehen der Buchstaben und die Art der Bleistifthaltung änderten sich abrupt, wenn das linke Gehirn das Kommando übernahm.

Eine andere Versuchsperson konnte 12 von 39 einfachen Worten mit der linken Hand schreiben, nachdem die Worte auf das linke Gesichtsfeld projiziert worden waren. Hier stellte sich jedoch heraus, daß nur die visuelle Gestalt kopiert wurde, denn die Versuchsperson konnte dieselbe Leistung nicht wiederholen, als Bilder anstelle von Worten projiziert wurden.

Die Größe des sprachlichen Ausdrucksvermögens in der rechten Hemisphäre variiert von Individuum zu Individuum ungeheuer. Während die meisten Patienten mit durchtrenntem Gehirn über kein sprachliches Ausdrucksvermögen im rechten Gehirn verfügen, stellte man kürzlich bei einem Patienten fest, daßer rechts ein ganz beträchtliches sprachliches Ausdrucksvermögen besitzt.[23] Dieser Patient war tatsächlich in der Lage, Fragen, die für seine rechte Hemisphäre projiziert worden waren, zu beantworten, indem er mit der linken Hand Scrabble-Buchstaben arrangierte.

Er konnte die richtigen Antworten auf die Frage nach seinem Namen, dem Wochentag, dem Namen seiner Freundin, seinem Hobby geben; und er antwortete sogar: »Gut«, als er nach seiner Stimmung gefragt wurde. Als man ihn nach seinem Berufswunsch fragte, buchstabierte er »Autorennen«, *während sein linkes Gehirn verbal behauptete, er wolle Zeichner werden!* Könnte es sein, daß wir alle in unserem rechten Gehirn andere Zielvorstellungen haben, die nicht ausgedrückt werden, weil das linke Gehirn das Sprachmonopol besitzt?

Eine Ausnahme von diesem Monopol mögen Flüche und kurze emotionale Ausrufe bilden. Zum Beispiel riefen in einem Experiment, in dem die Versuchspersonen Gerüche identifizierten, die einem Nasenloch dargeboten wurden, verbale Ausrufe wie »Äh!«, »Pfui!«, »Puh!« hervor.[24] Trotz dieser Verbalisation konnte die Versuchsperson den Geruch doch nicht verbal identifizieren, konnte aber mit der linken Hand eine Form aussuchen, die etwas mit dem Geruch zu tun hatte. Die rechte Hemisphäre ist also zu sprachlichem Ausdruck fähig, wird aber für gewöhnlich durch die starke Konkurrenz der linken daran gehindert.

Wie wir im nächsten Kapitel sehen werden, ist die Fähigkeit des rechten Gehirns zur Hervorbringung von Sprache auch dann noch in geradezu tragischer Weise unzulänglich, wenn es völlig von der Konkurrenz des linken Gehirns befreit ist.

KAPITEL 10
Das verletzte Gehirn

Jedes Jahr gibt es allein in den USA 300000 Opfer einer Hirnverletzung infolge eines Schlaganfalls. Schlaganfälle treffen gewöhnlich Menschen, die über 40 Jahre alt und also geistig voll entwickelt sind. Sie schädigen das Gehirn durch Sauerstoffmangel, weil ein Blutgefäß, das der Versorgung des Gehirns dient, entweder platzt oder verstopft ist.* Größere Schlaganfälle signalisieren unmißverständlich, welche Hemisphäre betroffen ist, da eine Seite des Körpers vollständig oder teilweise gelähmt ist. Ein Schlaganfall in der rechten Hemisphäre verursacht Taubheit oder Lähmung auf der linken Seite des Körpers, läßt aber die sprachlichen Fähigkeiten des Patienten unberührt. Diese Kranken haben Glück, denn sie können in unserer vom linken Gehirn bestimmten Gesellschaft verhältnismäßig gut zurechtkommen. Ihre schwerste Behinderung im Alltag besteht in einer Tendenz, sich zu verirren, einem schwachen Gedächtnis für nichtverbale Dinge und einer gewissen emotionalen Flachheit.

Schlaganfälle, die die rechte Körperseite ertauben lassen oder paralysieren, sind sehr viel schwerwiegender. Da sie von einer Schädigung der linken Hemisphäre herrühren, verursachen sie im allgemeinen partiellen oder vollständigen Verlust des Sprechvermögens (Aphasie). Da Gehirnzellen nicht heilen, ist nur eine begrenzte Besserung durch eine Reorganisation des Gehirns möglich. Das Tragische an dieser Art von Schlaganfall ist, daß der Patient vollkommen

*Die Verstopfung wird gewöhnlich durch Fettablagerungen oder durch einen Blutpfropfen in einer Arterie verursacht. Wenn Gehirnzellen länger als einige Minuten von der Blutversorgung abgeschnitten sind, erleiden sie irreparable Schäden. Viele Schlaganfälle betreffen so winzige Bereiche des Gehirns, daß sie unbemerkt bleiben.

bewußt ist und sogar viel von dem, was gesprochen wird, versteht, aber seine Gedanken nicht in Worte fassen kann.

Dieser Verlust des Sprechvermögens ist oft nicht vollständig, weil nur ein Teil der linken Hemisphäre zerstört ist. Man hat zwei klassische Arten der Aphasie identifiziert und der Schädigung bestimmter Partien des linken Gehirns zugeordnet: Brocas Aphasie resultiert aus einer Schädigung des Bereichs, der offensichtlich für die Hervorbringung gesprochener und geschriebener Sprache zuständig ist. Ein Patient mit Brocas Aphasie hat Schwierigkeiten in der Hervorbringung von Sprache, aber nicht im Sprachverständnis. Seine Sprache ist zögernd und ohne alle grammatischen Feinheiten. Seine Sätze klingen oft wie ein Telegramm, in dem alle Worte bis auf die wichtigsten ausgelassen sind. Der Kranke mit Brocas Aphasie ist sich seiner Schwierigkeit bewußt und ist gewöhnlich ganz frustriert.

Eine andere Art von Aphasie ist die von Wernicke beschriebene, bei der die Mechanismen der Sprachproduktion intakt sind, aber die Gedankenabläufe des linken Gehirns in Unordnung sind. Das Ergebnis ist ein »Wortsalat« - ein eindrucksvoll klingender Strom von Wortmischmasch, der wenig oder gar keinen Sinn ergibt. In diesem Fall ist auch das Sprachverständnis des Patienten beeinträchtigt. Er ist sich weder bewußt, daß er irgendwelche Schwierigkeiten hat, noch ist er frustriert, denn seine Sprechwerkzeuge drücken genau das Durcheinander seines verbalen Bewußtseinsstroms aus.

Während es bei dem Opfer von Wernickes Aphasie vorkommen kann, daß es gesprochene Sprache praktisch nicht versteht, gibt es paradoxerweise ein Gebiet, wo das Verstehen intakt bleibt: Befehle, die sich auf den ganzen Körper beziehen, wie zum Beispiel, »Steh auf«, »Stillgestanden«, »Nehmen sie die Haltung eines Boxers ein!« werden möglicherweise verstanden und mit einem Verständnis befolgt, das deutlich über dem normalen Sprachverständnis des Patienten liegt.[1] Es mag sein, daß dies das aktivierte Sprachvermögen des intakten rechten Gehirns ist. Wie wir im vorigen

Kapitel gesehen haben, ist das Sprachvermögen des rechten Gehirns gewöhnlich passiv. Die Kontrolle über die Stellungen des »ganzen Körpers« ist jedoch sehr gut im Gehirnstamm integriert, wobei die Informationszufuhr sowohl aus der linken als auch aus der rechten Hemisphäre kommt. So scheint die Veranlassung von Bewegungen des ganzen Körpers durch das rechte Gehirn als Reaktion auf verbale Befehle, die von dem linken Gehirn nicht verstanden werden, möglich zu sein.

Ein weiteres Paradox bei Opfern von Wernickes Aphasie ist ihre Fähigkeit, Rechtschreibfehler in geschriebener Sprache zu entdecken, obwohl ihre eigene Rechtschreibung entsetzlich ist. Ihre eigene Rechtschreibung wird natürlich von ihrer geschädigten linken Hemisphäre gesteuert. Das noch intakte rechte Gehirn dagegen kann Rechtschreibfehler auf einen Blick erkennen und bezeichnen.

Folgen der Schädigung des rechten Gehirns

Da der Patient mit einer Schädigung des rechten Gehirns gewöhnlich die volle Sprechfähigkeit behält, sind seine Aussichten, schließlich wieder ein normales Leben führen zu können, gut. Die räumliche Desorientierung kann jedoch unmittelbar nach der Verletzung ein ernstes Problem sein. Im Krankenhaus liegende Patienten mit einer Schädigung des rechten Gehirns haben gewöhnlich Schwierigkeiten, zur Toilette und dann zurück zu ihrem Bett zu finden. Schon das Ankleiden kann für diese Patienten schwierig sein. Der einfache Vorgang des Hemdanziehens kann in Verwirrung enden: Das obere Ende ist unten, oder die Arme stecken in den falschen Löchern.[2] Diese Hilflosigkeit bei räumlichen Aufgaben nach einer Schädigung des rechten Gehirns führt deutlich vor Augen, daß der Patient vor dem Schlaganfall oder Unfall bei diesen Aufgaben auf die Hilfe seiner rechten Hemisphäre angewiesen war.

Ein weiteres oft auftretendes ernstes Problem ist die Unfähigkeit, Gesichter zu erkennen. Gesichter, die leicht in Worte zu fassende Anhaltspunkte bieten, wie »schwarzer Schnurrbart« oder »Hornbrille«, sind unproblematisch, aber die feinen Züge, die für die meisten gesunden Menschen Gesichter erkennbar machen, sind eben nicht sichtbar. Enge Freunde und Verwandte (und sogar des Patienten eigenes Gesicht) sind einfach nicht erkennbar.*

Wenngleich die Sprachfähigkeit primär eine Funktion der linken Hemisphäre ist, kann eine Schädigung des rechten Gehirns einige Probleme bei den subtileren Aspekten der Sprachbedeutung verursachen. Während sie die *wörtliche* Bedeutung gut verstehen, sind manche Patienten mit rechtsseitiger Gehirnschädigung nicht in der Lage, die feineren, metaphorischen Aspekte der Sprache zu verstehen. So hat zum Beispiel ein Patient mit einer Schädigung des rechten Gehirns keine Schwierigkeiten, wenn er um eine Erklärung des Sprichwortes »Viele Köche verderben den Brei« gebeten wird, die wörtliche Bedeutung zu erfassen, aber es kann sein, daß er sich als unfähig erweist zu begreifen, daß sich das Sprichwort auf andere Situationen beziehen könnte, die gar nichts mit einem Koch oder mit Essen zu tun haben. In diesem Zusammenhang kann man aus Howard Gardners Buch *The Shattered Mind* zitieren[4]:

> In der Tat, je mehr man beobachtet, wie der Patient mit rechtsseitiger Gehirnschädigung Fragen versteht (sowohl wörtliche als auch metaphorische) und selbst spontan spricht, desto auffälliger werden seine Defizite im sprachlichen Ausdrucksvermögen. Er scheint Grammatik und Lautstruktur unverändert zu beherrschen, aber das Verhältnis zwischen seiner sprachlichen Ausdrucksfähigkeit und seiner Kenntnis der Welt ist beeinträchtigt. Er gleicht

*Hécaen[3] fand 1962 in einer Studie an hirnverletzten Patienten, daß von 22, die unfähig waren, Gesichter zu erkennen, 16 vorwiegend Schädigungen des rechten Gehirns hatten; 4 hatten Schädigungen beider Seiten, und nur 2 hatten eine Schädigung auf der linken Seite (von einem von diesen war bekannt, daß er Linkshänder war).

einer Art Sprachmaschine, einem sprechenden Computer, der das Gesagte buchstäblich dekodiert und die nächstliegende (aber nicht notwendigerweise die passende und erwartete) Antwort gibt, eine auswendig gelernte Erwiderung, die stumpf gegenüber den Ideen hinter den Fragen und den Implikationen des Fragenden ist. Und auch in seiner spontanen Sprache scheint der Patient die emotionale Qualität der jeweiligen Situation oder das Ausmaß seiner eigenen Behinderung zu vergessen und statt dessen Witzeleien von sich zu geben – diese wiederum scheinen eher der Ausdruck einer »Witzmaschine« zu sein als einer ganzheitlichen Integration von Gefühlen, Situationsbedingungen und zwischenmenschlichen Beziehungen, wie es für ein ernsthaftes Gespräch angemessen wäre.

Diese emotionale Flachheit wird oft von flachem, unmusikalischem Tonfall beim Sprechen begleitet und entsprechend von Unempfindlichkeit gegenüber der Bedeutung, die durch den Tonfall der anderen beim Sprechen ausgedrückt wird. Musikalität und die Empfindung für Tonhöhen gehen nach einer Schädigung des rechten Gehirns oft verloren – ein zusätzliches Defizit. Wir sehen jedoch außerdem das ausgeprägte Bild eines reduzierten Gefühlslebens.

Wissenschaftler der Universität von Florida[5] haben über eine Studie berichtet, in der untersucht wurde, inwieweit gehirngeschädigte Patienten den emotionalen Gehalt von gesprochener Sprache verstehen. Sie machten eine Tonbandaufnahme von vier Sätzen, deren jeder in vier verschiedenen Stimmungslagen gesprochen wurde: Böse, glücklich, traurig und indifferent. Diese Aufnahme wurde zwölf gehirngeschädigten Patienten vorgespielt. Die Hälfte von ihnen hatte eine Schädigung des rechten Gehirns, die andere Hälfte eine Schädigung des linken. Obgleich fünf der Kranken mit linksseitiger Gehirnschädigung Brocas Aphasie hatten, identifizierten sie den emotionalen Gehalt in 64 % der Fälle richtig. Die Kranken mit einer Schädigung des rechten Gehirns verstanden die *wörtliche* Bedeutung der Sätze vollkommen, identifizierten den emotionalen Gehalt aber nur bei 26% der Versuche. Da das reine Zufallsergebnis bei 25% läge, waren alle sechs Patienten mit Schädigung des rechten Gehirns offensichtlich gegenüber der emotionalen Tonlage der Sätze völlig gefühllos.

1972 veröffentlichte Guido Gainotti eine systematische Untersuchung des emotionalen Verhaltens von Patienten mit Schädigungen des linken oder rechten Gehirns.[6] Insgesamt wurden 80 Patienten mit linksseitiger und ebenso viele mit rechtsseitiger Schädigung untersucht. Die Ergebnisse zeigen deutlich, daß das unverletzte rechte Gehirn mehr zu starken emotionalen Reaktionen neigt, besonders zu negativen. Katastrophale Reaktionen, wie etwa Weinen, Fluchen, Verweigerung der Mitarbeit, ereigneten sich vor allem bei Patienten mit linksseitiger Schädigung (also intakter rechter Hemisphäre). Bei den Patienten mit rechtsseitiger Schädigung (also mit intakter linker Hemisphäre) bestand eine Tendenz zu Reaktionen der Gleichgültigkeit, zum Witzemachen und zum Leugnen oder Herunterspielen der Krankheit. Die katastrophalen Reaktionen der Patienten mit linksseitiger Schädigung sind nicht überraschend, wenn man an die Frustration des rechten Gehirns infolge der Schwierigkeiten mit dem sprachlichen Ausdruck denkt.

Die Reaktionen der Gleichgültigkeit bei den Patienten mit rechtsseitiger Schädigung zeigen andererseits einen tatsächlichen Mangel an normaler Gefühlsreaktion. Diese Patienten sind wegen der Gehirnschädigung im Krankenhaus, sind in vielen Fällen halbseitig gelähmt und haben schwere Störungen in der räumlichen Orientierung. Die Gleichgültigkeit und das Witzemachen unter diesen Umständen zeigen einen Mangel an Gefühlsreaktion, der für das linke Gehirn in Alleinfunktion charakteristisch ist.

Der Grund für die verschiedene emotionale Tiefe der beiden Hemisphären mag in ihrer grundlegend verschiedenen Organisation zu suchen sein. Das rechte Gehirn reagiert auf sensorische Information ursprünglicher und direkter, so daß die Gefühle ihre Unmittelbarkeit und Stärke behalten.

Das linke Gehirn tendiert dazu, die sensorische Informationen in Worten zu interpretieren, so daß sie viel von ihrem emotionalen Gewicht verlieren. Es besteht also ein Gegensatz zwischen einer kühlen intellektuellen Methode und einer Methode des »Gespürs«.

Die Sprache des Corpus callosum

Im Gehirn des Gesunden tauschen die beiden Hemisphären mit Hilfe des Corpus callosum und anderer Nervenverbindungen zwischen den Hemisphären fortwährend Informationen aus. Wenn wir geradeaus blicken und mit Worten beschreiben, was wir sehen, entspringt die verbale Beschreibung unserem linken Gehirn. Da nur die rechte Seite unseres Gesichtsfeldes mit dem linken Gehirn verbunden ist (siehe Figur 2, Seite 16), ist jegliche Beschreibung des linken Gesichtsfeldes schon von unserer rechten Hemisphäre über das Corpus callosum gelaufen.

Da die Nervenfasern des Corpus callosum gleichrangige Punkte in den höheren Assoziationsebenen der beiden Hemisphären zu verbinden scheinen[7], vermitteln sie eindeutig *nicht* die rohen sensorischen Informationen. Die vom Corpus callosum vermittelte Information scheint schon bearbeitete Information einer höheren Ebene zu sein. Fälle von Gehirnschädigung, in denen ein *Teil* des Corpus callosum verletzt ist, bieten in etwa die beste Einblicksmöglichkeit in diesen Sachverhalt.

1892 beschrieb Joseph Jules Déjerine, ein französischer Neurologe, einen faszinierenden Fall von »Wortblindheit«.[8] Sein Patient war ein erfolgreicher Geschäftsmann in den Sechzigern, der eines Morgens aufwachte und feststellte, daß er nicht mehr lesen konnte. Jedoch konnte er weiterhin problemlos *alles sehen außer Worten und Buchstaben.* Er konnte Buchstaben jedoch nur nicht *identifizieren*, vermochte sie aber durchaus als Formen zu sehen und sie genau nachzuzeichnen. Er konnte jedoch nicht Blockschrift in seine Handschrift umsetzen, weil das die Identifikation der Buchstaben erfordert hätte.

Als der Mann starb, stellte Déjerine fest, daß ein Schlaganfall den visuellen Cortex seines linken Gehirns und den hinteren Teil seines Corpus callosum zerstört hatte. Infolge der Zerstörung des visuellen Cortex war das linke Gehirn im wesentlichen blind. Das verbale Bewußtsein des Mannes konnte noch »sehen«, weil von dem gesunden Gesichtssinn des rechten Gehirns visuelle Informationen über die intakten Teile des Corpus callosum zu seinem linken Gehirn geleitet wurden. Die übermittelte Information war jedoch offensichtlich *nicht visuelle Rohinformation,* denn der Mann konnte Dinge, nicht aber Worte sehen. Augenscheinlich *bearbeitet* das rechte Gehirn das, was es sieht, und übermittelt die Resultate und nicht die visuelle Rohinformation an das linke Gehirn. Wenn visuelle Rohinformation über das Corpus callosum übermittelt würde, müßte eine Schädigung eines Teils des Corpus callosum Blindheit in Teilen des Gesichtsfeldes verursachen und nicht Blindheit für bestimmte *Arten* von Dingen. Offenbar werden verschiedene Arten schon klassifizierter Information zwischen den Hemisphären über verschiedene Teile des Corpus callosum übermittelt.

Die selektive Blindheit dieses Patienten bietet einen Hinweis auf die Art, in der wir Gesehenes wahrnehmen. Obgleich der Patient zum Beispiel keine Buchstaben und Worte lesen konnte, konnte er gewisse bekannte Warenzeichen und Signets erkennen. Obwohl er die Buchstaben »R« und »F« einzeln nicht erkannte, sagte der Patient sofort »République Française«, wenn man ihm die französische Abkürzung »RF« zeigte. Ebenso konnte er die Zeitung *Le Matin* an ihrem unverwechselbaren Namenszug erkennen. Die Werbefachleute haben recht, wenn sie den Erkennungwert eines einfachen Warenzeichens betonen. Solche Symbole werden so wie Gegenstände oder Gesichter erkannt – vom rechten Gehirn. Genauso, wie wir ein Gesicht in der Menge augenblicklich erkennen, kann das rechte Gehirn ein Warenzeichen oder Signet in einer Menge von Produkten erkennen –

auch ohne es zu lesen. Der impulsive Entschluß, eine bestimmte Ware zu kaufen, mag also das Resultat des unbewußten Erkennens durch das rechte Gehirn sein.

In dem eben beschriebenen Fall war der hintere Teil des Corpus callosum verletzt, in einem anderen war der vordere Teil zerstört. Dieser Fall wurde 1962 von Edith Kaplin und Norman Geschwind vom »Boston Veterans Hospital« entdeckt.[9] Während dieser Patient keine Schwierigkeiten hatte, Worte zu lesen, die in sein linkes oder rechtes Gesichtsfeld projiziert wurden, war er nicht in der Lage, Befehle, die Berührung oder Bewegung betrafen, zwischen den Hemisphären auszutauschen. Wenn er bei geschlossenen Augen mit der linken Hand Objekte fühlte, war er völlig unfähig, sie zu *benennen,* obgleich seine linke Hand sie zweckentsprechend benutzen konnte. Während er zum Beispiel eine Schere richtig hielt und mit ihr Schneidbewegungen machte, sagte er: »Ich würde das zum Anzünden einer Zigarette benutzen.« Diktierte Sätze wurden mit der rechten Hand korrekt niedergeschrieben, aber die linke Hand schrieb nur sinnloses Gekrakel. Als er diese Produkte seiner linken Hand sah, war der Patient erstaunt. Blockbuchstaben konnte er mit der rechten Hand in Handschrift übertragen, aber die linke Hand konnte sie nur genau kopieren, so wie man sinnlose Bilder kopieren würde. Zusammenfassend schloß Dr. Geschwind daraus, daß der Patient »sich zu verhalten scheint,

a

b

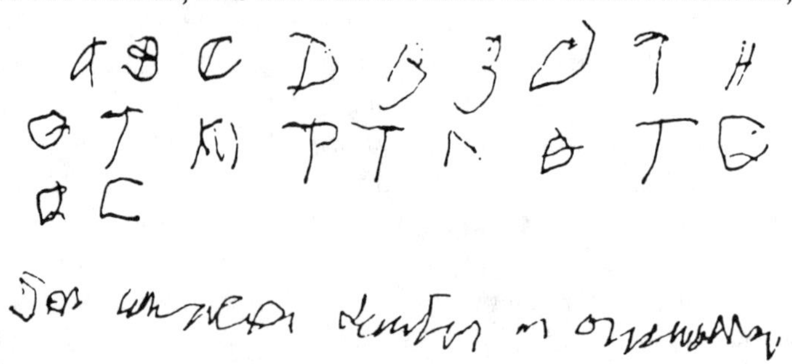

Fig. 14 Beispiele für die Schrift der linken Hand (Geschwinds Patient) mit zufälligen Ausfällen. (a) ist das Alphabet, während (b) einen Versuch darstellt, nach Diktat *To come early was impossible* zu schreiben. Dieselben Aufgaben wurden mit der rechten Hand korrekt erledigt.

als wenn er zwei fast isolierte Gehirnhälften hätte, die beinahe unabhängig voneinander funktionieren«.

Die Schrift der linken Hand des Patienten zeigt viele *Einzelzüge* normaler Schrift mit der linken Hand. Aber die Programmierung dieser Einzelheiten wurde von der getrennten rechten Hemisphäre inkorrekt vorgenommen. Wieder scheint es, daß eher die *Befehle einer höheren Ebene* als die für einzelne Muskelbewegungen über das Corpus callosum geleitet werden. Ein »T« zum Beispiel erfordert einen Befehl vom linken Gehirn für jedes seiner beiden Elemente, aber die einzelnen Muskelbewegungen werden automatisch von den eingeschliffenen Unterprogrammen für Bewegungsabläufe in dem motorischen Bereich der Hemisphäre erledigt, die der ausführenden Hand gegenüberliegt.

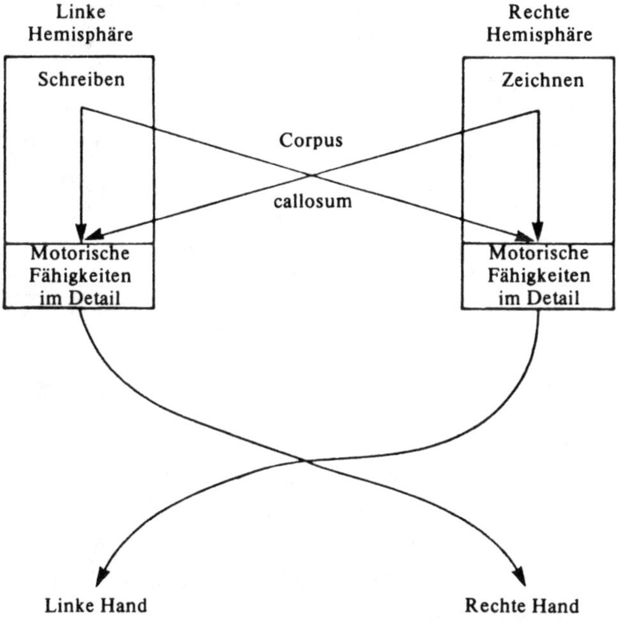

Fig. 15 Schematische Zeichnung der Hemisphären des Gehirns. Die Beherrschung der feineren Bewegungen jeder Hand liegt in der Hemisphäre der gegenüberliegenden Körperseite. Diese feineren Bewegungen können von jeder der beiden Hemisphären programmiert werden. Das Schreiben - mit der rechten oder der linken Hand - wird von der linken Hemisphäre programmiert, während das Zeichnen vom rechten Gehirn programmiert wird.

Wenn ein Gesunder mit einer der beiden Hände schreibt, kommen die Befehle der höheren Ebene von der linken Hemisphäre. Wenn wir mit einer der beiden Hände zeichnen, kommen die Befehle von der rechten Hemisphäre. Die motorische Beherrschung jeder Hand bleibt dieselbe, gleichgültig, welche Hemisphäre die Programmierung ausführt. Das geht auch deutlich aus den Zeichnungen von Patienten mit durchtrenntem Gehirn in Figur 3 (Seite 19) hervor.[10] Da jede Hemisphäre eines Gesunden jeder Hand Befehle geben kann, muß es offenbar einen Mechanismus der Signalverriegelung geben, damit widersprüchliche Befehle ausgeschlossen sind. Dies ist eine weitere Funktion des Corpus callosum: Wenn eine Hemisphäre einen Bewegungsbefehl gibt, versucht sie gleichzeitig, die Nervenbahnen von der anderen Hemisphäre zu blockieren. Nur der stärkste Befehl gewinnt die Oberhand und damit das Kommando, so daß es keinen Konflikt gibt. Dieser Vorgang wird durch »Alarmbefehle« aus dem Gehirnstamm unterstützt, die darauf zielen, *eine* der beiden Hemisphären zu aktivieren. Das Ergebnis beim Gesunden ist, daß zu jedem Zeitpunkt das bewußte Kommando der *einen* der beiden Hemisphären übertragen ist. Jedoch kann diese Hemisphäre die Hilfe der anderen auf der Ebene der Automatismen in Anspruch nehmen.

Die Anpassungsfähigkeit des Gehirns

Im Gegensatz zu den anderen Körperzellen können verletzte Gehirnzellen nie heilen. Das Gehirn erholt sich jedoch bis zu einem gewissen Grade durch einen Vorgang, der Ähnlichkeit mit Lernen hat. So verursacht zum Beispiel die Verletzung der eine Seite des Gehirns oft die Lähmung der Glieder auf der gegenüberliegenden Seite. Eine Rehabilitation der Grobbewegungen ist möglich, weil es schon einige unvollständige und schwach entwickelte Nervenverbindungen von der Hemisphäre auf derselben Seite gibt, auf der die Lähmung besteht (siehe Anhang II). Die physikalische Therapie nach der Verletzung »erzieht« diese Nervenverbindungen wirklich und bringt sie so auf eine höhere Ebene, wodurch eine deutliche Verbesserung der Muskelkontrolle ermöglicht wird.

Über einen spektakulären Fall liegt ein Bericht vor[11], der die ungeheure Anpassungsfähigkeit des kindlichen Gehirns demonstriert. Bei diesem Patienten stellte man fest, daß er trotz vollständiger Entfernung der linken Hemisphäre im Alter von 5¹/₂ Jahren 21 Jahre danach einen verbalen IQ von 126 hatte. Sein Handlungs-IQ lag bei 102 und wies damit zwar auf eine niedrigere, aber immerhin noch durchschnittliche Fähigkeit im nichtverbalen Denken hin. Er hat einen Posten als Verkehrskontrolleur und ist gleichzeitig dabei, sein Abschlußjahr an einer prominenten Universität des Mittleren Westens hinter sich zu bringen. Obgleich dies sicherlich ein seltener Fall ist, so zeigt er doch, daß jede der beiden Hemisphären tatsächlich in der Lage ist, eine überlegene Sprachfähigkeit auszubilden. Die eigentliche Festlegung des linken Gehirns auf die Sprache scheint im Alter von ungefähr 5 Jahren anzufangen. Davor verursachen Verletzungen an einer der beiden Gehirnhälften gewöhnlich *keinen* dauerhaften Verlust der Sprachfähigkeit.

Während das Gehirn reift und höhere Sprachfähigkeiten entwickelt, verstärkt sich die Tendenz zur dauerhaften Sprachbeeinträchtigung bei einer Verletzung des linken Gehirns und einer Nichtbeeinträchtigung der Sprache bei Verletzung des rechten Gehirns. Ein ausgereifter Erwachsener mit einer Verletzung der Sprachbereiche des linken Gehirns hat wenig Aussichten darauf, das normale Sprachvermögen wiederzuerlangen.* Ist die Organisation des Gehirns erst einmal festgelegt, ist es unmöglich, eine völlige Neuorganisation zu bewerkstelligen.[12] Der erwachsene Pa-

*Eine großangelegte Studie von Luria an Kriegsverletzten ergab, daß 97,2 % aller Kranken mit Verwundungen der primären Sprachbereiche der linken Hemisphäre bei der ersten Untersuchung Aphasie zeigten. Eine Folgeuntersuchung ergab, daß 93,3% immer noch an Aphasie litten (wenn auch im allgemeinen in geringerem Maße).

tient ist infolgedessen darauf beschränkt, durch Neueinübung und Verbesserung innerhalb des Rahmens seiner existierenden Gehirnorganisation Fortschritte zu erzielen, während das Gehirn des Kindes sich tatsächlich reorganisieren kann, um die verletzten Bereiche zu umgehen.[13]

Chirurgische Entfernung einer Gehirnhälfte

1929 berichtete W. E. Dandy vom Johns Hopkins Hospital, daß eine dramatische Operation, die man Hemisphärektomie genannt hat, an fünf Patienten vorgenommen worden sei, wobei die gesamte rechte Hemisphäre des Gehirns entfernt wurde. Dandy berichtete, daß die Entfernung der rechten Hemisphäre außer der Verringerung der Symptome der Patienten keine erkennbaren Auswirkungen auf ihre Sprache, auf ihre allgemeine Intelligenz oder auf ihre Persönlichkeit hatte. Die Zeit hat bewiesen, daß Dandys Berichte etwas zu enthusiastisch waren, aber die Operation wird weiterhin an Kindern und Erwachsenen ausgeführt, die einen sich hoffnungslos ausbreitenden Gehirntumor haben.

Das Bemerkenswerte an der Hemisphärektomie ist, daß der IQ des Patienten und andere geistige Fähigkeiten oft durch die Operation *verbessert* werden. Eine ungewöhnlich erfolgreiche Operation an einem 19jährigen Mann[14] verbesserte seine IQ-Werte von 101 verbal und 63 nichtverbal vor der Operation auf 121 verbal und 91 nichtverbal 15 Jahre danach. Obgleich er nur eine linke Hemisphäre hatte, erwarb er einen Universitätsabschluß und arbeitet erfolgreich in einem Verwaltungsposten der Regierung.

Der Grund dafür, daß manchmal die geistigen Leistungen sich nach diesen Operationen verbessern, liegt darin, daß bei dem Wettbewerb um das Kommando die verletzte Hemisphäre oft in der Lage ist, die gesunde zu behindern, und sich mit ihren falschen Ergebnissen durchsetzen kann. Nach der Entfernung der verletzten Hemisphäre ist die gesunde frei für die Übernahme aller Aufgaben.[15]

Der Beitrag des rechten Gehirns zur Persönlichkeit

Trotz der Tatsache, daß Patienten mit einer rechtsseitigen Hemisphärektomie weiterhin einen normalen verbalen IQ, Sprachfähigkeit und mathematische Fähigkeiten haben, kehren nur sehr wenige von ihnen jemals zu einem normalen Leben und Beruf zurück. Im typischen Fall ist ihre linke Hand gelähmt außer für Grobbewegungen, und das Gehen, wenn es überhaupt erlernt wird, ist infolge des Verlusts der detaillierten Muskelkontrolle auf der linken Seite ungelenk. Diese Bewegungsprobleme für sich genommen jedoch sind nicht so schwer, daß sie die fortdauernde Behinderung des Patienten erklären können. Selbst ihr Mangel an räumlichen Fähigkeiten ist nicht so schwer, daß er sie von der Rückkehr in ein nützliches Leben abhalten könnte. Das eigentliche Problem besteht darin, daß es feine Manifestationen von Persönlichkeitsdefekten und geistigen Defekten gibt, die den Beitrag des rechten Gehirns zu dem, was wir eine normale Persönlichkeit nennen, widerspiegeln. In einer Zusammenfassung von zehn Fallstudien bei Erwachsenen mit Hemisphärektomie heißt es[16]:

> »Mit einigen Ausnahmen … litten die Personen, an denen wegen eines Gehirntumors eine Operation vorgenommen worden war, an Ausfallerscheinungen in Hinsicht auf Persönlichkeitswerte. Sie wurden abhängige, regressive und unfähige Menschen. Systematische psychologische Untersuchungen zeigen, daß bei den meisten dieser Personen der Intellekt *als solcher* nicht die herausragende Mangelerscheinung aufweist, denn das Vokabular und die Verbalisation scheinen am wenigsten zu leiden, während das Gedächtnis und komplexe Integrationen, bei denen Einsicht, emotionale Kontrolle, Initiative, konstruktives Vorstellungsvermögen und Einbildungskraft betroffen sind, das Gebiet darstellen, wo die Hemisphärektomie ihren Tribut fordert.«

Ein anderer Bericht über Hemisphärektomien an vier Erwachsenen stellte fest[17]:

»...wir beobachteten einen Verlust an zwischenmenschlichen Beziehungen, eine Einebnung des Affekts und allgemeine Abstumpfung der Persönlichkeit...«

Als Beispiel für den Verlust des Affekts beschrieb derselbe Arzt sein erstes Interview mit einem der Patienten sechs Wochen nach seiner Operation. »Al, how do you feel?« »With my hands« war die Antwort ohne irgendeine Veränderung der Stimme oder des Gesichtsausdrucks.*

Ein Bericht über einen Fall 10 Jahre nach der Entfernung der rechten Gehirnhälfte stellt fest[18]:

Der verhältnismäßig geringe Umfang der schweren körperlichen Beeinträchtigungen und groben geistigen Defekte nach der Entfernung von fast der Hälfte des Cerebrums war verblüffend ... Penfield (1934) stellte fest, daß der Defekt, der durch frontale Lobektomie verursacht wurde, einen Mangel an Fähigkeit zu planvollem Handeln und einen Verlust an Initiativkraft darstellt. Eine Untersuchung unserer Fälle hat gezeigt, daß dies die genaueste Beschreibung der geistigen Defekte ist, die durch die Entfernung der rechten Gehirnhemisphäre entstehen ...

Da diese Persönlichkeitsdefekte nach der Entfernung der rechten Hemisphäre bei Menschen auftreten, die das Erwachsenenalter als Gesunde erreicht haben, können wir schließen, daß das rechte Gehirn einen wichtigen Beitrag zu dem, was wir eine normale Persönlichkeit nennen, leistet.

* Anmerkung des Übersetzers: Das läßt sich nicht übersetzen, da es auf die Doppelbedeutung von »to fell« ankommt: »fühlen, tasten«, und»sich fühlen«: Der Kranke reagiert nicht auf die gemeinte Bedeutung »sich fühlen«, sondern auf die andere. Unter Gesunden wäre das ein Wortspiel.

Die Entfernung des linken Gehirns

Wegen der Wichtigkeit der vitalen Sprachfertigkeiten ist die Entfernung der linken Hemisphäre eines Erwachsenen viel seltener als die der rechten. Es ist jedoch über einige Fälle berichtet worden, in denen man, um den Kranken am Leben zu erhalten, die Sprache geopfert hat und die linke Hemisphäre entfernt hat. Es ist typisch, daß der Patient jegliches Sprechvermögen verliert außer der Fähigkeit *zu fluchen.* So berichtete zum Beispiel 1966 Aaron Smith in Einzelheiten über den Fall eines 47jährigen Mannes mit Namen E. C.[19] Unmittelbar nach der Operation war E.C. nicht in der Lage, einfache Fragen in sinnvoller Sprache zu beantworten, aber er konnte »Fluchwörter und kurze emotionsgeladene Ausdrücke« wie »goddammit!« klar artikulieren. Er konnte keine einzelnen Worte auf Befehl wiederholen oder sich in Aussagesätzen mitteilen, bis Monate vergangen waren, dann konnte er gelegentlich Sätze hervorbringen. Während die Entfernung der rechten Hemisphäre eine flache unemotionale Sprechweise zur Folge hat, ließ die Entfernung der linken Gehirnhälfte des Patienten nichts übrig als die höchst emotionalen Teile der Sprache. Noch wichtiger war in diesem Fall, daß die bei den Patienten mit rechtsseitiger Hemisphärektomie auftretenden Persönlichkeitsdefizite kein Problem bildeten. Wir zitieren den Originalbericht:

> Ein Verlust an Persönlichkeitswerten oder bizarres Verhalten, wie sie nach ähnlichen Fällen mit rechtsseitiger Hemisphärektomie berichtet worden sind (Garner et al., 1955), wurden jedoch bei E. C. nicht beobachtet. Die affektiven Reaktionen und das Allgemeinverhalten, das ich vor und nach der Hemisphärektomie beobachtet habe, waren angemessen und entsprachen dem Bericht seiner Frau, die keine Änderung in seinen emotionalen Reaktionen und in seiner im wesentlichen ausgeglichenen Persönlichkeit bemerkte.

Fünf Monate nach der Operation waren E. C.s Ergebnisse bei Bildvervollständigung, beim Mosaiktest, bei der Anordnung von Bildern und beim Formlegetest nur geringfügig niedriger, als sie vor der Operation gewesen waren. Sogar sein Praxis-IQ nach Wechsler war *praktisch der gleiche* wie vor der Operation. Das Ergebnis von 110 plaziert ihn sogar in den obersten 25 % der Gesamtbevölkerung bei der nichtverbalen Argumentationsfähigkeit. Der verbale IQ des Patienten fiel natürlich nach der Operation auf 0, während er mit 115 Punkten vor der Operation überdurchschnittlich gewesen war.

Während der ersten fünf Monate nach der Operation war E. C. leicht erregbar und ließ sich daher nicht gut testen. Infolgedessen kann man schwer sagen, wie groß der Anteil der körperlichen Erholung nach der Operation an den Verbesserungen war und wie groß derjenige, der durch das Lernen seines intakten rechten Gehirns zustande kam. Zum Beispiel war er 49 Tage nach der Operation in der Lage, die korrekte Anzahl von Blöcken zwischen 1 und 5 auf verbalen Befehl aufzunehmen, aber er konnte nicht die richtige Antwort auf eine einfache Rechenaufgabe heraussuchen. Nach fünf Monaten konnte er die richtige Antwort auf einfache Additions-, Subtraktions-, Multiplikations- und Divisionsaufgaben heraussuchen. Seine Fähigkeit, gesprochene Sprache zu verstehen, verbesserte sich gleichfalls. Nach 6 Monaten konnte er in 85 von 112 Versuchen aus vier Bildern das richtige heraussuchen, das ein diktiertes Wort repräsentierte (Peabody Bild-Vokabular-Test). Einige Beispiele richtig verstandener Wörter waren »precipitation« (Sturz, Überstürzung, Niederschlag), »hieroglyph« (Hieroglyphe), »orate« (Reden halten), »cascade« (Kaskade) und »illumination« (Be-, Erleuchtung).

Trotz dieses beträchtlichen passiven Vokabulars war E. C. nach wie vor unfähig, die Sprache schriftlich oder mündlich zu gebrauchen. Die Organisation des rechten Gehirns scheint mit sprachlichem Ausdruck unvereinbar. Eine dramatische Ausnahme war seine Fähigkeit, ganz bekannte Lieder zu singen. So konnte E. C. zum Beispiel »My Country, 'Tis of Thee«, »Home on the Range« und verschiedene Kirchenlieder »mit wenig Zögern und wenigen Fehlern in der Artikulation« singen.[20] Im Laufe der Zeit konnte E. C. Fragen immer besser korrekt mit einfachen Sätzen beantworten. Er bewegte sich in dem Krankenhaus unabhängig in seinem Rollstuhl, benutzte den Fahrstuhl mit Selbstbedienung, konnte die Uhr ablesen und hielt Termine im Krankenhaus ein, ohne daß man ihn daran zu erinnern brauchte. An den Wochenenden ließ man ihn nach dem 3. Monat nach Hause gehen, und es wurde berichtet, daß seine Libido normal sei. Im 20. Monat nach der Operation fiel das Ergebnis von E. C.s Praxistest abrupt ab. Wie es so oft vorkommt, entwickelte sich sein Gehirntumor in der verbliebenen Hemisphäre und verursachte schließlich seinen Tod.

Nur zwei weitere Menschen, an denen die Hemisphärektomie nach ihrer frühen Kindheit vorgenommen wurde, haben lange genug für eine regelrechte Studie überlebt. Diese Kranken waren zum Zeitpunkt ihrer Operation nur 10 und 14 Jahre alt.[21] Beide verstanden einfache gesprochene Sprache gut, aber ihr sprachlicher Ausdruck war sehr beschränkt.

Die Sprachfertigkeit der 10jährigen Patientin wurde 1 Jahr später eingehend untersucht. Sie konnte ganze Lieder singen, aber konnte nur einzelne Worte oder kurze Sätze sprechen. Zwar konnte sie das Alphabet schnell richtig hersagen, aber sie konnte nur die ersten Buchstaben des Alphabets richtig schreiben. Es scheint, daß das rechte Gehirn ziemlich lange *automatische Folgen* von Sprache speichern kann, aber keine lange Folge von Worten *hervorbringen* kann. Das Problem scheint mit einer Unfähigkeit zusammenzuhängen, Dinge miteinander zu verknüpfen, die zeitlich mehr als ein paar Sekunden auseinanderliegen. Das verbale Verstehen ist ebenfalls auf kurze Sätze beschränkt. Dies ist nicht überraschend, da das rechte Gehirn die Dinge auf »einen Schlag« zu behandeln scheint viel eher denn als logische Abfolgen.

Trotz des Verlustes des größten Teils des sprachlichen Ausdrucks blieben die Persönlichkeit und die Emotionen auch ohne die Hilfe der linken Hemisphäre großenteils erhalten. Wir zitieren aus der Krankengeschichte des kleinen Mädchens:

> ... Persönlichkeitsmerkmale wie Humor, Langeweile, Liebe und Frustration werden von der rechten Hemisphäre bereitwillig geäußert in einer Weise, von der die Eltern sagen, sie entspreche im wesentlichen derjenigen vor dem chirurgischen Eingriff.

Ausschaltung einer Hemisphäre durch Elektroschockbehandlung

Eine der alten zuverlässigen Behandlungsmethoden für Geisteskrankheiten ist die Elektroschocktherapie. Im wesentlichen funktioniert sie nach demselben Prinzip, nach dem man seinen Fernsehapparat repariert, indem man kräftig draufschlägt. Da die Elektroschocktherapie jedoch manchmal tatsächlich Erfolge zeitigt, wenn andere Methoden versagen, wird sie noch heute angewendet. Eine Elektroschockbehandlung ist ein künstlich herbeigeführter epileptischer Anfall mit »Grand-mal-Charakter«. Man bringt auf der Kopfhaut Elektroden an, durch die elektrische Ströme geschickt werden, was zur Ausbreitung eines »elektrischen Sturms« im Gehirn führt. Nach starken Muskelzukkungen bleibt der Kranke zitternd und bewußtlos liegen. Die Atmung muß während der ersten Minuten durch ein Atemgerät aufrechterhalten werden. Ungefähr 6 Minuten nach der Anwendung des Schocks beginnt der Patient, sich an seinen Namen zu erinnern, und innerhalb von etwa 10 Minuten kann er sich an sein Alter erinnern und daran, wo er sich befindet. Gewöhnlich sind die Gehirnaktivität und sein Gedächtnis einige Tage lang stark reduziert, und sogar seine Gehirnströme (im EEG gemessen) sind noch mehrere Wochen nach der Behandlung abnormal.[22] Da der Patient seine Gedanken nach jeder Schockbehandlung neuorganisieren muß, verbessert sich sein Zustand nach einer Reihe solcher Behandlungen oft.

1958 entdeckte man[23], daß man dieselben günstigen Ergebnisse erzielen konnte, wenn man *nur die eine Seite des Gehirns* der Elektroschocktherapie aussetzte. Eine Behandlung, die sich für den Patienten als viel weniger verwirrend und traumatisch erwies. *Denn nur die Seite, die die Schocktherapie erhält, wird in einen Zustand des Stupors versetzt.* Anstatt in eine vollständige Betäubung zu verfallen, wird der Patient vorübergehend zu einer »Person der linken Hemisphäre« oder einer »Person der rechten Hemisphäre«, je nachdem, welche Seite die Schocktherapie nicht erhalten hat. Das ist in etwa vergleichbar mit einer vorübergehenden Hemisphärektomie. Innerhalb von einigen Stunden erholt sich die geschockte Seite so weit, daß der Patient wieder beide Hemisphären benutzen kann. Vadim L. Deglin, einer der führenden Neurophysiologen in Rußland, hat eine große Anzahl von Patienten nach einseitiger Schocktherapie untersucht und hat die Persönlichkeit und die Fähigkeiten der Menschen, die er »Personen der linken Hemisphäre« und »Personen der rechten Hemisphäre« nennt, charakterisiert.[24]

Die »Person der linken Hemisphäre«

Nach einem Elektroschock der rechten Hemisphäre ist die linke Hemisphäre des Patienten aktiver, da sie von der Konkurrenz der rechten befreit ist. Der Patient wird gesprächiger, manchmal in exzessivem Maße. Sein Wortschatz wird größer und abwechslungsreicher, und seine Antworten sind ausführlicher und detaillierter. Andererseits ist seine Intonation weniger ausdrucksvoll; sie ist monoton, farblos und flach. Seine Stimme selbst nimmt einen näselnden Klang an oder wird unnatürlich, als wenn er bellte.[25]

Ein entsprechender Defekt ist in der Wahrnehmung der Intonation zu bemerken: Die linke Hemisphäre allein ist unfähig, so etwas wie Ärger, Scherzhaftigkeit oder Begeisterung zu bemerken, die durch die Intonation der Stimme mitgeteilt werden; selbst den Unterschied zwischen einer männlichen und weiblichen Stimme kann er oft ohne Hilfe des rechten Gehirns nicht feststellen. Wenn Tonbandaufnahmen von natürlichen Geräuschen wie etwa Husten, Gelächter, Schnarchen oder Brandungsrauschen abgespielt werden, kann der Patient sie entweder nicht identifizieren oder braucht dazu lange Zeit.

Oft versucht die linke Hemisphäre, Geräusche eher zu klassifizieren als zu identifizieren. So sagt der Patient zum Beispiel anstatt »Der Hund bellt«, »Das ist ein Tier«. Die Klassifikation ist oft falsch, aber gerade die Bemühung um eine Klassifikation ist symptomatisch für die Methode der linken Hemisphäre.

Ein weiterer Defekt, der auftritt, ist die Unfähigkeit zu singen oder sich an wohlbekannte Melodien zu erinnern. Wenn der Patient aufgefordert wird, eine Musik mitzusummen, summt er gewöhnlich falsche Töne und geht schließlich dazu über, nur noch den Rhythmus mitzuklopfen.

Die visuelle Wahrnehmung ist ohne die Mitwirkung der rechten Hemisphäre gleichfalls beeinträchtigt. Typisch ist, daß der Patient nicht bemerkt, wenn in einfachen Bildern Details fehlen. So bleibt zum Beispiel das Fehlen eines Schwanzes bei einem Schwein oder das Fehlen der Bügel an einer Brille unbemerkt. Wenn er aufgefordert wird, Paare von einfachen geometrischen Figuren wie etwa Dreiecken, Quadraten usw. zusammenzustellen, dann ist der Patient unfähig, das zu tun, wenn die Figuren mit verwirrenden farbigen oder gestreiften Flächen versehen sind. Dies ist das klassische Problem, bei dem man »den Wald vor lauter Bäumen nicht sieht«.

Obgleich der Patient das Krankenhaus benennen kann, die Nummer der Station angeben kann und ähnliche verbale Details dieser Art, ist sein visuelles Erkennen seiner Umgebung deutlich beeinträchtigt. Verwirrt blickt er in das Sprechzimmer, das er schon oft aufgesucht hat, und sagt, er sei noch nie zuvor dagewesen. Während er mit Leichtigkeit neues verbales Material in sein Gedächtnis aufnehmen und rezitieren kann, ist er unfähig, Formen, die sich nicht leicht verbal kennzeichnen lassen, zu memorieren und zu identifizieren.

Manchmal ist die »Person der linken Hemisphäre« sogar unfähig, mit einem einfachen Blick aus dem Fenster zu entscheiden, ob es Winter ist, obgleich der Blick auf Schneewehen und entblätterte Bäume fällt. Er mag aus der Tatsache, daß man den Monat Januar schreibt, deduzieren, daß es Winter ist, aber der einfache visuelle Eindruck entgeht ihm.

Gewöhnlich ist die Stimmungslage dieser Patienten unbeschwert und fröhlich, selbst wenn sie im Normalzustand chronische Depressionen oder eine übermäßige Beschäftigung mit ihrer Krankheit an den Tag legen. Es scheint, daß das linke Gehirn im wesentlichen optimistisch und fröhlich ist, selbst wenn die Realtität der Situation des Patienten deprimierend ist.

Die »Person der rechten Hemisphäre«

Wenn ein Patient nur auf der linken Seite die Elektroschocktherapie erhält, wodurch er vorübergehend zu einer »Person der rechten Hemisphäre« wird, dann verschiebt sich seine Stimmungslage in negativer Richtung, und er tendiert dazu, trübsinnig und pessimistisch in Bezug auf seine gegenwärtige Situation und seine Zukunftsaussichten zu werden. Typisch ist, daß er sich darüber beklagt, daß er sich nicht wohl fühle. Seine Sprechaktivität ist in starkem Maße reduziert. Er ist schweigsam, und anstatt mit Worten auf Fragen zu antworten, zieht er es vor, mit seiner Mimik und Gestik zu reagieren. Es ist schwierig, sich mit ihm zu unterhalten, denn er ist gegenüber Sprache unaufmerksam, wenn sie nicht sehr laut ist. Oft verfällt er in Schweigen, nachdem er ein oder zwei Fragen knapp beantwortet hat.

Die Sprache einer »Person der rechten Hemisphäre« zeigt ein stark vermindertes Vokabular und enthält keine Worte für abstrakte Begriffe. Der Patient hat Schwierigkeiten, sich an die Bezeichnungen von Gegenständen zu erinnern, besonders dann, wenn sie selten benutzt werden, aber er kann den Zweck eines jeden Gegenstandes erklären oder zeigen, wie man ihn benutzt. Seine Sprache besteht aus sehr einfachen Sätzen und oft aus isolierten Worten. Man muß ihn in sehr kurzen und vereinfachten Sätzen ansprechen, damit er einen versteht. Seine Intonation und seine Fähigkeit, die Intonation einer Stimme zu erkennen, sind noch besser als im Normalzustand. Sein Hörvermögen für nicht verbale Geräusche ist ausgezeichnet, und er ist sogar bei der Wahrnehmung natürlicher Geräusche wie etwa Brandungsrauschen aufmerksamer, als er es wäre, wenn seine beiden Gehirnhälften funktionierten. Er erkennt Musik sofort und tendiert dazu, ohne Aufforderung mitzusummen. Offensichtlich führt das Fehlen der Konkurrenz des linken Gehirns dazu, daß seine Leistung bei diesen Aufgaben sich verbessert.

Die Aufgabe, geometrische Figuren, die mit verwirrenden Farben und Formen bedeckt sind, einander zuzuordnen, stellt für die »Person der rechten Hemisphäre« kein Problem dar. Es ist für sie gleichfalls leicht, in Bildern das Fehlen von Details zu bemerken und komplexe Formen in das Gedächnis aufzunehmen. Zwar kann der Patient nicht sagen, wo er ist, oder auch nur das Datum oder das Jahr nennen, aber er ist visuell durchaus orientiert und kann feststellen, daß er sich in einem Krankenhaus befindet, ohne allerdings zu wissen, in welchem. Er erkennt das Sprechzimmer, in dem er sitzt, wenn er auch nicht seinen Zweck erklären kann. Er kann auch aus dem Fenster sehen und die Jahreszeit bestimmen, obgleich er das Datum nicht weiß.

Wenn eine »Person der rechten Hemisphäre« aufgefordert wird, vier Karten mit einer »V«, »5«, »10« und »X« in Paaren anzuordnen, dann stellt er sie eher nach ihrer optischen Erscheinung zusammen (5 mit 10, V mit X) als nach ihren abstrakten Zahlenwerten. Eine »Person der linken

Hemisphäre« wird genau das Gegenteil tun und die Zahlenwerte zusammenstellen (V mit 5, 10 mit X). Ein Gesunder würde wahrscheinlich bemerken, daß es zwei Möglichkeiten für die Paarbildung gibt, und fragen, welches das gewünschte Vorgehen ist.

Sowohl die rechte als auch die linke Hemisphäre scheinen ihre eigenen besonderen, aber sich überlappenden Wissensarchive zu haben. Während die »Person der rechten Hemisphäre« viele Worte und abstrakte Vorstellungen, die die »Person der linken Hemisphäre« hat »nicht kennt«, hat sie ihren eigenen besonderen Vorrat an visuellen Gedächtnisinhalten, den die linke Hemisphäre »nicht kennt«.

Wie man eine Gehirnhälfte in Schlaf versetzt

Eine andere Form der »zeitweiligen Hemisphärektomie«, Wada-Test genannt, wurde 1949 zum ersten Mal angewendet. Man hat sie an Hunderten von Patienten vor einem gehirnchirurgischen Eingriff benutzt, um mit Sicherheit zu klären, welche Hemisphäre im Sprachvermögen dominiert. Die Grundlage des Tests[26] ist die Injektion eines Anästhetikums (»Sodium amytal«) [Anm. d. Übers.: WHO-Klassifikation: 1K 1. 5. 3. 2 Amobarbital Natricum.] in die Hauptschlagader, die die eine Hemisphäre des Gehirns versorgt. Man fordert dann den Patienten auf, zu zählen und die Finger beider Hände zu bewegen. Wenn die Wirkung des Betäubungsmittels einsetzt, fällt eine Hemisphäre des Gehirns in »Schlaf«, was sich daran zeigt, daß die gegenüberliegende Hand schlaff wird. Wenn die mit der Injektion versehene Gehirnhälfte die im Sprachvermögen dominierende ist (gewöhnlich die linke), hört auch das Zählen auf und etwa fünf Minuten lang ist außer auf niedrigstem Niveau kein Sprachvermögen da.

Manchmal ist der Patient noch in der Lage, unzusammenhängend zu zählen und einige Worte zu wiederholen, obgleich die linke Hemisphäre in Schlaf versetzt ist. Die Patienten können verbale Befehle verstehen und mit der linken Hand befolgen, was auf das Anhalten des Bewußtseins im rechten Gehirn hinweist. Sie können auch mit klar erkennbaren Tonhöhen und rhythmisch singen.[27] Viele Patienten verbalisieren Lieder und bestimmte im Gedächtnis haftende jargonartige Phrasen mit ihrem rechten Gehirn.

Wenn das rechte Gehirn in »Schlaf« versetzt worden ist, bleibt das normale Sprachvermögen erhalten (nach einer kurzen Pause, die darauf zurückzuführen ist, daß etwas Betäubungsmittel in das linke Gehirn einsickert). Wenn sie singen, wird der Gesang rhythmisch korrekt aber schrecklich unmelodisch oder beschränkt sich auf eine Tonhöhe. Ungefähr bei einem Drittel aller Linkshänder scheinen die Hemisphären umgekehrt wie im Normalfall organisiert zu sein: Sie verlieren ihr Sprachvermögen, wenn das rechte Gehirn anästhesiert wird, und ihre Musikalität, wenn das linke Gehirn in »Schlaf« versetzt ist.

Wie wir gesehen haben, erholen sich Patienten, die eine linksseitige Gehirnschädigung erlitten haben, und ihr Sprachvermögen verlieren, oft teilweise, behalten aber ein aphasisches Sprachvermögen. Dieses aphasische Sprachvermögen besitzt viele Merkmale, die den bekannten Spracheinschränkungen des rechten Gehirns ähnlich sind. In vier von sechs Fällen, in denen eine Untersuchung nach Wada vorgenommen wurde[28], hörte die Sprache auf, als das rechte Gehirn anästhesiert wurde, blieb jedoch unbeeinträchtigt, wenn in das linke Gehirn injiziert wurde. Dies zeigt an, daß das rechte Gehirn auf seine beschränkte Art und Weise die Sprachfunktionen übernommen hatte, die vorher von der geschädigten Hemisphäre wahrgenommen worden waren. In vielen Fällen von linksseitiger Gehirnschädigung ist das aphasische Sprachvermögen in Wirklichkeit das Sprachvermögen des rechten Gehirns. Die Tatsache, daß die ersten Worte eines Aphasikers oft emotionsgeladene Flüche sind, stützt diesen Befund. Eine sehr auffällige Erscheinung bei der Betäubung einer Hemisphäre ist die extreme Ablenkung der Augen in Richtung der betäubten Hemisphäre. Das ist offensichtlich eine Übertreibung der normalen »Orientierungsreaktion«, bei der die Augen nach der Seite des Körpers blicken, für die die aktive Hemisphäre zuständig ist. Die Betäubung einer Hemisphäre bringt den Konkurrenzvorgang stark aus dem Gleichgewicht.

Ein Mensch mit einer Spaltung in linke und rechte Persönlichkeit

Im gesunden Gehirn scheinen die linke und rechte Hemisphäre sich die Aufgaben gut genug zu teilen und genügend zusammenzuarbeiten, so daß es den Anschein hat, daß wir eine einzige Persönlichkeit haben. Gewisse Verhaltensweisen, die dieser Vorstellung nicht entsprechen, werden als »Stimmungen« oder als Auswirkungen des »Unbewußten« erklärt. Gelegentlich bricht der normale Mechanismus der Aufteilung der Hemisphärenfunktionen zusammen, und es entwickelt sich eine gespaltene Persönlichkeit.

Zwar lassen sich die meisten Fälle gespaltener Persönlichkeit auf andere Weise erklären[29], aber einige sind deutliche *Fälle mit separat funktionierenden Persönlichkeiten des linken und des rechten Gehirns.*

Die Hemisphärektomie an Kindern hat uns gezeigt, daß jede Hemisphäre in der Lage ist, sich zu einem vollkommen funktionierenden Gehirn mit seiner eigenen Sprache und Persönlichkeit zu entwickeln. In einigen bizarren Fällen scheinen sich zwei intakte Hemisphären so unabhängig voneinander entwickelt zu haben, daß *jede* sprechen kann und ihre eigene Persönlichkeit hat. Je nachdem, welche Hemisphäre das Kommando hat, besitzt der Patient die eine oder die andere Persönlichkeit. Die jeweilige Persönlichkeit hat als Begleiterscheinung *Überempfindlichkeit auf der gegenüberliegenden Körperseite* und *Taubheit auf der anderen* zur Folge!

Zwei Fälle dieses Typs wurden 1955 im Detail beschrieben.[30] Einer der Fälle war eine 24jährige linkshändige Frau. Sie hatte manchmal eine Persönlichkeit folgender Beschaffenheit:

Abhängig, unterwürfig, scheu, zurückhaltend, zärtlich und gehorsam... sehr schüchtern brachte sie Freundlichkeit zum Ausdruck, suchte Zärtlichkeit, Anerkennung und Zustimmung bei dem Personal, das sie zuvor als »Flossie« beschimpft hatte. Es gab nicht die Spur eines unpassenden Wortes oder Ausdrucks, keine Manifestation des Hasses auf ihre Umgebung und nicht die leiseste Anspielung auf Sexualität. Jeglicher Gedanke und jegliches Wort im Zusammenhang mit Sexualität riefen in ihr sogar extreme Vernichtungsängste, Schuldgefühle und Angst, Depression und Scham hervor.

Die Untersuchung während der aktiven Phase dieser Persönlichkeit ergab immer ein klares Bild der Überempfindlichkeit auf der rechten Seite und der herabgesetzten Empfindlichkeit auf der linken Seite.

Auf dieser Seite waren Sehen und Hören unklar und »weit weg«, dagegen klar und nah auf der rechten Seite. Die Empfindlichkeit gegenüber Berührung und Schmerz war hoch auf der rechten Seite und auf der linken gering. Das linke Nasenloch war überempfindlich gegenüber Gerüchen, während das rechte geschwollen war und unempfindlich gegenüber Gerüchen. (Die Nervenbildungen der Hemisphären mit den Nasenlöchern sind die einzigen, die sich nicht überkreuzen. Siehe Anhang II.) Die rechte Pupille war groß, auf der rechten Seite gab es übermäßige Speichelproduktion, sehr starke Schweißabsonderung an der Handfläche und Fußsohle und extrem starke Abdominalreflexe. Ihre linke Körperseite zeigte die entgegengesetzten Symptome: kleine Pupille, keinen Speichelfluß und keine Schweißabsonderung und keine Abdominalreflexe. Das gesamte Erscheinungsbild deutete auf Aktivierung der linken Hemisphäre und Hemmung der rechten.

Während dieser Zustand einige Zeit stabil zu sein pflegte, konnte ein unerwarteter starker Reiz einen völligen Umschwung auslösen. Dann kehrten sich die neurologischen

Symptome um, und gleichzeitig wurde die Patientin tatsächlich eine andere Person. In diesem Zustand war sie:

> ... impulsiv, verantwortungslos, bösartig und rachsüchtig... Sie steckte voller Rebelion gegen Autorität und voller Hass gegen die Menschen ihrer Umgebung; in dieser Phase war die Patientin außerordentlich aggressiv, gebrauchte Schimpfwörter und verschüchterte andere Patienten mit Greuelmärchen über staatliche Krankenhäuser, sexuelle Beziehungen, usw.; mehrmals war es nötig, sie in die geschlossene Abteilung zu bringen oder sogar allein einzuschließen.

In diesem Zustand war die Patientin auf der linken Seite überempfindlich und taub auf der rechten. Tatsächlich waren alle neurologischen Symptome der anderen Persönlichkeit umgekehrt. Es scheint, daß die rechte Hemisphäre der Patientin aktiv war und die linke gehemmt.

Wenn die Patientin sich in dem einen Geisteszustand befand, war sie sich überhaupt nicht ihrer anderen Persönlichkeit bewußt. Offensichtlich war die inaktive Hemisphäre so gründlich gehemmt, daß sie keine Erinnerung an die Zeiten besaß, in denen sie aktiv war.

Dem Krankheitsbild dieser Patientin scheint eine Funktionsstörung des normalen Vorgangs zugrundezuliegen, in dem eine Hemisphäre aktiver wird und die andere inhibiert. Beim Gesunden ist das Ungleichgewicht nicht so drastisch – die inhibierte Hemisphäre bleibt so weit auf der Hut, daß sie merkt, was geschieht, und funktionstüchtig bleibt. Diese Patientin schien wirklich zwischen den *Extremen des Ungleichgewichts der Aktivierung zu schwanken, wie nach einer Hemisphärektomie.* So entwickelte jede Hemisphäre ihre eigene sich selbst genügende Sprachfähigkeit und Persönlichkeit.

Das Vernachlässigungssyndrom

Beim gesunden Menschen haben die beiden Hemisphären eine gesunde Arbeitsbeziehung, die auf Spezialisierung basiert. Wie wir gesehen haben, werden verbale Aufgaben von der linken und räumliche von der rechten Seite erledigt. Eine weitere Pflichtenaufteilung ist das natürliche Resultat der Tatsache, daß sich die sensorischen Nervenbahnen zu den Hemisphären überkreuzen: Da das linke Gehirn die Dinge auf der rechten Seite sieht und fühlt, hat es die Aufgabe, auf alles, was sich auf der rechten Seite ereignet, zu reagieren. Entsprechend kümmert sich das rechte Gehirn um alles, was sich auf der linken Seite abspielt.

Diese Links-Rechts-Aufteilung der Pflichten wird sehr deutlich nach der Schädigung einer Seite des Gehirns. Eins der häufigsten Symptome nach einer rechtsseitigen Schädigung ist die völlige Vernachlässigung alles Geschehens auf der linken Seite. Ein Patient kann zum Beispiel nur die rechte Gesichtshälfte rasieren, kann vergessen, den linken Pantoffel zu tragen, und kann seinen Bademantel anziehen, ohne den linken Arm durch den Ärmel zu stecken.[31] Oft essen die Patienten nur von der rechten Seite ihres Tabletts und machen Zeichnungen, in denen sie die linke Seite völlig auslassen.

In den meisten Fällen[32] sind Gesichtssinn und Tastsinn auf der linken Seite geschädigt, aber die Symptome gehen weit über das hinaus, was sich durch diesen Verlust der Sinneswahrnehmung erklären ließe. Wenn zum Beispiel jemand von der linken Seite zu einem Patienten spricht, kann es sein, daß er überhaupt nicht darauf reagiert. Er reagiert dagegen, wenn der Klang von der rechten Seite kommt – sogar wenn der Sprecher für ihn nicht sichbar ist.[33] Wenn ein Patient mit Vernachlässigungssyndrom ein Bild zeichnet und Einzelheiten auf der linken Seite ausläßt, dann besteht das Problem nicht einfach im Verlust des Gesichtssinns auf der linken Seite, denn mit kleinen Augenbewegungen kann er leicht die linke Seite des Bildes sehen. Das Problem scheint eher darin zu bestehen, daß die andere Hemisphäre die Gewohnheit hat, sich um jene Seite zu kümmern.

In vielen Fällen hebt der Patient den linken Arm nicht, wenn man ihn dazu auffordert, obgleich er bei anderer Gelegenheit den Arm problemlos gebraucht. Manchmal bestreitet der Patient, daß der Arm ihm gehört - selbst wenn der Arzt ihn hochhält, so daß er ihn sehen kann. In einem gewissen Sinne hat der Patient recht, wenn er sagt, daß der linke Arm »jemand anders« gehört. Das linke Gehirn ist tatsächlich daran gewöhnt, daß »jemand anders« für den Arm zuständig ist: Der »Jemand Anders« ist natürlich des Patienten eigenes geschädigtes rechtes Gehirn.

Im allgemeinen ist das Vernachlässigungssyndrom unmittelbar nach einem Unfall, bei dem die Schädigung abrupt eintrat, am schwersten. Die auffälligsten Erscheinungen der Vernachlässigung dauern gewöhnlich nicht länger als einige Wochen.[34] Die Behandlung besteht hauptsächlich darin, das linke Gehirn des Patienten davon zu überzeugen, daß es aufhören muß, die Untätigkeit der linken Seite auf seine Weise zu rationalisieren, und daß es beginnen muß, die Verantwortung für Dinge zu übernehmen, um die sich vorher das geschädigte rechte Gehirn gekümmert hat.[35]

Die Spezialisierung des linken und rechten Gehirns

Fähigkeiten des linken Gehirns	Fähigkeiten des rechten Gehirns
Sprache (gesprochene)	Verstehen von Metaphern
Lesen	
Schreiben	Erkennen von Gesichtern
Konsolidierung im Wortgedächtnis	
abstrakte Kategorisierung	Zuständigkeit für die linke Körperseite und den visuellen Raum
musikalische Fertigkeiten	räumliche Wahrnehmung

Fähigkeiten des linken Gehirns	Fähigkeiten des rechten Gehirns
feine Handfertigkeiten	Fähigkeit, sich »zurechtzufinden«
	Überbrückung von Lücken in der visuellen Wahrnehmung
	musikalisches Empfinden
Fähigkeit, mehr als ein Ding gleichzeitig zu sehen	Konsolidierung im Formgedächtnis
Unterscheidung zwischen links und rechts	
Einzelheiten in Zeichnungen	angemessene *Form* bei Zeichnungen
Standford-Binet-Handlungs-IQ (schwach)	Stanford-Binet-Handlungs-IQ (schwach)
verbaler IQ bei Wechsler und Stanford-Binet Tests (schlechter)	Wechsler-Handlungs-IQ (schwach)

KAPITEL 11

Das gesunde Gehirn

Wenngleich die beiden Hemisphären eines Gesunden sensorische Information austauschen können, ist diese Information »aus zweiter Hand« nicht so lebendig wie die direkte Information von der gegenüberliegenden Köperseite. Alle Unterschiede zwischen links und rechts jedoch, die wir an Patienten mit durchtrenntem Gehirn beobachtet haben, lassen sich auch an Gesunden demonstrieren, wenn auch weniger drastisch.

Der Leser selbst kann das mit einem einfachen Experiment beweisen (s. Fig. 16): *Blicken Sie starr auf die Nase* des einen und des anderen Gesichts und entscheiden Sie, welches von beiden glücklicher aussieht. Durch die Fixierung der Augen auf die Nase wird jede Hälfte des abgebildeten Gesichts von einer anderen Hälfte des Gehirns wahrgenommen. Obgleich das linke Gehirn eine widersprüchliche Information erhält, dominiert im allgemeinen der Eindruck des rechten Gehirns, da es mehr auf Gesichter und nichtverbale Information spezialisiert ist. Julian Jaynes[1], der dieses Experiment entworfen hat, hat es an nahezu tausend Personen erprobt und festgestellt, daß 80% der Rechtshänder sa-

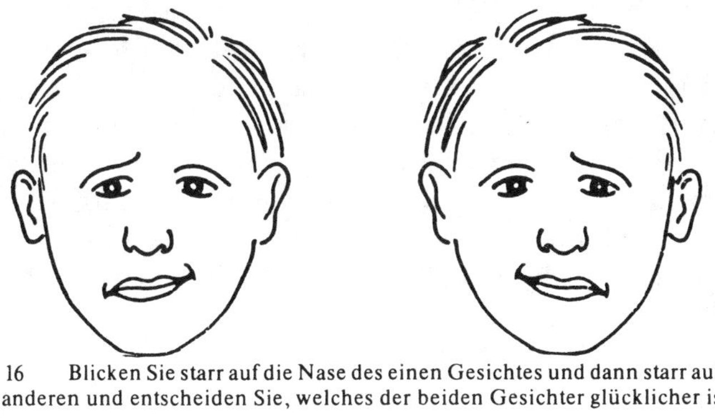

Fig. 16 Blicken Sie starr auf die Nase des einen Gesichtes und dann starr auf die des anderen und entscheiden Sie, welches der beiden Gesichter glücklicher ist.

gen, daß das rechte Gesicht glücklicher ist.[2] Die Reaktion auf die linke Seite des Gesichts (vom Betrachter aus gesehen) zeigt natürlich, daß bei der Entscheidung das rechte Gehirn dominiert. (Die beiden Gesichter sind in Wirklichkeit bis auf die Seitenvertauschung identisch.)

Wenn Gesichter kurz auf das eine oder andere Gesichtsfeld projiziert werden, identifizieren die meisten Menschen sie im linken mit größerer Sicherheit. Wenn man dasselbe mit Worten macht, ist das rechte Gesichtsfeld sicherer.[3] Wenn wir die *Fehlerarten* analysieren, die beim Identifizieren von Worten auf der einen oder anderen Seite gemacht werden, können wir feststellen, daß die beiden Hemisphären deutlich verschiedene Strategien benutzen. Die bei der Projektion auf das linke Gesichtsfeld gemachten Fehler betreffen häufig Worte, die ähnlich *aussehen*. Das deutet darauf hin, daß die rechte Hemisphäre dazu tendiert, sich visuell an das Wort zu erinnern. Fehler bei Worten, die auf das rechte Gesichtsfeld projiziert werden, betreffen eher Worte, die ähnlich *klingen*, worin sich die Tendenz des linken Gehirns ausdrückt, sich verbal an Worte zu erinnern.

Da das linke Gehirn in Worten denkt, ist es für gewöhnlich bei solchen Aufgaben im Vorteil, in denen verbale Vermittlung von Nutzen ist. Wenn zum Beispiel eine schräg verlaufende Linie auf eins der Gesichtsfelder projiziert wird und die Versuchsperson aufgefordert wird, sie zu charakterisieren, ist das linke Gehirn (das rechte Gesichtsfeld) sicherer in der Auswahl des korrekten Ausdrucks für die Schräglage, wenn die einzigen Möglichkeiten durch »vertikal«, »horizontal« und »geneigt« vorgegeben sind. Wenn die Anzahl der möglichen Schräglagen so vergrößert wird, daß es nicht mehr praktisch ist, sich an das Gesehene verbal zu erinnern, ist das rechte Gehirn im Vorteil.[4] Das linke Gehirn ist also nicht nur bei verbalem Material sondern auch bei leicht zu verbalisierenden Problemen dem rechten überlegen.

Serielles und paralleles Denken

Wir haben bereits gesehen, daß das linke Gehirn dazu tendiert, seriell, d. h. Schritt für Schritt, zu denken, während das rechte Gehirn eine Methode des parallelen Denkens verwendet. Diesen Unterschied in der Strategie der Informationsverarbeitung hat man an Gesunden nachgewiesen, indem man ihre Reaktionszeit bei Aufgaben gemessen hat, die dem linken oder rechten Gesichtsfeld präsentiert wurden.[5] In diesem Fall bestand die Aufgabe darin, zu erkennen, ob das jeweilige Wort in einer Gruppe von Worten enthalten war, die vorher dem Gedächtnis eingeprägt worden waren. Die Versuchspersonen wurden aufgefordert, einen Knopf mit »Ja« oder »Nein« zu drücken, sobald sie wußten, ob das Wort zur Gruppe der memorierten Worte gehörte.

Wenn das Wort auf das rechte Gesichtsfeld projiziert wurde, vergrößerten sich die Reaktionszeiten mit der Anzahl der memorierten Worte. Das zeigt, daß das linke Gehirn die serielle Methode anwendete, indem es das gesehene Wort mit jedem der memorierten Worte Wort für Wort verglich. Wenn man diese Methode anwendet, braucht man natürlich, je mehr Worte zu vergleichen sind, desto mehr Zeit zum Reagieren.

Wenn das Wort auf das linke Gesichtsfeld projiziert wurde, blieb die Reaktionszeit dieselbe, gleichgültig, wie viele Worte in der memorierten Gruppe waren. Das rechte Gehirn scheint also eine Methode des parallelen Vergleichs angewendet zu haben, bei der die Entscheidung getroffen wurde, ohne jedes einzelne Wort für sich zu überprüfen. Wenn die Anzahl der im Gedächtnis zu behaltenden Dinge sehr groß wird (wie bei der Wiedererkennung von Gesichtern oder Bildern), ist diese Methode unerläßlich.

Zweigleisige Hörtests

Eine der einfachsten Untersuchungen zur Dominanz einer Gehirnhälfte ist der zweigleisige Hörtest. Ein gutes Stereotonbandberät mit Stereokopfhörern ist alles, was man für den Test braucht. Man verwendet eine spezielle Tonbandaufnahme, die dem linken und rechten Ohr verschiedene Worte oder Geräusche darbietet. Jedes Ohr hat zwar direkte Nervenverbindungen zu beiden Gehirnhälften, aber die Verbindung zur gegenüberliegenden Seite ist etwas stärker. Wenn den beiden Ohren verschiedene, aber gleich starke akustische Signale dargeboten werden, tendiert das eine oder andere Ohr zur Dominanz, je nachdem welche Hemisphäre besser befähigt ist, das Dargebotene zu interpretieren.[6]

Wenn zum Beispiel dem linken und rechten Ohr gleichzeitig verschiedene Worte diktiert werden, berichtet die Versuchsperson vorwiegend von den Worten, die das rechte Ohr hört. Obgleich beide Signale die gleiche Lautstärke haben, hört die *linke* Hemisphäre das dem rechten Ohr dargebotene Wort besser. Da die linke Hemisphäre der Spezialist für Sprache ist, siegt ihre Interpretation des Gehörten im allgemeinen über die konkurrierende Interpretation der rechten Hemisphäre.

Wenn jedoch den beiden Ohren gleichzeitig verschiedene *nichtsprachliche* Geräusche dargeboten werden, kehrt sich der Effekt um, und es besteht die Tendenz, von dem Signal zu berichten, das an das linke Ohr dringt. In diesem Fall hat die *rechte* Hemisphäre einen leichten Vorteil, weil sie sich auf nichtsprachliche Geräusche spezialisiert.

Zweigleisige Hörtests hat man (in vereinfachter Form) auch bei Kindern, die erst drei Jahre alt waren, durchgeführt und ist dabei im wesentlichen zu denselben Ergebnissen gelangt.[7] Unterhalb dieses Alters ist es schwierig, irgendeinen Test durchzuführen, der von dem Kind die Befolgung von Anweisungen erfordert. Kürzlich hat jedoch Anne Entus von der McGill Universität in Kanada über eine raffinierte

Testmethode für erst drei Monate alte Kinder berichtet. Da das Baby nicht sprechen kann, wird seine Reaktion gemessen, indem man aufzeichnet, wie schnell es *an einem speziellen Schnuller saugt, der die Druckunterschiede registriert.* Eine Veränderung des Geräusches in seinen Kopfhörern veranlaßt das Baby zu schnellerem Saugen. Die Beschleunigung des Saugens wird also durch die Stärke und Art der Veränderung des Geräusches hervorgerufen, das das Baby hört.

Wenn den beiden Ohren miteinander konkurrierende Signale dargeboten werden und nur *eins* der Signale verändert wird, beschleunigt das Baby sein Saugen nur, wenn die Veränderung für das Ohr stattgefunden hat, das gerade dominierte. Das Experiment wurde mit sprachlichen Lauten wie »ma«, »ba«, »de« und mit Instrumentalmusik durchgeführt. Insgesamt wurden 48 Säuglinge mit einem Durchschnittsalter von ungefähr drei Monaten getestet.

Man fand bei 79 % der Kinder eine starke Überlegenheit des rechten Ohres (des linken Gehirns) für Sprache. Die Musiktests zeigten eine Überlegenheit des linken Ohres (des rechten Gehirns) bei 71 % der Kinder.[8]

Da diese Prozentanteile sehr nahe bei denen liegen, die man in zweigleisigen Hörtests bei älteren Kindern und Erwachsenen festgestellt hat, scheint es, daß die Tendenz, Sprache mit dem linken Gehirn und Musik mit dem rechten wahrzunehmen, eine angeborene Eigenschaft ist. In diesem Entwicklungsstadium sind die höheren Teile des kindlichen Gehirns und das Corpus callosum noch nicht einmal voll ausgebildet. Tatsächlich bedeuten Sprache und Musik als solche dem Säugling noch nichts; aber die Nervenverbindungen zeigen schon, daß das linke Gehirn sprachliche Laute bevorzugt und das rechte Musik!

Studien an den elektrischen Strömen der beiden Gehirnhälften

EEG-Aufzeichnungen (Elektroenzephalogramme) sind sehr gute Mittel zur Beobachtung der elektrischen Aktivitäten des Gehirns. Hierbei werden elektrische Kontakte an verschiedenen Stellen der Kopfhaut befestigt, um die durchschnittliche elektrische Aktivität der Millionen von Neuronen im Bereich des jeweiligen Kontakts zu messen. Zwar ist das fast so, als wenn man einen Computer durch Anlegen eines Kontakts an der *Außenwand* seines Schranks testen wollte, aber es lassen sich doch gewisse grobe Muster beobachten. So ist zum Beispiel der »elektrische Sturm« eines epileptischen Anfalls deutlich im EEG sichtbar.

Wenn das gesunde Gehirn wach, aber untätig ist, beherrschen das EEG ununterbrochene Wellen elektrischer Aktivität, die man Alphawellen nennt. Der Alpharhythmus scheint einen »Leerlaufzustand« darzustellen, da er ein Maximum erreicht, wenn die Augen geschlossen sind und der Geist vollständig von allen Gedanken entleert ist (wie bei der Meditation). Wenn die Augen geöffnet werden oder ein Denkvorgang einsetzt, verringert sich der Alpharhythmus proportional zur Stärke der Erregung.

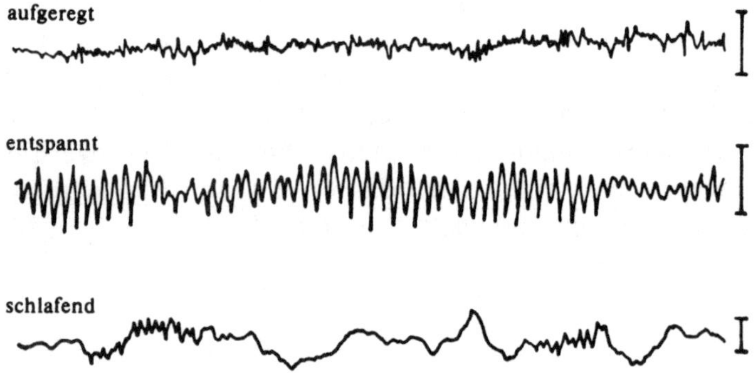

Fig. 17 Typische EEG-Aufzeichnungen.

1972 versuchten Galin und Ornstein am University of California Medical Center *getrennte* EEG-Aufzeichnungen von den Signalen der linken und rechten Seite des Gehirns zu machen, während die Versuchsperson verbale oder räumliche Aufgaben absolvierte. Das Ergebnis war die aufregende Bestätigung, daß Gesunde dazu neigen, mit der einen oder anderen Seite des Gehirns zu denken. Wenn die Versuchsperson eine verbale Aufgabe erledigte, war der Alpharhythmus auf der linken Seite vermindert, blieb aber auf der rechten unverändert. Das rechte Gehirn war also weiterhin untätig, während das linke das Problem bearbeitete! Räumliche Aufgaben brachten die entgegengesetzten Ergebnisse und zeigten damit an, daß das rechte Gehirn arbeitete.

Das Experiment wurde an sechs gesunden Versuchspersonen durchgeführt.[9] Jeder Versuchsperson wurden zwei verschiedene dreiminütige Aufgaben gestellt, die so angelegt waren, daß sie das linke oder rechte Gehirn beanspruchten. Die Aufgabe für das linke Gehirn bestand darin, alle Tatsachen aus einem Zeitungsartikel niederzuschreiben, den die Versuchsperson gerade gelesen hatte. Die Aufgabe für das rechte Gehirn bestand darin, ein Muster, das gerade dem Gedächtnis eingeprägt worden war, aus 16 vielfarbigen Blöcken zu konstruieren. Elektrische Signale aus dem Bereich oberhalb des linken und rechten Ohrs der Versuchspersonen wurden elektronisch so gefiltert, daß nur das *Verhältnis* zwischen der Signalstärke der Alphawellen von rechts und links gemessen wurde.

Eine Verhältniszahl (Quotient rechts/links), die größer als 1 ist, bedeutet also Aktivierung der linken Hemisphäre, während eine Verhältniszahl, die kleiner als 1 ist, anzeigt, daß die rechte Hemisphäre aktiver ist. Die Resultate sehen so aus:

EEG Alpha-Verhältnis R/L

Versuchsperson	Schreiben	Blöcke
1a	1,63	0,37
1b (zweiter Test)	1,69	0,42
2	1,00	0,81
3	0,99	0,74
4	1,00	0,81
5	1,14	0,46
6	1,47	1,07
Geometrisches Mittel:	1,24	0,62

Obwohl alle Versuchspersonen eine Veränderung in der geistigen Aktivität der linken und rechten Seite in der vorhergesagten Richtung aufwiesen, waren die Abweichungen bei den einzelnen doch gewaltig. Die Versuchsperson Nummer 2 zeigte die geringste Veränderung (23 Prozent). Das deutet wahrscheinlich auf die Tendenz hin, beide Hemisphären zusammen für alle Arten von Aufgaben einzusetzen.

Das andere Extrem war Versuchsperson Nummer 1, die eine so starke Veränderung im Alphaverhältnis (4:1) zeigte, daß die ungläubigen Versuchsleiter einen zweiten Test durchführten. Dieses hohe Verhältnis deutet darauf hin, daß sie in hohen Maße die eine oder die andere Hemisphäre benutzte, je nachdem welche für das Problem am geeignetsten war.

Wenn wir etwas tun, wobei die eine Hemisphäre stark aktiviert ist und die andere untätig ist, dann ist die eine Hemisphäre in hohem Grade »unaufmerksam«. So kann die eine Hemisphäre etwas lernen, während die andere nichts aufnimmt. Darum fällt es uns auch so schwer, anderen eine Aufgabe zu erklären, die wir als Aufgabe des rechten Gehirns nichtverbal gelernt haben. Unser verbales Gehirn *weiß nicht*, wie die Aufgabe ausgeführt wird, weil es nicht aufgepaßt hat.

Studien zur Augenbewegung

Da jede Hemisphäre in erster Linie für die gegenüberliegende Körperseite zuständig ist, machen die Augen eine reflexartige Bewegung zur gegenüberliegenden Seite, wenn die eine Gehirnhälfte aufmerksam wird. Die Aktivierung der *linken* Hemisphäre ruft also eine Augenbewegung nach *rechts* hervor, weil die rechte Seite des Körpers der linken Hemisphäre untersteht.

Diese Augenbewegung, weg von der aktivierten Seite des Gehirns, ist ein ausgezeichneter Indikator dafür, welche Hemisphäre gerade benutzt wird. Wenn jemandem eine Frage gestellt wird, pflegen seine Augen einen Moment nach links oder rechts zu blicken, während er sich die Antwort überlegt. Wenn die Frage eine verbale ist, wird die Augenbewegung im allgemeinen nach rechts gehen und so die Aktivierung der linken Hemisphäre anzeigen. Wenn eine Frage gestellt wird, die räumliches Denken verlangt, bewegen sich die Augen meistens nach der linken Seite.

Über ein typisches Experiment zur Augenbewegung wurde kürzlich von Raquel und Rubin Gur von der Stanford University berichtet.[10] Sie stellten 49 männlichen Collegestudenten verbale und räumliche Fragen, während eine verborgene Fernsehkamera ihre Augenbewegungen aufzeichnete. Die verbalen Fragen erforderten sprachliche Erklärungen von Sprichwörtern, wie etwa: »Rom wurde nicht an einem Tag erbaut«, oder »Es ist nicht alles Gold, was glänzt«. Die räumlichen Fragen verlangten alle eine innere visuelle Vorstellung; zum Beispiel: »Stellen Sie sich vor, Sie sitzen vor einer Schreibmaschine. Wo liegt der Buchstabe R in Bezug auf B?« oder: »Wo liegt Chicago in Bezug auf Minneapolis?«.

Als man die Ergebnisse zusammenstellte, fand man, daß die Augen sich bei verbalen Fragen in 64 Prozent der Fälle nach rechts bewegten, hingegen bei räumlichen Fragen nur in 31 Prozent der Fälle.

Da es bei verbalen Fragen mehr als doppelt so viele Augenbewegungen nach rechts gab als bei räumlichen Fragen, hat es den Anschein, daß die meisten Studenten zur Lösung der jeweiligen Aufgabe die geeignete Gehirnhälfte heranzogen. Diese Wahl der geeigneten Hemisphäre verschwand jedoch fast vollständig, als das Experiment in der Weise wiederholt wurde, daß der Versuchsleiter der Versuchsperson *gegenüber*saß und nicht hinter ihr. Anstatt die Augen in der Richtung zu bewegen, die den Gebrauch der für den Fragetyp geeigneten Hemisphäre anzeigte, bewegte jede Versuchsperson jetzt ihre Augen nach einem bestimmten Muster, ganz unabhängig von dem Typ der Frage.

Es zeigte sich, daß die Anspannung durch den Blickkontakt mit dem Versuchsleiter die Versuchsperson dazu brachte, sich auf die Hemisphäre zu verlassen, auf die sie sich *gewohnheitsgemäß* am meisten stützte. Die meisten Versuchspersonen fielen, wenn sie wirklich unter Druck standen, auf den Gebrauch der alterprobten Gehirnhälfte zurück. Während bei unsichtbarem Versuchsleiter nur 16 Prozent der Versuchspersonen die Augen in der gewohnten Richtung bewegten, anstatt in der angemessenen, fielen 71 Prozent in die gewohnte Blickrichtung zurück, sobald der Versuchsleiter ihnen gegenübersaß.[11]

Da die geistige Leistungsfähigkeit mit Sicherheit leidet, wenn nicht die geeignete Hemisphäre benutzt wird, könnte die Mehrzahl dieser Studenten ihre Leistung, wenn sie unter Druck stehen, erheblich steigern, wenn sie nur die Gewohnheit durchbrechen könnten, eine Hemisphäre zu bevorzugen.

Als die Versuchspersonen nach ihrer gewohnten Augenbewegung (wenn sie dem Versuchsleiter gegenübersaßen) in Gruppen von »nach rechts Blickenden«, »nach links Blikkenden« und »nicht Festgelegten« eingeteilt wurden, stellte man einige sehr interessante Persönlichkeitskorrelationen fest. Diese Klassifikation ist ein guter Indikator dafür, welche Hemisphäre am leichtesten zu aktivieren ist und unabhängig vom Typ der Aufgabe bevorzugt wird. Jeder Mensch hat demnach einen gewohnheitsmäßigen »kognitiven Stil«, der seine Persönlichkeit und Fähigkeiten zum Teil determiniert.

Im allgemeinen haben die »nach rechts Blickenden« die für das linke Gehirn typische Tendenz, Naturwissenschaften im Hauptfach zu studieren, während die »nach links Blickenden« öfter Geisteswissenschaften und Sozialwissenschaften im Hauptfach studieren. Die »nicht Festgelegten« fallen irgendwo dazwischen, da bei ihnen keine Bevorzugung des linken oder rechten Gehirns festliegt. In einem weiteren Versuch zur Charakterisierung des Persönlichkeitstyps der »nach links Blickenden« und der »nach rechts Blickenden« wurde an 28 rechtshändigen männlichen Versuchspersonen, die vorher aufgrund ihrer Augenbewegung klassifiziert worden waren, ein Test durchgeführt, der darauf angelegt war, charakterisitische Verteidigungsmechanismen festzustellen.[12]

Die Ergebnisse dieses Tests zeigten bei den »nach links Blickenden« und bei den »nach rechts Blickenden« entgegengesetzte Tendenzen. Die »nach rechts Blickenden« hatten eine starke Neigung, ihre Probleme durch Verlagerung nach außen zu bewältigen und »ein reales oder vermutetes frustrierendes Objekt anzugreifen«. Die »nach links Blikkenden« hingegen tendierten dazu, Probleme auf direkte und verinnerlichte Weise durch eine »Umkehrung« zu bewältigen: Die »Umkehrung« besteht aus einer Verdrängung oder »einer positiven oder neutralen Reaktion auf ein frustrierendes Objekt«.

Da Verdrängungen oft mit psychosomatischen Beschwerden wie Kopfschmerzen und Magengeschwüren in Verbindung gebracht werden, gab man den Versuchspersonen auch noch einen Fragebogen zu ihrem körperlichen Wohlbefinden. Die »nach links Blickenden« berichteten im Durchschnitt von 9,5 psychosomatischen Symptomen, während die »nach rechts Blickenden« im Durchschnitt nur von 5,5 berichteten.

Emotionaler Gehalt und Augenbewegung

Da das rechte Gehirn der Spezialist für emotionale Angelegenheiten ist, müßte man erwarten, daß emotionale Fragen einen Blick nach links hervorrufen. Forscher von der Harvard University haben von einem Experiment berichtet[13], das diese Erwartung nicht nur bestätigte sondern auch demonstrierte, wie weit andere Faktoren bei der Aktivierung der einen oder der anderen Hemisphäre ins Spiel kommen können.

Wenn wir diese Resultate mit unseren früheren Befunden über den gewohnheitsmäßigen kognitiven Stil kombinieren, dann hat es den Anschein, als wäre die *Aktivierung einer Hemisphäre* durch eine Frage die kombinierte Wirkung mehrerer Tendenzen:

1. Die Tendenz des rechten Gehirns, sich auf emotionale Angelegenheiten zu spezialisieren.
2. Die Tendenz des rechten Gehirns zur Spezialisierung auf nichtverbales Denken und des linken Gehirns auf verbales Denken.
3. Die Tendenz des jeweiligen Menschen, sich auf das rechte oder linke Gehirn zu verlassen, eine persönlichkeitsgebundene Eigenschaft, die mit der gewohnheitsmäßigen Methode des Problemlösens zusammenhängt.

Zwar ist der genaue Mechanismus des Auswahlprozesses für die Aktivierung einer Hemisphäre unbekannt, aber er kann als Resultat einer Art von Konkurrenz verstanden werden. Wenn jede Hälfte des Gehirns für sich bewußt ist und »die Frage anhört«, dann wird eine der beiden »stärker das Gefühl haben«, daß sie die Aufgabe lösen kann.

Obgleich zu jedem Zeitpunkt das eine oder das andere Bewußtsein zu dominieren scheint, ist es offensichtlich, daß bei einem Gesunden jede Hemisphäre die Mithilfe der anderen in Anspruch nehmen kann. Zum Beispiel können wir leicht verbal beschreiben, was wir in unserem linken Gesichtsfeld sehen oder was wir mit unserer linken Hand fühlen. Diese Information kommt natürlich vom rechten Gehirn über das Corpus callosum. Unser verbales Bewußtsein kann sogar solche Fähigkeiten des rechten Gehirns wie das Erkennen von Gesichtern heranziehen, ohne das bewußte Kommando an das rechte Gehirn abzugeben.

Es hat den Anschein, daß im gesunden Gehirn der Konkurrenzmechanismus, der der einen der beiden Hemisphären das bewußte Kommando überträgt, die andere Hemisphäre nicht notwendigerweise von der Mithilfe auf einer automatischen Ebene ausschließt.[14] Dieser Auswahlmechanismus läßt Konflikte nicht entstehen, aber ermöglicht es trotzdem, daß nichtüberlappende Funktionen in der anderen Gehirnhälfte genutzt werden. Zum Beispiel kann das linke Gehirn die motorischen Fähigkeiten des rechten Gehirns nutzen, um mit der linken Hand zu schreiben.

Die Patienten mit durchtrenntem Gehirn verlieren diese Fähigkeit in hohem Maße. Als zum Beispiel ein solcher Patient aufgefordert wurde, mit den Fingern beider Hände zu klopfen, während er sprach, hörte seine rechte Hand zu klopfen auf, als er nach einer verbalen Antwort suchte.[15] Ein Gesunder hat dieses Problem nicht, weil seine rechte Hemisphäre das Klopfen aufrechterhalten kann, während die linke mit Denken beschäftigt ist. Obgleich ein Gesunder nur eine *bewußte* Gedankenkette auf einmal haben kann, kann er mit Leichtigkeit andere automatische Handlungen ausführen, während er denkt. Sprechen und Steuern eines Autos sind zum Beispiel miteinander verträglich, solange das Fahren Routinesache ist.

Es kann sein, daß wir das wunderbare und komplexe Zusammenwirken des Menschengeistes nie vollkommen verstehen werden. Wenn auch die Einsichten, die wir dargelegt haben, zweifellos zu stark vereinfacht sind, ist dies doch ein wichtiger erster Schritt. Der Geist des Menschen hat endlich seine eigene Dualität entdeckt. Das geheimnisvolle Zusammenwirken von Logik und Intuition, das bis jetzt dem Zufall überlassen war, läßt sich jetzt endlich verstehen und ermutigen.

ANHANG

I

Symptome der Gehirnschädigung im Vergleich zur Seite der Schädigung

Die folgende Tabelle ist einem ausgezeichneten Aufsatz von Hécaen und Sauguet (1971) entnommen. Der ursprüngliche Aufsatz beschäftigte sich zwar vorwiegend mit der Linkshändigkeit, aber die Aufstellung der Symptome im Vergleich zur Seite der Schädigung bei 560 Patienten ist außerordentlich interessant als Hinweis darauf, welche Hemisphäre jeweils vorrangig für eine Fähigkeit zuständig ist. Die Zahlen in den Kolumnen »p« geben die statistische Wahrscheinlichkeit an, mit der die beobachtete Verteilung zwischen links und rechts durch Zufall auftreten könnte (»ns« bedeutet »statistisch nicht signifikant«). Die Gesamtzahl der untersuchten Patienten setzte sich wie folgt zusammen:

293 Rechtshänder mit Schädigung des linken Gehirns (Läsion)
194 Rechtshänder mit Schädigung des rechten Gehirns
47 Linkshänder mit Schädigung des linken Gehirns
26 Linkshänder mit Schädigung des rechten Gehirns

Die Bedeutung der meisten medizinischen Fachausdrücke ist im Glossar zu finden.

	RECHTSHÄNDER			LINKSHÄNDER		
	links-seitige Läsion %	rechts-seitige Läsion %	p	links-seitige Läsion %	rechts-seitige Läsion %	p
Störungen der gesprochenen Sprache						
Störungen der Artikulation	13	0	0,0005	18	4	ns
Störungen der Benennung	38	0	0,0005	31	12	ns
Verständnis	33	0	0,0005	11	8	ns
Paraphasien	13	0	0,0005	10	12	ns
Störungen des Lesens						
Buchstaben	10	0	0,0005	13	4	ns
Worte	16	0	0,0005	14	8	ns
Ziffern	8	0	0,0005	9	8	ns
Zahlen mit 2-3 Ziffern	16	3	0,0005	21	8	ns
Zahlen mit mehr als 3 Ziffern	28	6	0,0005	26	12	ns
Einfache Befehle	23	1	0,0005	22	8	ns
Komplexe Befehle	33	1	0,0005	31	8	0,10
Text	38	16	0,0005	58	23	0,025
»Räumliche« Dyslexie	1	22	0,0005	7	31	0,01
Störungen des Schreibens						
Buchstaben / Worte	29	2	0,0005	18	12	ns
Sätze	44	4	0,0005	44	16	0,05
Geschichte	44	4	0,0005	39	14	ns
Abschreiben	20	3	0,0005	26	10	ns
Rechtschreibung	30	2	0,0005	18	5	ns
Ziffern	12	0	0,0005	7	4	ns
Zahlen	30	1	0,0005	29	8	0,10
»Räumliche« Dysgraphie	4	25	0,0005	9	31	0,01
Störungen des Rechnens						
Anarithmetie	53	18	0,0005	56	15	0,01
Kopfrechnen	54	5	0,0005	38	10	ns
Arithmetische Zeichen	23	6	0,01	21	10	ns
Erkennen der Position von Ziffern in Zahlen	44	18	0,0005	25	29	ns
»Räumliche« Dyskalkulie	0	19	0,0005	2	27	ns
Zählen	3	25	0,0005	4	23	ns

	RECHTSHÄNDER			LINKSHÄNDER		
	links-seitige Läsion %	rechts-seitige Läsion %	p	links-seitige Läsion %	rechts-seitige Läsion %	p
Apraxien						
Ideatorische Apraxie	1	0	ns	2	0	ns
Ideomotorische Apraxie	10	0	0,0005	2	0	ns
Konstruktionsapraxie	25	45	0,0005	26	59	0,005
Apraxie beim Ankleiden	0	16	0,0005	9	9	ns
Störungen der Somatognosie						
Rechts-links-Orientierung						
am Patienten	2	0	ns	2	0	ns
am Beobachter	10	5	0,10	12	17	ns
Fingererkennung						
Benennung	19	1	0,0005	13	8	ns
verbale Bestimmung	14	1	0,0005	3	9	ns
Nichtverbale Bestimmung	5	1	0,05	0	8	ns
Autotopognosie	3	0	0,05	2	4	ns
Hemiasomatognosie	0	9	0,0005	4	13	ns
Störungen der visuellen Erkennung						
I Räumliche Daten						
Räumliche Desorientierung	2	11	0,0005	0	17	ns
Einseitige räumliche Agnosie	0	31	0,0005	5	32	0,001
Topographische Vorstellungen	8	16	0,01	9	9	ns
Vorstellung der Tiefe	2	6	0,01	2	9	ns
Metamorphopsie	6	10	0,05	11	12	ns
Subjektive visuelle Koordinaten	21	41	0,0005	20	38	0,10
II Erkennung von Bildern und Farben						
Erkennung von komplexen figürlichen Bildern	1	4	0,05	0	0	ns
Erkennung von Formen bekannter Symbole	4	7	0,05	4	5	ns
Benennung von Farben	15	0	0,0005	16	0	ns
Klassifikation von Farben	16	4	0,0005	12	0	ns
Farbvorstellung	5	0	0,0005	3	0	ns
Farbbezeichnung	5	0	0,0005	9	0	ns

II

Nervenverbindungen zu den Hemisphären des Gehirns

FUNKTION	LINKES GEHIRN (verbal)	RECHTES GEHIRN (nichtverbal)
Sehen	rechte Hälfte des Gesichtsfeldes, beide Augen	linke Hälfte des Gesichtsfeldes, beide Augen
Riechen	linkes Nasenloch	rechtes Nasenloch
Hören	beide Ohren (etwas stärker rechts)	beide Ohren (etwas stärker links)
Tasten (Druck- und Berührungssinn)	rechte Seite, grobe Wahrnehmungen links, beide Seiten des Kopfes	linke Seite, grobe Wahrnehmungen rechts, beide Seiten des Kopfes
Gesichtsmuskeln	beide Seiten (rechts stärker)	beide Seiten (links stärker)
Hände	rechte Seite, links nur grobe Bewegungen	linke Seite, rechts nur grobe Bewegungen
Muskeln des Körpers	rechte Seite, links etwas Bewegung	linke Seite, rechts etwas Bewegung

GLOSSAR

Die Fachterminologie wurde in diesem Buch weitgehend vermieden. Das Glossar mag dazu dienen, dem Leser, der den einen oder anderen der angeführten Artikel lesen möchte, eine Hilfe zu geben.

A- Verneinungs-a

Affekt Einheit des Gefühlslebens, Einheit von Stimmung und Antrieb.

Agnosie Unfähigkeit, Objekte zu erkennen (bei ungestörter Funktion des entsprechenden Sinnesorgans).

Alexie Leseunfähigkeit.

Alpharhythmus Regelmäßige elektrische Wellen im Gehirn mit fünf bis zehn Schwingungen pro Sekunde. Zeichen für Ruhe des Gehirns: Die Amplitude der Alphawellen reduziert sich bei Gehirntätigkeit.

Amnesie Gedächtnisverlust, Gedächtnislücke.

Anarithmetie Unfähigkeit, zu rechnen, Störung des Rechnens.

Anomie Unfähigkeit, Objekte zu benennen, obgleich sie subjektiv wahrgenommen werden.

Aphasie Oberbegriff für Sprachstörungen (des Sprechens, Schreibens, Verstehens).

Apraxie Unfähigkeit, sinnvolle und zweckentsprechende Bewegungen auszuführen.

Autotopagnosie Unfähigkeit, die eignen Körperteile oder Stellen der eigenen Körperoberfläche zu erkennen.

Broca-Zentrum Das motorische Sprachzentrum.

Cerebellum Kleinhirn, Zentralorgan für alle geordneten Bewegungen der quergestreiften Muskulatur, zur Erhaltung des Muskeltonus und des Körpergleichgewichts.

Commissura Nervenbahn, Verbindung zwischen Nervenzentren.

Corpus callosum »Balken«, Teil des Kommissurensystems im Großhirn.

Cortex (cerebralis) Großhirnrinde, macht beim Menschen etwa 80 % des Gesamtgehirns aus.

Divergentes Denken Flüssige Suche nach neuen Ideen. Das Gegenteil von konvergentem Denken.

Dyslexie Lesestörung

EEG Elektroenzephalogramm. Aufzeichnung schwacher elektrischer Signale mit Ableitungen von der Schädeloberfläche. Die Signale sind eine Folge der elektrischen Aktivität des Gehirns.

Engramm Die bleibende Gedächtnisspur im Zentralnervensystem.

Epilepsie Krankheit, bei der eine geschädigte Stelle des Gehirns eine elektrische Entladung produziert, die sich durch das Gehirn fortpflanzt. Ein großer Anfall (grand mal) kann massive Muskelkontraktionen und Bewußtlosigkeit hervorrufen, während ein kleiner kaum zu bemerken ist.

Feldabhängigkeit Die Unfähigkeit, einen Reiz von dem ihn umgebenden Feld zu trennen. Das rechte Gehirn ist weniger feldabhängig als das linke.

Frontalhirn Stirnhirn

Gliom Gehirntumor

Hemi- (griech. halb) Gibt vor einem neurologischen Symptom an, daß es nur die eine Seite des Körpers betrifft.

Hemisphäre Hälfte des Großhirns. (Siehe Fig. 1, S. 13).

Hemisphärektomie Chirurgische Entfernung der einen Hälfte des Cortex.

Ideatorische Apraxie Unfähigkeit, Gegenstände richtig zu gebrauchen. Der Bewegungsentwurf ist gestört.

Ideomotorische Apraxie Unfähigkeit, komplexe Bewegungen zu programmieren. Einfache automatische Bewegungen können intakt bleiben.

Ipsilateral Auf der gleichen Seite befindlich.

Konfabulation Durch Erinnerungstäuschung bedingte Darstellung vermeintlich erlebter Vorgänge.

Kontralateral Auf die gegenüberliegende Seite bezogen, auf der gegenüberliegenden Seite liegend.

Konvergentes Denken Der logische Denkvorgang, der nach Ordnung und Folgerichtigkeit strebt. Das Gegenteil von divergentem Denken.

Korrelationskoeffizient Maß der Verbundenheit zwischen zwei Datenreihen.

Kurzzeitgedächtnis Das Gedächtnis, das beim Denkvorgang benutzt wird. Gewöhnlich werden nur wichtige Ergebnisse in Inhalte des Langzeitgedächtnisses umgewandelt.

Lateralität Ausprägung der Lateralisation.

Lateralisation Aufteilung der Funktionen (»Arbeitsteilung«) zwischen linker und rechter Hemisphäre.

Läsion Verletzung, Störung, Schädigung.

Langzeitgedächtnis Fähigkeit des Gehirns, eine Information lange Zeit zu speichern - im Gegensatz zum Kurzzeitgedächtnis, das für den Denkvorgang benötigt wird.

Metamorphopsie Das Verzerrtsehen von Gegenständen.

Neuron Einheit aus Nervenzellen und deren Fortsätzen. Grundbestandteil der Nervenbahnen und des Gehirns.

Okzipitalhirn Hinterhauptslappen.

Olfaktorisch Der Geruchsempfindung dienend.

p Statistische Wahrscheinlichkeit, mit der ein experimentelles Ergebnis durch Zufall auftritt.

Paraphasie Eine Form der Aphasie, bei der es zur Verwechslung von Wörtern und Lauten und zur Verstümmelung von Wörtern kommt.

Plastizität Die Fähigkeit, die Form oder Organisation leicht zu ändern. Das Gehirn des Kindes besitzt so starke Plastizität, daß es bei einer Schädigung des linken Gehirns Sprachfähigkeit in der rechten Hemisphäre entwickeln kann.

Primärvorgang Freudscher Ausdruck für das nichtverbale, ganzheitliche Denken des rechten Gehirns.

Pyramidenbahn Bündel von Nervenfasern, die von der Hirnrinde ins Rückenmark ziehen.

Räumlich Die visuelle Vorstellung und die Manipulation von Gegenständen im Raum betreffend. Perspektivisches Zeichnen und Puzzlespiele z. B. erfordern räumliche Fähigkeiten.

Rechtes Gehirn Die rechte Hemisphäre. Im allgemeinen bei ca. 95 % der Menschen für nichtverbales Denken organisiert.

REM (Rapid Eye Movement) Während des Schlafs gehen die Traumperioden mit schnellen Bewegungen der Augenmuskeln einher.

Rhinenzephalon Riechhirn. Im Laufe der Evolution bei geruchsorientierten Nachttieren zuerst entwickelt.

Somatisch Den Körper betreffend.

Stanford-Binet-Test Der klassische IQ-Test, der an Bedeutung verliert gegenüber dem Wechsler-Test und anderen neueren Intelligenztests.

Synergie Zusammenwirken. Eine konstruktive Zusammenarbeit, bei der das Ganze mehr ist als die Summe der Teile, z.B. in der Zusammenarbeit zwischen Mensch und Computer.

Tachistoskop Eine Vorrichtung zur Darbietung visuellen Materials für Bruchteile von Sekunden. Indem man die Versuchsperson auf den Mittelpunkt blicken läßt und dann ein Bild auf die eine oder andere Seite (des Gesichtsfeldes) projiziert, kann man das T. dazu einsetzen, nur der einen Hemisphäre Bilder darzubieten.

Temporallappen Schläfenlappen.

Wada-Test Ein Test, bei dem ein Anästhetikum in die Arterie injiziert wird, die die eine Hemisphäre versorgt. Indem man beobachtet, welche Funktionen verlorengehen, wenn die eine Hemisphäre anästhetisiert ist, können die Funktionen bestimmt werden, die von dieser Hemisphäre ausgeübt werden.

WAIS Wechsler Adult Intelligence Scale. Eine Testbatterie zur Feststellung des Intelligenzquotienten von Erwachsenen. S. a. WISC.

Wechsler-IQ-Test S. WAIS und WISC.

Wernicke-Bereich Ein Bereich im unteren hinteren Teil der linken Hemisphäre, der für die Assoziation von Sprache und Gedanken wichtig ist.

WISC Wechsler Intelligence Scale for Children. Eine Batterie von zwölf Subtests, jeder mit einem Maximum von 20 Punkten. Die Subtests sind:

1 Information. Information aus Erfahrung und Erziehung.
2 Verständnis. Praktisches Wissen und soziales Urteilsvermögen.
3 Arithmetik. Konzentration und rechnerisches Denken.
4 Ähnlichkeitsurteile. Fähigkeit zu logischem und abstraktem Denken.
5 Vokabular. Kenntnis von Worten aus der Erfahrung und Erziehung.
6 Zahlengedächtnis. Aufmerksamkeit und mechanisches Gedächtnis.
7 Bildergänzung. Visuelle Wachsamkeit und visuelles Gedächtnis.
8 Bilderordnungstest. Interpretation sozialer Situationen.
9 Mosaiktest. Analyse und Herstellung abstrakter Muster.
10 Legespieltest. Zusammensetzen konkreter Formen.
11 Kodieren. Schnelligkeit des Erlernens und Schreibens von Symbolen.
12 Labyrinthe. Planung und Verfolgung eines visuellen Musters.

Die ersten sechs Tests sind dem Alter entsprechend standardisiert und werden zu einem verbalen IQ-Ergebnis kombiniert, das die Leistung des linken Gehirns angibt.

Die übrigen Tests sind standardisiert und werden zu einem Handlungs-IQ zusammengefaßt, der die Leistung des rechten Gehirns mißt. Ein IQ von 100 repräsentiert die Durchschnittsleistung.

Anmerkungen

1

Ihr stiller Teilhaber

1 Während der Gesichtssinn in der Mitte des Körpers vollständig geteilt ist, hat die Körpermitte Nervenverbindungen zu beiden Hemisphären. Die Rechts-links-Trennung ist desto vollkommener je weiter wir uns von der Körpermitte wegbewegen. So haben die Finger *nur* Verbindungen zu der gegenüberliegenden Hemisphäre, während die Arme *vorwiegend* mit der gegenüberliegenden Hemisphäre verbunden sind. Im Anhang II ist die Links-rechts-»Verdrahtung« der Nerven zusammenfassend dargestellt.

2 Galin (1975). Dieses Experiment wird genauer in Kapitel 11 behandelt.

3 Akelaitis (1944). Es werden Krankengeschichten von vielen der Patienten gegeben. Er kam zu dem Schluß:

> Nach vollständiger Durchtrennung des Corpus callosum wurden keine Störungen der visuellen, auditiven und taktilen Wahrnehmung beobachtet und die Bewegungs- und Sprachfunktionen waren unbeeinträchtigt.

4 Goldstein (1969), (1975). In beiden Artikeln legt Dr. Goldstein eine Folgestudie über die Patienten vor, von denen Akelaitis berichtet hatte, sie seien nach ihrer Gehirndurchtrennung unverändert gewesen.

5 Gazzaniga (1978), S. 110. D. H.s IQ-Ergebnisse vor der Operation waren verbal 97, und 86 im Handlungs-IQ, während seine postoperativen Ergebnisse verbal 113 und im Handlungs-IQ 90 waren.

6 Ibid., S. 148.

7 Austin (1974), S. 103.

8 Akelaitis (1942).

2

Die Entdeckung des »unbewußten Geistes«

Viele der Ideen in diesem Kapitel sind ursprünglich von David Galin in einem Artikel in den *Archives of General Psychiatry* (Galin, 1974 b) vorgestellt worden.

1 Gardner (1974).
2 Risse (1967), S. 354. Auch Gazzaniga (1978), S. 14 und 131.
3 Galin (1974b). Siehe auch Gazzaniga (1978, S. 149) zu den Rationalisierungen, die ein Patient mit durchtrenntem Gehirn für die Reaktionen seiner rechten Hemisphäre vorbrachte.
4 Chandler (1977).
5 Buck (1976). Cohen (1976) fand, daß acht von zwölf Versuchspersonen während des Orgasmus starke EEG-Spitzen auf der rechten Seite hatten.
6 Humphrey (1951).
7 Penfield (1959). Die angeführten Zitate stammen von den Seiten 35, 50 und 34 und aus Penfield (1975).
8 Bakan (1976).
9 Bogen (1969b).
10 Austin (1971).
11 Cohen (1977).
12 Bakan (1976).

3

Kreativität und das rechte Gehirn

Bogen (1969c) ist die Quelle vieler Ideen dieses Kapitels.

1 Golla (1929). Auch Sokolov (1972) benutzte elektrische Sensoren, um Zungenbewegungen bei stillen Gedanken, beim Lesen usw. festzustellen.

2 Haber (1970). Die beiden Versuchspersonen, die 1280 Dias pro Tag an zwei aufeinanderfolgenden Tagen ansahen, trafen zu 90 % bzw. 89 % die richtige Wahl. Die drei Versuchspersonen, die täglich 640 Dias an vier Tagen ansahen, erzielten Ergebnisse von 95 %, 93 % und 85 %. Die vier Versuchspersonen, die die Aufnahmen in umgekehrter Reihenfolge ansahen, wählten 92 %, 94 %, 88 % und 91 % korrekt, während die vier, die aufgefordert wurden, zu sagen, ob die Dias in umgekehrter Reihenfolge gezeigt wurden oder nicht, Ergebnisse von 83 %, 91 %, 81 % und 85 % hatten.

3 Brooks (1968).

Bei der visuellen Aufgabe wurde von der Versuchsperson verlangt, eine Figur wie einen Blockbuchstaben

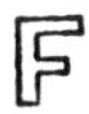

sich bildlich vorzustellen und im Uhrzeigersinn fortschreitend die Ecken eine nach der anderen zu betrachten. An jeder Ecke hatte er die Antwort »Ja« zu geben, wenn sie auf der untersten oder obersten Linie lag, die Antwort »Nein«, wenn das nicht zutraf. Wenn wir an der unteren linken Ecke anfangen und im Uhrzeigersinn fortschreiten, haben wir zu antworten: »Ja, ja, ja, nein, nein, nein, nein, nein, nein, ja.«

Auf visuelle Art war die Antwort zu geben, indem dieselben Antworten durch Unterstreichen der Buchstaben »J« oder »N«, die in zufälliger Anordnung auf einem Blatt Papier standen, gegeben wurden. Da das Aufsuchen der »J« und »N« visuelles Denken beanspruchte, hatten die Versuchspersonen Schwierigkeiten, an der richtigen Stelle des

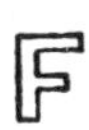

zu bleiben.

Solange sie visuell denken und die Antwort verbal geben konnten, gab es keinen Konflikt, aber die Aufgabe, zwei visuelle Tätigkeiten gleichzeitig auszuführen, brachte deutliche Konflikte mit sich.

Wenn die gestellte Aufgabe eine sprachliche war, erhielt man das entgegengesetzte Resultat: In diesem Fall dauerte die verbale Antwort *länger* als die visuelle. Die sprachliche Aufgabe verlangte, einen Satz im Gedächtnis zu behalten und mit einer Serie von »Ja« oder »Nein« für ein Wort nach dem anderen zu bestimmen, ob es ein Substantiv war oder nicht. Beim verbalen Antworten wurde es schwierig, die Worte im Satz zu verfolgen, während »Ja« oder »Nein« *gesagt* wurde. Das Aufsuchen der »J« und »N« zum Unterstreichen (visuelle Antwort) verursachte keinen solchen Konflikt, weil dabei der separate visuelle Denkvorgang benutzt wurde.

Es folgen die Durchschnittszeiten (in Sekunden) für die vier Variationen des Experiments:

	visuelle Aufgabe	verbale Aufgabe
visuelle Antwort	28	9,7
verbale Antwort	11	13

4 Hadamard (1945), S. 84.
5 Ibid., S. 142.
6 Wittrock (1975), S. 34.
7 Koestler (1964), S. 147.
8 Ibid., S. 212.
9 Hadamard (1945), S. 16.
10 Pearce (1974), S. 147.
11 Koestler (1964), S. 118. Er hat die Geschichten im Zusammenhang mit dem »Heureka«-Augenblick der Erleuchtung vieler der bedeutendsten Erfindungen der Welt gesammelt. Jedesmal ist die Struktur gleich: Ein plötzliches *Erkennen* einer Verbindung zwischen dem vorliegenden Problem und einem scheinbar nicht verwandten Prinzip oder Bestandteil des Wissens.
12 Hadamard (1945), S. 30.

4
Die Revolution des rechten Gehirns in der Erziehung

1 Betts (1972) stellte an einer großen Anzahl von Personen eine Untersuchung an, um die Stärke der verschiedenen Arten von Bildvorstellungen zu bestimmen.
2 Mintzberg (1976).
3 Jex (1963), S. 239.
4 Ibid., S. 241.
5 Westcott (1963).
6 Whimbey (1976), S. 5.
7 Arnheim (1969), S. 221.
8 Franco (1977).
9 Ein dritter Student mit einer angeborenen Unterentwicklung (Agnesie) des Corpus callosum hatte auch Schwierigkeiten mit der Geometrie. Auch er wurde genauer untersucht.
10 Die angeführten Ergebnisse bezogen sich auf vier Arten der Geometrie mit zunehmendem Freiheitsgrad: Euklidische, affine, projektive, topologische.
11 Olson (1977 b).
12 Olson (1977 a).
13 Olson (1977 c), S. 9.
14 Beckmann (1977).
15 Guilford (1968), S. 115.
16 Wittrock (1975), S. 33 und 34.
17 Paivio (1971). Die durchschnittlichen Erinnerungsergebnisse nach fünf Minuten und nach einer Woche unter beiden Lernbedingungen sind in folgender Tabelle aufgeführt:

	Absichtlich		*Beiläufig*	
	5 Min.	1 Woche	5 Min.	1 Woche
Bilder	33	19	36	16
Konkrete Substantive	24	10	14	8
Abstrakte Substantive	14	5	11	2

18 Wechsler (1976), S. 191, stellte EEG-Studien an, die ergaben, daß, wenn Versuchspersonen aufgefordert wurden, bei der Erinnerung an vorher betrachtete Postkarten in Worten zu denken, ihr Rechts/links-Alpha-Verhältnis im Durchschnitt 15 % höher war als in den Versuchen, bei denen sie sich an sie in Formen und Farben erinnerten. Als die Versuchspersonen aufgefordert wurden, *sowohl* in Worten als auch in Bildern zu denken, lag das Alpha-Verhältnis in der Mitte zwischen den beiden Extremen. Dies bestätigt die Theorie, daß das Denken in Worten zur Aktivierung der linken Hemisphäre führt, während das Denken in Bildern die rechte aktiviert.

Sugishita (1978) hat auch gezeigt, daß ein Patient mit durchtrenntem Gehirn (N. G.) mit der rechten Hemisphäre Assoziationen der Zuordnung, Berührung, Unterordnung und Beschäftigung herstellen konnte, daß aber *abstrakte* Assoziationen nur auf Zufallsniveau lagen. In Untersuchungen mit zweigleisigem Hören an Gesunden fand McFarland (1978), daß die durchschnittliche Zahl der Worterkennungsfehler bei konkurrierender Stimulation durch Sprache wie folgt war: Abstrakte Worte mit dem linken Ohr: 7,5; mit dem rechten: 3,6; konkrete Worte mit dem linken Ohr: 3,3; mit dem rechten: 5,3. Abstrakte Substantive scheinen tatsächlich eine Spezialität des linken Gehirns zu sein.

19 Bull (1973).

20 Schuster (1976).

21 Bever (1974). Auch Johnson (1977).

22 Herrigel (1953).

23 Ibid.

24 Whimbey (1976), S. 34 und 54.

5

Die Revolution des »inneren« Sports

1 Gallwey (1974), S. 25.

2 Lund (1976), (1977). Auch Gallwey (1977 b).

6
Lateralisation und Sprachprobleme

1 Levy (1976), (1974 a), (1977 c).
2 Turkewitz (1977), S. 310 und 313.
3 Molfese (1974), S. 361. Auch (1977), S. 27.
4 Witelson (1977 b).
5 Ibid., S. 250.
6 Fromkin (1974).
7 Neville (1977).
8 Witelson (1977 a), S. 309.
9 Thomson (1976).
10 Bakker (1973).
11 Kershner (1977 b). Nachdem auf den Mittelpunkt des Bildschirms ein Fixierpunkt projiziert worden war, wurden auf die linke und rechte Seite gleichzeitig verschiedene Worte projiziert. Die Genauigkeit der Antworten des rechten und linken Gesichtsfelds stand in folgendem Verhältnis (R : L):
Begabte Leser: 15 : 2,5; gute Leser: 14 : 4; behinderte Leser: 12 : 6. Siehe auch Marcel (1974).
12 Witelson (1977 a). Widersprüche zwischen »Händigkeit«, »Füßigkeit« und »Äugigkeit« wurden von Keeney (1968, S. 105) bei 65 % der Dyslektiker gefunden. Von Tjossem (1962) wurde auch die Richtung des Haarwirbels mit der Dyslexie in Verbindung gebracht.
13 Simon (1977).
14 Whimbey (1976).
15 Wingate (1976), S. 93.
16 Hécaen (1964), S. 77.
17 Keeney (1968), S. 105. Auch Hécaen (1964), S. 79.
18 Moore (1976).
19 Curry (1969).
20 Jones (1966). Zu einem nicht allzu überzeugenden Versuch, »minimale Gehirnschädigung« mit Lateralität in Beziehung zu setzen, siehe Beaumont (1973).

7
Geschlecht und Linkshändigkeit

1 Rasmussen (1977).
2 Hécaen (1971). Bakan (1973 b) fand, daß 41 % der Linkshänder belastende (»stressful«) Geburten gehabt hatten im Vergleich zu 22 % der Rechtshänder. Manche Linkshändigkeit kann also eine Kompensation für Gehirnschädigung unter der Geburt sein. (Dieser Befund wurde durch eine spätere Studie nicht bestätigt.)
3 Levy (1977 c).
Das unten wiedergegebene Diagramm zeigt die Unterschiede zwischen den Ergebnissen des linken und rechten Gesichtsfeldes bei männlichen und weiblichen Versuchspersonen aller vier Typen der Handhaltung. Positive Ergebnisse zeigen eine Überlegenheit des linken Gehirns bei der Aufgabe an, während negative eine Über-

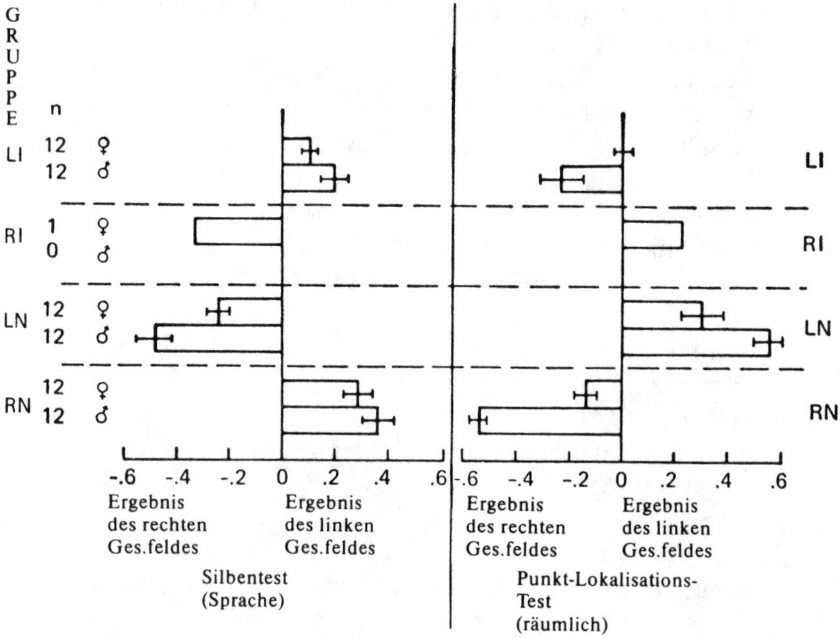

legenheit des rechten anzeigen. Mit der rechten Hand normal Schreibende (RN) und mit der linken Hand invertiert Schreibende (LI) haben eine deutliche Überlegenheit der linken Hemisphäre (des rechten Gesichtsfeldes) bei Sprache, während Schreiber des Typs RI und LN Sprache im rechten Gehirn haben. Man beachte auch, daß der Unterschied zwischen den Gesichtsfeldern am stärksten bei den nicht invertiert schreibenden männlichen Versuchspersonen ausgeprägt ist.

4 Hardyck (1977 a). Jerre Levy gebührt das Verdienst, diesen Begriff zuerst entwickelt zu haben.
5 Hardyck (1976).
6 Sherman (1976). Die Versuchspersonen erhielten eine Liste mit 30 abstrakten und 30 konkreten Substantiven zum Studium. Nachdem sie durch ein einminütiges mathematisches Problem abgelenkt worden waren, wurden sie aufgefordert, sich an möglichst viele Substantive zu erinnern. Der Versuch erbrachte folgende Ergebnisse:

	Linkshänder	Rechtshänder
Durchschnittliche Anzahl von konkreten Substantiven, an die man sich erinnerte	4,8	5,8
Durchschnittliche Anzahl von abstrakten Substantiven, an die man sich erinnerte	4,6	4,3

7 Ibid.
8 Barfield (1976), S. 67.
9 Hutt (1972), S. 81.
10 Waber (1976). Den Unterschied zwischen verbalem und räumlichem Ergebnis zeigt das folgende Diagramm:

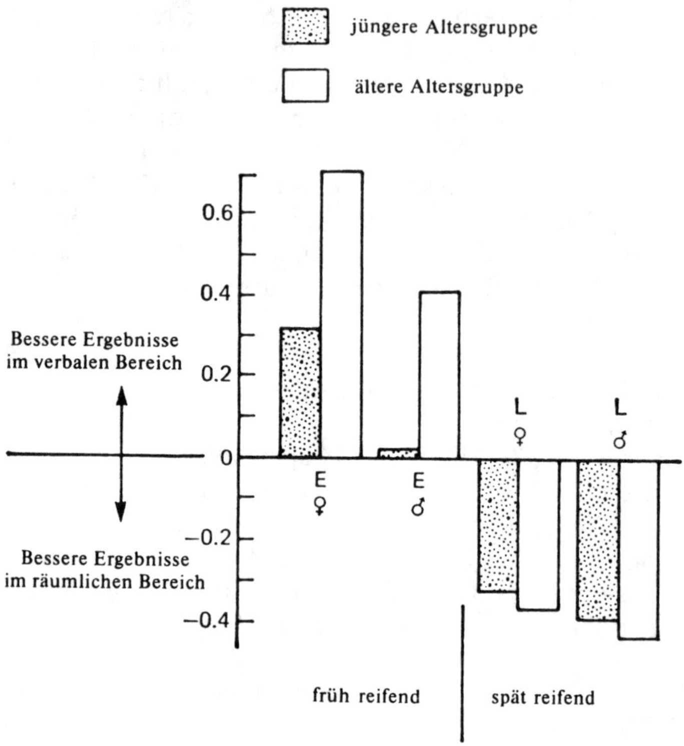

11 Maccoby (1974), S. 75 und 94. Guilford (1967), S. 404.
12 Theilgaard (1972).
13 Netley (1977).
14 Kocel (1977). Auch Maccoby (1974).
15 Wechsler (1944).
16 Guilford (1967), S. 404.
17 Lansdell (1962). Weitere Typen von Experimenten, die geschlechtsspezifische Unterschiede zeigen, sind folgende:

Zweigleisiger Hörtest (Lake, 1976), Punktaufzählung (McGlone, 1973 a), seitliche Augenbewegung (Gur, 1974), Veränderung des Alpha-Verhältnisses im EEG (Tucker, 1976). Levy (1977 c) gibt zu bedenken, daß der evolutionäre Überlebensvorteil der verminderten Lateralisation bei der Frau in der Vergrößerung ihrer Fähigkeit besteht, sich wiederholende Arbeit ohne Ermüdung zu leisten. Die Hemisphären können sich bei der Arbeit in hohem Maße ablösen.

18 McGlone (1978). Das Material stammte von Wechsler-IQ-Tests an Patienten mit einseitiger Gehirnschädigung am University Hospital, London, Ontario. Die Studie zeigt auch, daß aphasische Erkrankungen bei männli-

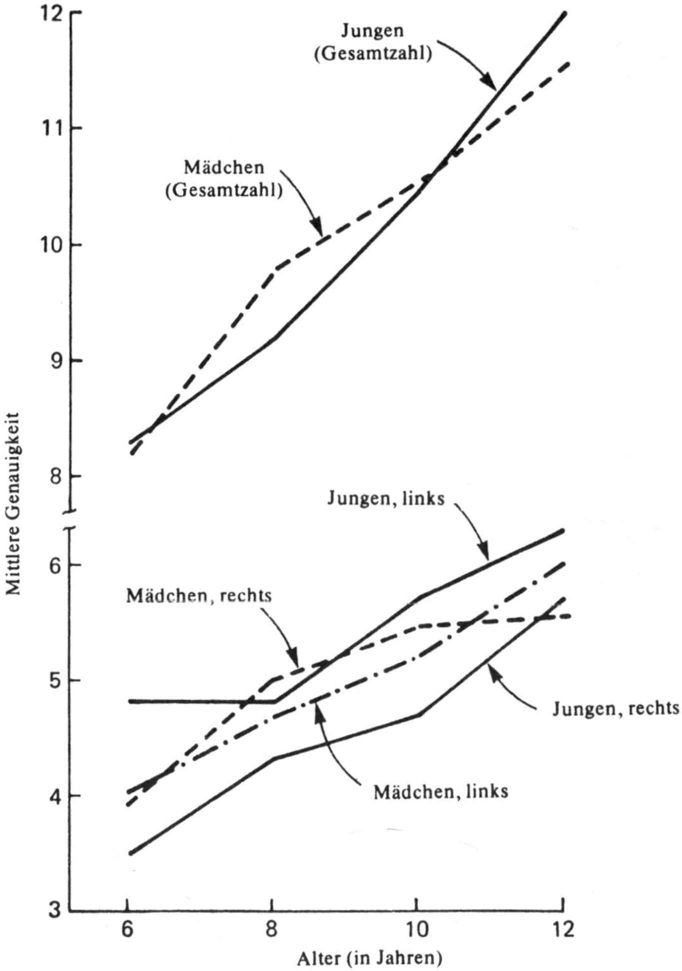

chen Patienten mit linksseitiger Gehirnschädigung 3,7mal so häufig waren.

19 Rizzolatti (1977). Das Verhältnis der Reaktionszeiten des linken und rechten Gesichtsfeldes (L : R) bei einer Projektion von 1/50 Sek. sah so aus: Männliche Versuchspersonen: 0,440 : 0,595 Sek.; weibliche Versuchspersonen: 0,550 : 0,540 Sekunden.

20 Witelson (1976). Das folgende Diagramm zeigt die Ergebnisse in der Genauigkeit der visuellen Wiedererkennung von sinnlosen Formen, nachdem jede Hand eine andere Form getastet hatte. Während die Jungen eine deutlich verstärkte Lateralisation zeigten, war ihre Gesamtleistung praktisch die gleiche wie bei den Mädchen.

8
Das Gehirn im Computerzeitalter

1 Eccles (1977), S. 171.
2 Proc. IEEE, (1977).

9
Das durchtrennte Gehirn

1 Sperry (1964).
2 Bogen (1962).
3 Sperry (1968 b), S. 726.
4 Gazzaniga (1967). Beide Hemisphären haben Verbindungen zur Körpermitte.
5 Sperry (1966).
6 Sperry (1968 a), S. 318.
7 Ibid., S. 302. Dies ist ein ausgezeichneter Überblick aus erster Hand über Untersuchungen zum durchtrennten Gehirn bei Tieren und Menschen. Auch die chirurgischen Techniken der Operation werden leicht verständlich dargestellt.

8 Ledoux (1977) und Gazzaniga und Ledoux (1978), S. 110. Der verbale Anteil des WAIS IQ-Tests stieg von 97 auf 113, und der Handlungs-IQ ging von 86 auf 90. Das Ergebnis des Patienten stieg in 6 von 7 Subtests im Wechsler-Erinnerungs-Test. Seine Leistung im Hypothesen-Lern-Test verbesserte sich gleichfalls. Es ist auch möglich, daß diese Verbesserungen auf die Ausschaltung des verletzten Bereichs des rechten Gehirns zurückzuführen sind. Zwar berichtet Zaidel (1974) von Beeinträchtigungen des Kurzzeitgedächtnisses nach der Durchtrennung des Gehirns, aber es scheint, daß dies die Folge eines Traumas ist, das durch die chirurgische Technik hervorgerufen wurde. Bei D. H. und mehreren Patienten jüngerer Zeit wurde die Durchtrennung nach einer neuen Operationstechnik durchgeführt, wodurch dieses Problem beseitigt zu sein scheint.

9 Nebes (1971).

10 Nebes (1974), S. 159. Die Initialen dieser sieben Patienten und ihre Ergebnisse (in Prozent) für rechts und links waren wie folgt: A. A.: 44 : 85, C. C. 30 : 70, N. G. 34 : 76, R. M. 43 : 89, N. W. 40 : 86, R. Y. 33 : 81 und L. B. 84 : 100.

Man fand, daß L. B.s Ergebnisse fast gleich waren, weil er eine unvollständige Trennung der taktilen Empfindungen zwischen den Hemisphären aufwies. Man beachte, daß reines Raten zwischen den drei Wahlmöglichkeiten ein Durchschnittsergebnis von 33,3 % erbracht hätte.

11 Levy (1977 b), S. 163.

12 Levy (1977 a).

13 Zangwill (1974), S. 273.

14 Sperry (1968 a), S. 318.

15 Ibid., S. 310 und 319.

16 Sugishita (1978) stellte fest, daß eine Patientin mit durchtrenntem Gehirn (N. G.) 4 von 5 Arten der Assoziation herstellen konnte: Nachdem sie z.B. einen Plastiklöffel getastet hatte, konnte sie aus einer Liste von ähnlichen Worten wählen: »Gabel« (Assoziation der Zuordnung),

»Suppe« (Assoziation der Berührung, »contingent«), »Besteck« (Unterordnung) und »Koch« (Assoziation der Beschäftigung). Sie konnte jedoch *nicht* eine *abstrakte* Assoziation herstellen. Sie vermutete, das abstrakte Wort, das am engsten mit dem Löffel zusammenhänge, sei »Wahrheit«, und nicht »Ernährung«.

17 Zaidel (1976).

18 Die benutzten Bild-Vokabular-Tests waren der Peabody-Test und der Ammon-Test. Die dritte Versuchsperson, eine Dreizehnjährige, bei der die linke Hemisphäre operativ entfernt worden war, hatte im Bild-Vokabular-Test Ergebnisse, die ein Intelligenzalter von 8 und 10 Jahren zeigten, und ein »Token-Test«-Ergebnis, das unterhalb des Niveaus von Dreijährigen lag.

19 Zaidel (1977). Der Patient erhält eine Reihe von kleinen Plastikgegenständen (»tokens«), die er nach diktierten Anweisungen manipuliert.

20 Gazzaniga (1970), S. 121.

21 Zaidel (1976), S. 202. Siehe auch Zaidel (1977) für eine eingehende Diskussion des Token-Tests.

22 Levy (1971).

23 Gazzaniga (1978), S. 143. Die Fragen wurden verbal gestellt, wobei ein Schlüsselwort ausgelassen wurde; dann wurde das Schlüsselwort nur in das linke Gesichtsfeld projiziert. Das reiche Vorhandensein von Sprache in P. S.s rechtem Gehirn kann das Ergebnis einer frühen Verletzung der linken Hemisphäre sein. Es wäre interessant, die Möglichkeit zu überprüfen, ob »Ouija board responses« manchmal Reaktionen des rechten Gehirns sein könnten, wenn es von der Behinderung durch das linke befreit ist.

24 Gordon (1969), S. 118. Während eine vollständige Trennung der meisten Gerüche vom linken und rechten Nasenloch festgestellt wurde, schienen bestimmte emotionale Äußerungen vom rechten Gehirn auszugehen.

Interessante Ausführungen darüber, warum zwei Bewußtseine sich wie eins fühlen können, finden sich bei Puccetti (1977). Weitere Ausführungen, die zeigen, daß Bewußtsein und »Ich« nur fiktionale Begriffe sind, finden sich bei Hebb (1967).

Kapitel 7 von Gazzaniga (1978) berichtet von einigen weiteren aufschlußreichen Experimenten mit Patienten mit durchtrenntem Gehirn in Dartmouth. Er deutet auch an, daß unser Gehirn mehr als zwei bewußte Einheiten haben kann - wir können »eine Anhäufung von Ichs« sein (S. 161).

10
Das verletzte Gehirn

Die Japaner haben ein phonetisches Alphabet (Kana) und eine Bilderschrift (Kanji); aphasische Patienten verlieren oft das eine und behalten das andere. Siehe Geschwind (1972), Sasanuma (1975) und Sasanuma (1977).

1 Brown (1972), S. 151.

2 Gardner (1974), S. 354. Siehe auch De Renzi (1977).

3 Hécaen (1964). Wiedergegeben in Anhang I.

4 Gardner (1974), S. 296.

5 Heilman (1975). Siehe auch Scholes (1975) und Gardner (1973).

6 Gainotti (1972).

7 Sperry (1967), S. 721.

8 Gardner (1974), S. 114.

9 Geschwind (1962).

10 Bogen (1969 a) zeigt viele weitere Beispiele von Zeichnungen von Patienten mit durchtrenntem Gehirn. Weiter beziehen sich auf Bewegungsbeherrschung Pribram (1971), S. 241, und Nielson (1946), S. 62.

11 Smith (1975) gibt die ganze Krankengeschichte und führt die Ergebnisse einer vollständigen Batterie von neurologischen Tests an.

12 Smith (1974), S. 10.

13 Ibid., S. 28.
14 Smith (1974), S. 20.
15 Kinsbourne (1974). Die vollständigen Ergebnisse bei einer Batterie von neuropsychologischen Tests sind unten für fünf Hemisphärektomiepatienten zusammengefaßt. Diese Tests wurden zwischen 10 Tagen und 30 Jahren nach der Operation durchgeführt. Bei den vier Patienten, deren rechtes Gehirn entfernt worden war, zeigten sich hinsichtlich von verbalem IQ, Arithmetik, Information, Verständnis und auditivem Behalten normale Ergebnisse. Alle vier schnitten gleichermaßen schlecht in allen nicht-sprachlichen Tests ab, die visuelle, räumliche und Konstruktionsfähigkeiten erforderten. Dies waren natürlich die Fähigkeiten, die am besten von ihrem fehlenden rechten Gehirn hätten erledigt werden können. Während die verbalen IQs der Patienten mit ihrem linkken Gehirn 99, 85, 99 und 103 waren, lag ihr Leistungs-IQ (nichtverbal) nur bei 77, 63, 73 und 68.
16 Gardner (1955), S. 501.
17 Austin (1974), S. 105.
18 Bell (1949).
19 Smith (1966).
20 Ibid., S. 469.
21 Gott (1973 a) gibt die vollständige Krankengeschichte und untersucht die Struktur der Sprachbeeinträchtigung bei diesem Patienten. Gott (1973 b) vergleicht diesen Patienten mit zwei Patienten mit rechtsseitiger Hemisphäektomie. Hillier (1954) gibt eine vollständige Krankengeschichte, aber keine quantitativen Ergebnisse.
22 Sutherland (1969).
23 Ibid., S. 1059.
24 Deglin (1976).
25 Ibid., S. 10.
26 Rasmussen (1977) gibt eine ausgezeichnete Beschreibung des Vorgehens nach Wada.
27 Gordon (1974 a), S. 730.
28 Kinsbourne (1974), S. 264, und Trevarthen (1974), S. 190.

TABELLE 4

Hemisphärektomie rechts und links wegen Gehirntumors

	rechts				links		
	R1(GE)	R2(DB)	R3(JP)	R4(JP)		L1(EC)	
Zeitspanne nach der Operation	1 J	15 J	30 J	10 T	10 M	19 M	20 M*
Alter / Bildung (Jahre)	29/15	44/9	66/11	48/12	-	-	-
	rohes / gewichtetes Ergebnis		(WAIS)	(WBI)		(WAIS)	
Information	17/11	13/9	17/11	14/10	-	-	-
Verständnis	21/13	13/7	13/7	12/11	-	-	-
Arithmetik	7/7	8/7	9/8	6/7	12/11	1/1	3/3
Ähnlichkeitsurteile	13/10	12/9	9/8	8/7	-	-	-
Zahlengedächtnistest	10/9	8/6	10/9	10/7	(6/2)	0/0	0/0
Vokabular	-	24/7	40/10	27½/13	-	-	-
Zahlensymboltest	29/6	3/0	0/0	0/0	3/0	0/0	0/0
Bildergänzungstest	9/7	7/6	4/4	5/3	14/10	14/10	4/4
Mosaiktest (Würfeltest)	18/6	8/3	8/3	3/3	36/11	28/9	8/3
Bilderordnungstest	16/7	10/5	10/5	0/0	20/9	24/10	0/0
Legespieltest	21/6	11/4	6/2	0/0	29/9	29/9	0/0
Verbaler IQ	99	85	99	103	-	-	-
Handlungs-IQ	77	63	73	68	110	108	56
Gesamt-IQ	89	74	87	84	-	-	-
Bild-Vokabular-Test nach Peabody	125	95	109	-	98	91	-
Visuelles Gedächtnis	2	2	0	-	6	2	1
Kopieren von Zeichnungen	10	4	5	-	10	-	0
Farbige Matrizes	18	8	14	-	32	27	18
Organisation des Sehfeldes	29	10½	7	-	29	22	-
SDMT schriftlich	25	0	0	-	4	7	0
SMDT mündlich	35	0	0	-	-	-	0
Porteus-Labyrinth	-	5½	6	-	15	14	-
DSS (Gesicht-Hand)	normal	bilateral	bilateral	-	rechts-sensor.	rechts-sensor.	bilateral

* Tumor trat wieder auf

29 Lester (1977).

30 Ischlondsky (1955).

31 Friedland (1977), S. 2. Auch Weinstein (1977) ist ein ganzes Buch, das diesem Symptom gewidmet ist.

32 Friedland (1977), S. 11.

33 Battersby (1956).

34 Friedland (1977), S. 3.

35 Diller (1977), S. 79.
Viele andere aufschlußreiche Fälle von Gehirnschädigung werden von Weinstein (1955) beschrieben.

11
Das gesunde Gehirn

Eine detaillierte Zusammenstelung der Hemisphärentests bei Gesunden findet sich bei Kimura (1973).

1 Jaynes (1976 a).

2 Ibid., S. 120. Siehe auch Bakan (1973 a) und Nelson (1971). Sackeim (1978) berichtete, daß die linke Seite des Gesichts wegen ihrer direkteren Verbindung zum rechten Gehirn Emotion stärker zum Ausdruck bringt. Aus zwei linken Gesichtshälften zusammengesetzte Fotos eines emotionalen Gesichts wurden verglichen mit den aus den zwei rechten Gesichtshälften zusammengesetzten Fotos derselben Aufnahme. Eine Gruppe von 85 Studenten stufte die aus den linken Gesichtshälften zusammengesetzten Fotos bei 11 von 14 fotografierten Personen als emotionaler ein.

3 Pirozzolo (1977). Kershner (1972). Die durchschnittliche Anzahl korrekter Antworten für das linke und rechte Gesichtsfeld war (L : R): Worte: 4,6 : 7,7; Gesichter: 6,7 : 3,6. Dieselbe Überlegenheit des rechten Gesichtsfeldes bei Worten fand sich bei chinesischen Lesern; offenbar steht sie also nicht in Beziehung zur Gewohnheit der Texterfassung von links nach rechts.

4 Kimura (1974), S. 35.

5 Seamon (1974), S. 194. Die Reaktionszeit der linken Hemisphäre (rechtes Gesichtsfeld) vergrößerte sich von 0,535 Sekunden auf 0,549 und auf 0,567 Sekunden, wenn die Versuchsperson nach einem, bzw. zwei oder drei Worten suchte. Die Reaktionszeiten der rechten Hemisphäre waren 0,522, 0,532 und 0,531 Sekunden.

6 Kimura (1973 a), S. 78.
7 Kinsbourne (1977 a), S. 178.
8 Entus (1977). Die Sauggeschwindigkeit vergrößerte sich nach der Stimulusveränderung allmählich bis zu einem Höchstwert nach 3 Minuten in folgender Weise: Sprache: 85 % : 55 % (rechtes Ohr : linkes Ohr), Musik: 53 % : 67 %.
9 Galin (1975). Das könnte verdreht klingen, wenn wir uns nicht daran erinnerten, daß *mehr* Alpha-Wellen anzeigen, daß eine Hemisphäre *ruht*. Zu Angaben über die Lokalisierung der Elektroden siehe Doyle (1974); Ingenieure versus Künstler siehe Dumas (1975); zu EEG-Ausschlägen, die durch Lichtblitze und Klicken hervorgerufen werden, siehe Davis (1977). Galin (1978) fand, daß die Veränderung im Alpha-Verhältnis sich vergrößert, wenn die Aufgabe schwieriger wird.
10 Gur (1977 a). Gross (1978) fand, daß absichtliche Augenbewegungen zur einen oder anderen Seite dazu tendieren können, die andere Hemisphäre zu aktivieren. Es wurde ein Test gegeben, bei dem semantische oder nichtsemantische Antworten möglich waren. Wenn die 42 rechtshändigen Versuchspersonen absichtlich nach links blickten, bevor sie die Antwort gaben, war die durchschnittliche Anzahl der nicht semantischen Antworten 2,5. Wenn sie nach rechts blickten, lag die durchschnittliche Anzahl nur bei 0,8. Zwanzig linkshändige Versuchspersonen erhielten denselben Test und hatten ein durchschnittliches Ergebnis von 0,7 nichtsemantischen Antworten bei beiden Blickrichtungen.
11 Gur (1975 a).
12 Gur (1975 b). Die Ergebnisse der nach links Blickenden/ der nicht Festgelegten/ der nach rechts Blickenden waren 36 %/ 42 %/ 46 % bei der Einstufung »sich gegen ein Objekt wenden«. Die Ergebnisse bei der Einstufung »Umkehrung« zeigten die entgegengesetzte Tendenz: 42 %/ 35 %/ 32 %.
13 Schwartz (1975). Die vier Fragetypen werden unten auf-

geführt mit einem Beispiel für jeden Typ und der durchschnittlichen Augenbewegung L : R:

1. Verbal - nichtemotional: »Was ist der wichtigste Unterschied zwischen den Worten ›erkennen‹ (recognize) und ›(sich) erinnern‹ (remember)« 3,8 : 4,9.
2. Räumlich - nichtemotional: »Stellen Sie sich ein Rechteck vor. Ziehen Sie eine Linie von der oberen linken Ecke zur rechten unteren Ecke. Welche zwei Figuren sehen Sie jetzt?« 4,3 : 3,1.
3. Verbal - emotional: »Ist für Sie Zorn oder Haß die stärkere Emotion?« 4,9 : 3,7.
4. Räumlich - emotional: »Welche Emotion empfinden Sie als erste, wenn Sie sich das Gesicht Ihres Vaters vorstellen?« 5,1 : 2,4.

14 Luria (1977).

15 Joynt (1977), S. 37. Ein Überblick über die medizinische Literatur, die die Lateralisation unter sechs verschiedenen Gesichtspunkten nachweist, findet sich bei McNeil (1974).

Bibliographie*

Die folgende Bibliographie vermerkt nur Quellen relativ neuen und neuesten Datums. Beiträge, die der Autor als besonders interessant empfand, sind mit einem Sternchen (*) versehen.

Akelaitis, A. J. / Risteen, W. / Herren, R. / van Wagenen, W.: »Studies on the Corpus Callosum; III. A Contribution to the Study of Dyspraxia in Epileptics Following Partial and Complete Section of the Corpus Callosum« [Studien zum Corpus Callosum; III. Ein Beitrag zum Studium der Dyspraxie nach teilweiser und vollständiger Durchtrennung des Corpus Callosum«] (1942), in: *Arch. Neurol. Psychiat.*, 47: 971-1008.

Akelaitis, A. J.: »A Study of Gnosis, Praxis and Language Following Section of the Corpus Callosum and Anterior Commissure« [»Eine Studie der Gnosis, Praxis und Sprache nach Sektion des Corpus Callosum und der Commissura anterior«] (1944), in: *J. Neurosurgery*, 1: 94-102.

Albert, Martin L.: »Simple Test of Visual Neglect« [»Ein einfacher Test der visuellen Vernachlässigung«] (1973), in: *Neurology*, 23: 658-64.

Arnheim, Rudolf: *Visual Thinking*, Berkeley 1969 (dt.: *Anschauliches Denken. Zur Einheit von Bild und Begriff*, Köln 1972).

*Anmerkung des Übersetzers: Die deutschen Übersetzungen der englischen Buchtitel (in eckigen Klammern) sind in manchen Fällen nur als Versuch zu betrachten, die Thematik der jeweiligen Publikation zu umreißen. Die engere Thematik erschließt sich erst aus dem Buch oder dem Aufsatz selbst. Die Bibliographie wurde zudem um den Vermerk der deutschen Ausgabe (in runden Klammern) ergänzt, soweit im Katalog der »Staatsbibliothek Preußischer Kulturbesitz«, dem *Berliner Gesamtkatalog* und dem *Verzeichnis lieferbarer Bücher* (1981/2) registriert.

Austin, G. / Hayward, W. / Rouhe, S.: »A Note on the Problem of Conscious Man and Cerebral Disconnection by Hemispherectomy« [»Eine Bemerkung zum Problem des bewußten Menschen und der Durchtrennung des Gehirns durch Hemisphärektomie«], in: *Hemispheric Disconnection and Cerebral Function,* Springfield 1974.
Austin, M. D.*: »Dream Recall and the Bias of Intellectual Ability« [»Traumerinnerung und die Einseitigkeit der intellektuellen Fähigkeit«] (1971), in: *Nature*, 231: 59–60.
Bakan, Paul: »Hypnotizability, Laterality of Eye-Movements and Functional Brain Asymmetry« [»Hypnotisierbarkeit, seitliche Augenbewegung und funktionelle Asymmetrie des Gehirns«] (1969), in: *Perceptual and Motor Skills*, 28: 927–32.
Bakan, Paul: »The Right Brain Is the Dreamer.« [»Das rechte Gehirn ist der Träumer«], in: *Psychology Today*, 1976, S. 66–68.
Bakker, D. / Smink, T. / Reitsma, P.: »Ear Dominance and Reading Ability« [»Ohrendominanz und Lesefähigkeit«] (1973), in: *Cortes*, 9: 302–12.
Barfield, A.: »Biological Influence on Sex Differences in Behavior« [»Biologische Einflüsse auf geschlechtsspezifische Unterschiede im Verhalten«], in: *Sex Differences*, Garden City 1976.
Basser, L. S.: »Hemiplegia of Early Onset and the Faculty of Speech with Special Reference to the Effects of Hemispherectomy« [»Halbseitenlähmung mit frühem Beginn und die Sprachfähigkeit, mit besonderer Berücksichtigung der Auswirkungen der Hemisphärektomie«] (1962), in: *Brain*, 85: 427–60.
Battersby, W. / Bender, M. B. / Pollack, M. / Kahn, R.: »Unilateral ›Spatial Agnosia‹ (›Inattention‹) in Patients with Cerebral Lesions« [»Einseitige räumliche Agnosie (Unaufmerksamkeit) bei Patienten mit Gehirnschädigungen«] (1956), in: *Brain*, 79: 69–93.
Beaumont, J. Graham: »Handednes and Hemisphere Function« [»Händigkeit und Funktion der Hemisphären«], in:

Hemisphere Function in the Human Brain; New York 1974.
Beaumont, J. Graham / Dimond, S.: »Interhemispheric Transfer of Figural Information in Right- and Non-Right-handed Subjects« [»Übertragung figuraler Information zwischen den Hemisphären bei rechtshändigen und nicht-rechtshändigen Versuchspersonen«] (1976), in: *Acta Psychologia*, 39: 97–104.
Beaumont, J. Graham: »The Cerebral Laterality of ›Minimal Brain Damage‹ Children« [»Die zerebrale Lateralität von Kindern mit minimaler Gehirnschädigung«] (1976), in: *Cortex*, 12: 373–82.
Beckman, Lucile*: »The Use of the Block Design Sub Test of the WISC as an Identifying Instrument for Spatial Children« [»Die Anwendung des Mosaiktests des WISC zur Identifizierung räumlich begabter Kinder«] (1977), in: *Gifted Child Quarterly*.
Bell, E. / Karnosh, L. M.: »Cerebral Hemispherectomy: Report of a Case Ten Years After Operation« [»Zerebrale Hemisphärektomie: Bericht über einen Fall zehn Jahre nach der Operation«] (1949), in: *J. Neurosurgery*, 6: 285–93.
Bender, Morris B.: »Extinction and Other Patterns of Sensory Interaction« [»Auslöschung und andere Strukturen der sensorischen Interaktion«], in: *Hemi-inattention and Hemisphere Specialization, Advances in Neurology*, Bd. 18; New York 1977.
Bergan, A. / McManis D. / Melchert, P.: »Effects of Social and Token Reinforcement on WISC Block Design Performance« [»Auswirkungen der Verstärkung (sozial und durch Zeichen) auf die Leistung im Mosaiktest im WISC«] (1971), in: *Perceptual and Motor Skills*, 32: 871–80.
Betts, George H.: *The Distribution and Functions of Mental Imagery [Die Verteilung und die Funktionen der geistigen bildlichen Vorstellungen*]; New York 1972.
Bever, T. / Chiarello, R.: »Cerebral Dominance in Musicians and Nonmusicians« [»Zerebrale Dominanz bei Musikern und Nichtmusikern«] (1974), in: *Science*, 185: 537–39.

Bisiach, Edoardo / Nichelli, Paolo / Spinnler, Hans: »Hemispheric Funtional Asymmetry in Visual Discrimination Between Univariate Stimuli: An Analysis of Sensitivity ans Response Criterion« [»Funktionelle Asymmetrie der Hemisphären bei visueller Unterscheidung zwischen Reizen mit einer Variablen: Eine Analyse der Empfindlichkeit und ein Reaktionskriterium«] (1976), in: *Neuropsychologia*, 14:335–42.

Bisiach, Edoardo / Capitani, Erminio: »Cerebral Dominance and Visual Similarity Judgments« [»Zerebrale Dominanz und Urteile über die visuelle Ähnlichkeit«] (1976), in: *Cortex*, 12: 347–55.

Blakemore, Colin: *Mechanics of the Mind* [*Mechanik des Geistes*]; Cambridge 1977.

Bogen, Joseph E. / Vogel, P. S.: »Cerebral Commissurotomy in Man« [»Zerebrale Kommissurotomie beim Menschen«] (1962), in: *Bull. Los Angeles Neurol. Soc.*, 29: 169–72.

Bogen, Joseph E.: »The Other Side of the Brain I: Dysgraphia and Dyscopia Following Cerebral Commissurotomy« [»Die andere Seite des Gehirns, I: Dysgraphie und Dyskopie nach zerebraler Kommissurotomie«] (1969), in: *Bull. Los Angeles Neurol. Soc.*, 34/2: 73–105.

Bogen, Joseph E.: »The Other Side of the Brain II: An Appositional Mind« [»Die andere Seite des Gehirns, II: Ein Geist der Appositionen«] (1969), in: *Bull. Los Angeles Neurol. Soc.*, 34/3: 135–62.

Bogen, Joseph E. / Bogen, Glenda M.*: »The Other Side of the Brain III: The Corpus Callosum and Creativity« [»Die andere Seite des Gehirns, III: Das Corpus callosum und die Kreativität«] (1969), in: *Bull. Los Angeles Neurol. Soc.*, 34/4: 191–217.

Bogen, Joseph E. / DeZure, R. / Tenhouten, W. D. / Marsh, J. F.: »The Other Side of the Brain IV: The A/P Ratio« [»Die andere Seite des Gehirns, IV: Das A/P-Verhältnis«] (1972), in: *Bull. Los Angeles Neurol. Soc.*, 37/2: 49–61.

Bogen, Joseph E.: »Educational Aspects of Hemispheric

Specialization«[»Pädagogische Aspekte der Spezialisierung der Hemisphären«] (1975), in: *UCLA Educator*, 17/2:24.
Boller, F. / Kim, Y. / Mack, J.: »Comprehension in Aphasia« [»Verständnis bei Aphasie«], in: *Studies in Neurolinguistics*, Bd. 3; New York 1977.
Borlase, Jack: *The Ultimate Philosophie* [*Die letzte Philosophie*], Salt Lake City 1925.
Botkin, A. / Schmaltz, L. / Lamb, D.: »›Overloading‹ the Left Hemisphere in Right-handed Subjects with Verbal and Motor Tasks« [»›Überlastung‹ der linken Hemisphäre von rechtshändigen Versuchspersonen mit verbalen und motorischen Aufgaben«] (1977), in: *Neuropsychologia*, 15: 591-96.
Branch, C. / Milner, B. / Rasmussen, T.: »Intracarotid Sodium Amytal for the Lateralization of Cerebral Speech Dominance« [»Injektion von Amobarb. Natric. in die Halsschlagader zur Lateralisation der Sprachdominanz im Gehirn«] (1964), in: *J. Neurosurgery*, 21: 399–405.
Brandwein, P. / Ornstein, R.: »The Duality of the Mind« [»Die Dualität des Geistes«], in: *Instructor*, Januar 1977, S. 54–58.
Brazier, M.A.: »The Analysis of Brain Waves« [»Die Analyse von Gehirnwellen«], in: *Scientific American*, Juni 1962.
Bremer, F.: »Neurophysiological Correlates of Mental Unity« [»Neurophysiologische Entsprechungen der geistigen Einheit«], in: *Brain and Conscious Experience*, New York 1966.
Brooks, Lee R.*: »Spatial and Verbal Components of the Act of Recall« [»Räumliche und verbale Komponenten *des Erinnerungsvorgangs*«] (1968), in: *Cabad. J. Psychol. / Rev. Canad. Psychol.*, 22/5: 349–68.
Broverman, D. / Klaiber, E. / Kobayashi, Y. / Vogel, W.: »Roles of Activation and Inhibition in Sex Differences in Cognitive Abilities« [»Die Rolle der Aktivation und Hemmung bei geschlechtsspezifischen Unterschieden in kognitiven Fähigkeiten« (1968), in: *Psychological Review*, 75/1: 23–50.

Brown, Jason W.: *Aphasia, Apraxia and Agnosia*, Springfield 1972. (dt.: *Aphasie, Apraxie und Agnosie*, Stuttgart 1975.)

Brown, Jason / Jaffe, J.*: »Hypothesis on Cerebral Dominance« [»Eine Hypothese zur zerebralen Dominanz«] (1975), in: *Neuropsychologia*, 13: 107–10.

Bruce, Lewis C.*: »Notes of a Case of Dual Brain Action« [»Anmerkungen zu einem Fall dualer Gehirntätigkeit«] (1897), in: *Brain*, 18: 54–65.

Bruner, Jerome S.: *On Knowing* [*Über das Wissen*], New York 1973.

Buck, Craig: »Knowing the Left from the Right« [»Links und rechts unterscheiden«], in: *Human Behavior*, Juni 1976, S. 29–35.

Buckingham, H. / Kertesz, A.: »Linguistic Analysis of Fluent Aphasia« [»Linguistische Analyse bei flüssigem Ausdruck«] (1974), in: *Brain and Language*, 1/1: 43–62.

Buffery, A. / Gray, J.: *Sex Differences in the Development of Spatial and Linguistic Skills* [*Geschlechtsspezifische Unterschiede in der Entwicklung räumlicher und sprachlicher Fertigkeiten*], London 1972.

Buffery, Anthony W.H.: »Asymmetrical Lateralization of Cerebral Functions and the Effects of Unilateral Brain Surgery in Epileptic Patients« [»Asymmetrische Lateralisation zerebraler Funktionen und die Auswirkungen einseitiger Gehirnoperationen bei epileptischen Patienten«], in: *Hemisphere Function in the Human Brain*, New York 1974.

Bull, B. / Wittrock, M.: »Imagery in the Learning of Verbal Definitions« [»Bildliche Vorstellungen bei der Erlernung verbaler Definitionen«] (1973), in: *Brit. J. Ed. Psych.*, 43: 289–93.

Calder, Nigel: *The Mind of Man*, New York 1970. Dt.: Das Phänomen der kleinen grauen Zellen. Ein Bericht aus den Laboratorien der Gehirnforschung: Hoffnung und Gefahr für den Menschen. Wien/Düsseldorf 1972).

Caramazza, A. / Gordon, J. / Zurif, E. /DeLuca, D.: »Right-hemispheric Damage and Verbal Problem Solving Behavior« [»Schädigung der rechten Hemisphäre und Verhalten bei der Lösung verbaler Probleme«] (1976), in: *Brain and Language*, 3: 41–46.

Carmon, A. / Harishanu, Y. / Lowinger, E. / Lavy, S.: »Asymmetries in Hemispheric Blood Volume and Cerebral Dominance« [»Asymmetrien des Blutvolumens in den Hemisphären und zerebrale Dominanz«] (1972), in: *Behavioral Biology*, 7: 853–59, Abstract Nr. I–42R.

Carmon, A. / Nachshon, I. / Starinsky, R.: »Developmental Aspects of Visual Hemifield Differences in Perception of Verbal Material« [»Entwicklungsaspekte von Unterschieden der Gesichtsfelder bei der Wahrnehmung verbalen Materials«] (1976), in: *Brain and Language*, 3: 463–69.

Casasent, D. / Psaltis, D.: »New Optical Transforms for Pattern Recognition« [»Neue optische Transformationen für Strukturerkennung« (1977), in: *Proceedings of the IEEE*, 65/1: 77–83.

Chandler, B. C. / Parsons, O.A.: »Altered Hemispheric Functioning Under Alcohol«] (1977), in: *J. Studies on Alcohol*, 38/3: 381–89.

Cohen, David B.: »Changes in REM Dream Content During the Night: Implications for a Hypothesis About Changes in Cerebral Dominance Across REM Periods« [»Veränderungen im REM-Trauminhalt während der Nacht: Implikationen für eine Hypothese zur Veränderung der zerebralen Dominanz über mehrere REM-Perioden«] (1977), in: *Perceptual and Motor Skills, 44: 1267–77.*

Cohen, Gillian: »Hemispheric Differences in Serial Versus Parallel Processing« [»Unterschiede der Hemisphären bei serieller versus paralleler Informationsverarbeitung«] (1973), in: *J. Exper. Psych.*, 97/3: 349–56.

Cohen, H. / Rosen, R. / Goldstein, L.: »Electroencephalographic Laterality Changes During Human Sexual Orgasm« [»Veränderungen der Lateralität des EEG während des menschlichen Orgasmus«] (1976), in: *Arch. Sexual Behavior*, 5/3: 189–99.

Cohn, Robert: »Symbol Retrieval Time as an Index of Attention« [»Symbolabrufzeit als Index der Aufmerksamkeit«] in: *Hemiinattention and Hemisphere Specialization, Advances in Neurology*, Bd. 18; New York 1977.

Cole, R. / Cummings, N.: »Bilateral Alpha Rhythm in Children During Listening and Looking« [»Bilateraler Alpharhythmus bei Kindern während des Hörens und Sehens«] in: *Language Development and Neurological Theory*, New York 1977.

Critchley, Macdonald: *The Dyslexic Child* [*Das dyslektische Kind*], Springfield 1970.

Crockett, H. G. / Estridge, N. M.: »Cerebral Hemispherectomy« [»Zerebrale Hemispärektomie«] (1951), in: *Bull. Los Angeles Neurol. Soc.*, 16: 71–87.

Crovitz, Herbert F.: »On Direction in Drawing a Person« [»Über die Richtung beim Zeichnen einer Person«] (1962), in: *J. Consult. Psch.*, 26/2: 196.

Curry, F. / Gregory, H.: »The Performance of Stutterers on Dichotic Listening Tasks Thought to Reflect Cerebral Dominance« [»Die Leistung von Stotterern bei zweigleisigen Hörtests, die die zerebrale Dominanz widerspiegeln sollen«] (1969), in: *J. Speech Hearing Research*, 12: 73–82.

Dacey, Rob.: »Inside the Brain: The Last Great Frontier« [»Innerhalb des Gehirns: Die letzte große Grenze«] in: *Saturday Review*, August 1975, S. 13.

Damasio, H. / Damasio, A. / Castro-Caldas, A. / Ferro, J. M.: »Dichotic Listening Pattern in Relation to Interhemispheric Disconnexion« [»Struktur des zweigleisigen Hörens im Verhältnis zur Verbindungsunterbrechung zwischen den Hemisphären«] (1976), in: *Neuropsychologia*, 14: 247–50.

Davis, A. E. / Wada, J. A.: »Lateralization of Speech Dominance by Spectral Analysis of Evoked Potentials« [»Lateralisation der Sprachdominanz auf Grund der Spektralanalyse evozierter Potentiale«] (1977), in: *J. Neurol. Neurosurg. and Psychiat.*, 40: 1–4.

Davis, A. E. / Wada, J. A.: »Speech Dominance and Handedness in the Normal Human« [»Sprachdominanz und Händigkeit beim gesunden Menschen«] (1978), in *Brain and Language*, 5: 42–55.
Dawson, John / Binnie, L. M.: »An Anthropological Perspective on the Evolution and Lateralization of the Brain« [»Evolution and Lateralisation des Gehirns unter anthropologischem Gesichtswinkel«] (1977), in: *Annals New York Acad. Sci.*, 299: 424–47.
Day, James: »Right-hemisphere Language Processing in Normal Right-handers« [»Sprachverarbeitung in der rechten Hemisphäre bei gesunden Rechtshändern«] (1977), in: *J. Exper. Psych.: Human Percept. and Perform*, 3/3: 518–28.
Deglin, Vadim: »Split Brain« [»Durchtrenntes Gehirn«] in: *The Unesco Courier*, Januar 1976, S. 5–32.
Deikman, Arthur J.: »Bimodal Consciousness« [»Zwei Arten von Bewußtsein«] (1971), in: *Arch. Gen. Psychiat.*, 25: 481–89.
Dennis, Maureen / Whitaker, Harry A.: »Language Acquisition Following Hemidecortication: Linguistic Superiority of the Left over the Right Hemisphere« (»Spracherwerb nach Hemispärektomie: Sprachliche Überlegenheit der linken über die rechte Hemisphäre«] (1976), in: *Brain and Language*, 3: 404–33.
Dennis, Maureen / Whitaker, Harry A.: »Hemispheric Equipotentiality and Language Acquisition« [»Equipotentialität der Hemispähren und Spracherwerb«] in: *Language Development and Neurological Theory*, New York 1977.
Diller, L. / Weinberg, J.: »Hemi-inattention in Rehabilitation: The Evolution of a Rational Remediation Program« [»Halbseitige Unaufmerksamkeit in der Rehabilitation: Die Entwicklung eines zweckmäßigen Programms zur Wiederherstellung«] in: *Hemi-inattention and Hemisphere Specialization, Advances in Neurology*, Bd. 18; New York 1977.

Dimond, Stuart J. / Beaumont, J. G.: »Experimental Studies of Hemisphere Function in the Human Brain» [»Experimentelle Studien der Hemisphärenfunktion im menschlichen Gehirn«] in: *Hemisphere Function in the Human Brain*, New York, 1974.
Dimond, Stuart J. / Farrington, L. / Johnson, P.: »Differing Emotional Response from Right and Left Hemispheres« [»Unterschiedliche emotionale Reaktionen der rechten und linken Hemisphäre«] (1976), in: *Nature*, 261: 690-92.
Dimond, Stuart J.: »Introductory Remarks« [»Einführende Bemerkungen«] (1977), Vortrag anläßlich der Konferenz »Evolution and Lateralization of the Brain«; in: *Annals New York Acad. Sci.*, 299: 1-3.
Dimond, Stuart J.: »Evolution and Lateralization of the Brain: Concluding Remarks« [»Evolution and Lateralisation des Gehirns: Abschließende Bemerkungen«] (1977), in: *Annals New York Acad. Sci.*, 299: 477-99.
Doyle, J. / Ormstein, R. / Galin, D.*: »Lateral Specialization of Cognitive Mode: II. EEG Frequency« [»Laterale Spezialisierung und Wahrnehmungsmodus: II. EEG-Frequenz«] (1974) in: *Psychophysiology*, 11/5: 567-78.
Dreyer, A. / Nebelkopf, E. / Dreyer, C.: »Note Concerning Stability of Cognitive Style Measures in Young Children« [»Bemerkung über die Stabilität der Messung des Wahrnehmungsstils bei kleinen Kindern«] (1969), in: *Perceptual and Motor Skills*, 28: 933-34.
Dumas, R. / Morgan, A.*: »EEG Asymmetry as a Function of Occupation, Task and Task Difficulty« [EEG-Asymmetrie als Funktion der Beschäftigung, der Aufgabe und der Aufgabenschwierigkeit«] (1975), in: *Neuropsychologia*, 13: 219-28.
Eccles, John C.: »Evolution of the Brain in Relation to the Development of the Self-conscious Mind« [»Die Evolution des Gehirns im Verhältnis zur Entwicklung des seiner selbst bewußten Geistes«] (1977), in: *Annals New York Acad. Sci.*, 299: 161-79.
Efron, Robert: »Temporal Perception, Aphasia and Déjà

Vu« [»Zeitliche Wahrnehmung, Aphasie und Déjà-vu-Erlebnis«] (1963), in: *Brain*, 86: 403–24.
Entus, Anne K.*: »Hemispheric Asymmetry in Processing Dichotically Presented Speech and Nonspeech Stimuli by Infants« [»Hemisphärische Asymmetrie bei Kinder bei der Verarbeitung zweigleisig dargebotener sprachlicher und nichtsprachlicher Reize«] in: *Language Development and Neurological Theory*, New York 1977.
Ettlinger, E. G. (Hrs.): *Functions of the Corpus Callosum* [*Funktionen des Corpus Callosum*], Boston 1965.
Foster, Suzanne: »Hemisphere Dominance and the Art Process« [»Hemisphärendominanz und der künstlerische Prozeß«] in: *Art Education*, Februar 1977, S. 28–29.
Franco, Laura: »Hemispheric Interaction in the Processing of Concurrent Tasks in Commissurotomy Subjects« [»Interaktion der Hemisphären bei der Informationsverarbeitung gleichzeitiger Aufgaben bei Versuchspersonen mit durchtrenntem Gehirn«] (1977), in: *Neuropsychologia*, 15:707–10.
Franco, Laura / Sperry, Roger W.*: »Hemisphere Lateralization for Cognitive Processing of Geometry« [»Lateralisation der Hemisphären für die kognitive Verarbeitung von Geometrie«] (1977), in: *Neuropsychologia*, 15: 107–14.
Franklin, B. / Richards, P.: »Effects on Children's Divergent Thinking Abilities of a Period of Direct Teaching for Divergent Production« [»Auswirkungen einer Periode direkter Anleitung zu divergenter Hervorbringung auf die Fähigkeit zum divergenten Denken bei Kindern«] (1977), in: *Brit. J. Ed. Psych.*, 47: 66–70.
Friedland, R. / Weinstein, E.: »Hemi-inattention and Hemisphere Specialization: Introduction and Historical Review« [»Halbseitige Unaufmerksamkeit und Hemisphärenspezialisierung: Einführung und historischer Überblick«] in: *Advances in Neurology*, Bd. 18, New York 1977.
Friedmann, J. / Golomb, J. / Mora, M.: »The Hair Whorl Sign for Handedness« [»Die Bedeutung des Haarwirbels für die Händigkeit«] in: *Diseases Nerv. Sys.*, Juli 1952, S. 208–16.

Fromkin, V. / Krashen, S. / Curtiss, S. / Rigler, D. / Rigler, M.: »The Development of Language in Genie: A Case of Language Acquisition Beyond the Critical Period« [»Die Entwicklung der Sprache bei Genie: Ein Fall von Spracherwerb jenseits der ›kritischen Phase‹«] (1974), in: *Brain and Language*, 1/1: 81–108.
Gainer, W. L.: »The Ability of the WISC Subtests to Discriminate Between Boys and Girls of Average Intelligence« [»Die Fähigkeit der WISC-Subtests, zwischen Jungen und Mädchen durchschnittlicher Intelligenz zu unterscheiden«] (1962), in: *Calif. J. Educ. Res.*, 13/1: 9–16.
Gainotti, Guido: »Emotional Behavior and Hemispheric Side of the Lesion« [»Emotionales Verhalten und geschädigte Hemisphäre«] (1972), in: *Cortex*, 8: 41–55.
Galin, David / Ornstein, Robert: »Individual Differences in Cognitive Style-I. Reflective Eye-Movements« [»Individuelle Unterschiede im Wahrnehmungsstil – I. Augenbewegung beim Überlegen«] (1974), in: *Neuropsychologia*, 12: 367–76.
Galin, David: »Implications for Psychiatry of Left and Right Cerebral Specialization« [»Implikationen der zerebralen Links-rechts-Spezialisierung auf die Psychiatrie«] (1974), in: *Arch. Gen. Psychiatry*, 31: 572–83.
Galin, David / Ellis, R.*: »Asymmetry in Evoked Potentials as an Index of Lateralized Cognitive Processes: Relation to EEG Alpha Asymmetry« [»Asymmetrie in evozierten Potentialen als Index der lateralisierten Wahrnehmungsprozesse: Verhältnis zur Alpha-Asymmetrie im EEG«] (1975), in: *Neuropsychologia*, 13: 45–50.
Galin, David*: »Lateral Specialization and Psychiatric Issues: Speculations on Development and the Evolution of Consciousness« [»Seitenspezialisierung und Probleme der Psychiatrie: Spekulationen über die Entstehung und Evolution des Bewußtseins«] (1977), in: *Annals New York Acad. Sci.*, 299: 397–411.
Galin, David / Johnstone, J. / Herron, J.: »Effects of Task Difficulty on EEG Measures of Cerebral Engagement«

[»Auswirkungen der Aufgabenschwierigkeit auf die EEG-Messungen der zerebralen Beteiligung«] (1978), in: *Neuropsychologia*, 16: 461–72.
Gallwey, W. Timothy: *The Inner Game of Tennis*, New York 1974 (dt.: *Tennis und Psyche, Das innere Spiel;* München 1977).
Gallwey, W. Timothy / Kriegel, Bob: *Inner Skiing*, New York 1977, (dt.: *Besser Ski fahren durch Inner-Training. Die neue Methode, sich selbst in Hochform zu bringen.* München 1978).
Gallwey, W. Timothy: *This Man can Change Your Skiing* [*Dieser Mann kann Ihr Skifahren ändern*], New York 1977.
Gardner, Horward / Denes, G.: »Connotative Judgements by Aphasic Patients on a Pictorial Adaptation of the Semantic Differential« [»Konnotative Urteile aphasischer Patienten über eine bildliche Adaption des semantischen Differentials«] (1973), in: *Cortex*, 9: 183–96.
Gardner, Horward: *The Shattered Mind* [*Der zerstörte Geist*], New York 1974.
Gardner, Horward: »Brain Damage: A Window on the Mind« [»Gehirnschädigung: Ein Fenster zum Geist«] in: *Saturday Review*, August 1975, S. 26–29.
Gardner, W. James / Karnosh, L. J. / McClure, Christopher C. / Gardner, Ann K.: »Residual Function Following Hemispherectomy for Tumour and for Infantile Hemiplegia« [»Restfunktion nach Hemisphärektomie wegen eines Tumors und wegen Hemiplegie beim Kind«] (1955), in: *Brain*, 79: 487–502.
Garret, Susan V.: »Putting Our Whole Brain to Use: A Fresh Look at the Creative Process« [»Einsatz unseres ganzen Gehirns: Ein neuer Blick auf den schöpferischen Vorgang«] (1976), in: *J. Creat. Behav.*, 10/4: 239–49.
Gazzaniga, Michael S.: »The Split Brain in Man« [»Das durchtrennte Gehirn beim Menschen«], in: *Brain and Consciousness*, August 1967, S. 118–23.
Gazzaniga, Michael S.: *»The Bisected Brain* [»Das durchtrennte Gehirn«], New York 1970.

Gazzaniga, Michael S.*: »One Brain - Two Minds?« [»Ein Gehirn - zwei Geister?«] in: *American Scientist*, Juni 1972, S. 311-17.
Gazzaniga, Michael S.: »Cerebral Dominance Viewed as a Decision System« [»Die zerebrale Dominanz als Entscheidungssystem betrachtet«] in: *Hemisphere Function in the Human Brain*, New York 1974.
Gazzaniga, Michael S.: »Review of the Split Brain« [»Überblick über das durchtrennte Gehirn«] (1975), in: *J. Neurology*, 209: 75-79.
Gazzaniga, Michael S.: »Consistency and Diversity in Brain Organization« [»Konsistenz und Vielfalt in der Organisation des Gehirns«] (1977), in: *Annals New York Acad. Sci.*, 299: 415-23.
Gazzaniga, Michael S. / LeDoux, J.: *The Integrated Mind* [*Der integrierte Geist*], New York 1978.
Geffren, Gina: »Development of Hemispheric Specialization for Speech Perception« [»Die Entwicklung der Hemisphärenspezialisierung für die Sprachwahrnehmung«] (1976), in: *Cortex*, 12: 337-46.
Geschwind, Norman / Kaplan, Edith: »A Human Cerebral Deconnection Syndrome« [»Ein Syndrom zerebraler Entkoppelung beim Menschen«] (1962), in: *Neurology*, 12: 675-85.
Geschwind, Norman: »Laguage and the Brain« [»Sprache und Gehirn«] in: *Scientific American*, April 1972.
Geschwind, Norman: »The Anatomical Basis of Hemispheric Differentiation« [»Die anatomische Basis der Hemisphärendifferenzierung«] in: *Hemisphere Function in the Human Brain*, New York 1974.
Gilbert, Christopher: »Strength of Left-handedness and Facial Recognition Ability« [»Die Stärke der Linkshändigkeit und die Fähigkeit zur Erkennung von Gesichtern«] (1973), in: *Cortex*, 9: 145-51.
Gilbert, Christopher / Bakan, P.*: »Visual Asymmetry in Perception of Faces« [»Visuelle Asymmetrie bei der Erkennung von Gesichtern«] (1973), in: *Neuropsychologia*, 11:355-62.

Goertzel, V. / Goertzel, M. G.: *Cradles of Eminence* [*Wiegen des Ruhms*], Boston 1962.

Goldstein, Marvin N. / Joynt, Robert J.: »Longterm Follow-up of a Callosal-sectioned Patient« [»Eine Langzeit-Nachuntersuchung eines Patienten mit durchtrenntem Corpus callosum«] (1969), in: *Arch. Neurol.*, 20: 96–102.

Goldstein, Marvin N. / Joynt, Robert J. / Hartley, Ronald B.: »The Long-term Effects of Callosal Sectioning« [»Die Langzeit-Auswirkungen der Durchtrennung des Corpus callosum«] (1975), in *Arch. Neurol.*, 32: 52–53.

Goleman, Daniel: »Split-Brain Psychology: Fad of the Year« [»Psychologie des durchtrennten Gehirns: Mode des Jahres«] in: *Psychology Today*, Oktober 1977, S. 89–90, 149–51.

Golla, F. L. / Antonovitch, S.: »The Respiratory Rhythm in Its Relation to the Mechanism of Thought« [»Der Atemrhythmus in seiner Beziehung zum Mechanismus des Denkens«] (1929), in: *Brain*, 52: 491–509.

Gordon, Harold W. / Sperry, Roger W.: »Lateralization of Olfactory Perception in the Surgically Separated Hemispheres of Man« [»Lateralisation der Geruchswahrnehmung in den chirurgisch getrennten Hemisphären des Menschen«] (1969), in: *Neurophsychologia,* 7: 111–20.

Gordon, Harold W. / Bogen, J. E.: »Hemispheric Lateralization of Singing After Intracarotid Sodium Amylobarbitone« [»Hemisphärische Lateralisation des Singens nach Injektion von Amobarbital Natricum in die Halsschlagader«] (1974), in: *J. Neurol. Neurosurg. Psychiat.*, 37: 727–38.

Gordon, Harold W.: »Auditory Specialization of the Right and Left Hemispheres« [»Gehörspezialisierung der rechten und linken Hemisphäre«] in: *Hemispheric Disconnection and Cerebral Function*, Springfield 1974.

Gott, Peggy S.: »Language After Dominant Hemispherectomy« [»Sprache nach der Entfernung der dominanten Hemisphäre«] (1973), in: *J. Neurol. Neurosurg. Psychiat.*, 36: 1082–88.

Gott, Peggy S.*: »Cognitive Abilities Following Right and Left Hemispherectomy« [»Kognitive Fähigkeiten nach rechter und linker Hemishärektomie«] (1973), in: *Cortex*, 9: 266–73.

Green, E. / Howes, D.: »The Nature of Conduction Aphasia« [»Das Wesen der Leitungsaphasie«] in: *Studies in Neurolinguistics*, Bd. 3; New York 1977.

Greenberg, Al.: »Mind over Skiing?« [»Geist über Skilauf?«] (1977), in: *Skiing* 30/4: 4–10.

Gross, Migel / Franko, R. / Lewin, I.: »Effects of Voluntary Eye Movements on Hemispheric Activity and Choice of Cognitive Mode« [»Auswirkungen der willkürlichen Augenbewegungen auf die Wahl des Wahrnehmungsmodus«] (1978), in: *Neuropsychologia*, 16: 653–55.

Guilford, J. P.: *Printed Classification Tests* [*Gedruckte Klassifikationstests*] (1947), Bericht Nr. 5 U. S. Army Air Force. U. S. Government Printing Office.

Guilford, J. P.: *Nature of Human Intelligence* [*Das Wesen der menschlichen Intelligenz*], New York 1967.

Guilford, J. P.: *Intelligence, Creativity an Their Educational Implications* [*Intelligenz, Kreativität und ihre pädagogischen Implikationen*], San Diego 1968.

Guilford, J. P.: *The Analysis of Intelligence*, New York 1971, (dt.: *Analyse der Intelligenz*), Weinheim/Basel 1976.

Gur, R. E. / Reyher, J.: »Relationship Between Style of Hypnotic Induction and Direction of Lateral Eye Movements« [»Die Beziehung zwischen der Art der Hypnoseinduktion und der Richtung der seitlichen Augenbewegung«] (1973), in: *J. Abnormal Psych.*, 82/3: 499–505.

Gur, R. E. / Gur, R. C.: »Handedness, Sex and Eyedness as Moderating Variables in the Relation Between Hypnotic Susceptibility and Functional Brain Asymmetry« [»Händigkeit, Geschlecht und Äugigkeit als mäßigende Variablen in der Beziehung zwischen Hypnotisierbarkeit und funktioneller Asymmetrie des Gehirns«] (1974), in: *J. Abnormal Psych.*, 83/6: 635–43.

Gur, R. E. / Gur, R. C. / Harris, L.*: »Cerebral Activation, as Measured by Subject's Lateral Eye Movements, Is Influenced by Experimenter Location« [»Die zerebrale Aktivierung, gemessen an der seitlichen Augenbewegung der Versuchspersonen, wird vom Standort des Versuchsleiters beeinflußt«] (1975), in: *Neuropsychologia* 13: 35–44.

Gur, R. E. / Gur R. C.: »Defense Mechanisms, Psychosomatic Symptomatology, and Conjugate Lateral Eye Movements« [»Abwehrmechanismen, psychosomatische Symptomatologie und paarweise seitliche Augenbewegungen«] (1975), in: *J. Consult. and Clin. Psych.*, 43/3: 416–20.

Gur, R. E. / Gur, R. C.: »Correlates of Conjugate Lateral Eye Movements in Man« [»Korrelate der paarweisen seitlichen Augenbewegungen beim Menschen«] in: *Lateralization in the Nervous System*, New York 1977.

Gur, R. E. / Gur, R. C.: »Sex Differences in the Relations Among Handedness, Sighting-Dominance and Eye-Acuity« [»Geschlechtsspezifische Unterschiede in den Beziehungen zwischen Händigkeit, Augendominanz und Sehschärfe«] (1977), in: *Neuropsychologia*, 15: 585–90.

Haber, Ralph Norman: »How We Remember What We See« [»Wie wir uns an das erinnern, was wir sehen«] (1970), in: *Scientific American*, 222/5: 104–12.

Hadamard, Jacques: *»The Psychology of Invention in the Mathematical Field* [*Die Psychologie der Entdeckung auf dem Feld der Mathematik*], New York 1945.

Hamilton, Charles R.: »An Assessment of Hemispheric Specialization in Monkeys« [»Eine Bestimmung der Hemisphärenspezialisierung bei Affen«] (1977), in: *Annals New York Acad. Sci.*, 299: 222–32.

Hardyck, Curtis / Petrinovich, L. / Goldman, R.: »Lefthandedness and Cognitive Deficit« [»Linkshändigkeit und kognitives Defizit«] (1976), in: *Cortex*, 12: 266–79.

Hardyck, Curtis*: »Individual Differences in Hemispheric Functioning« [Individuelle Unterschiede in der Funktion der Hemisphären«] in: *Studies in Neurolinguistics*, Bd. 3, New York 1977.

Hardyck, Curtis: »Handedness and Part-Whole Relationship: A Replication« [»Händigkeit und die Beziehungen zwischen dem Ganzen und seinen Teilen: Eine Erwiderung«] (1977), in: *Cortex*, 13/2: 177–83.

Hart, Leslie A.: *How the Brain Works: A New Understanding of Human Learning, Emotion and Thinking* [*Ein neues Verständnis des Lernens, der Emotionen und des Denkens des Menschen*], New York 1975.

Hatta, Takeshi: »Hemisphere Asymmetries in the Perception and Memory of Random Forms« [»Asymmetrien der Hemisphären bei der Wahrnehmung und Erinnerung von Zufallsformen«] (1976), in: *Psychologia*, 19/3: 157–61.

Hebb, Donald O.: »The Mind's Eye« [»Das Auge des Geistes«], in: *Readings in Experimental Psychology Today*, Del Mar, 1967.

Hécaen, H. / De Ajuriagueira, J.: *Left-handedness: Manual Superiority and Cerebral Dominance* [*Linkshändigkeit: Manuelle Überlegenheit und zerebrale Dominanz*], New York 1964.

Hécaen, J. / Sauguet, J.*: »Cerebral Dominance in Left-handed Subjects« [»Zerebrale Dominanz bei linkshändigen Versuchspersonen«] (1971), in: *Cortex*, 7: 19–48.

Heilman, Kenneth M. / Scholes, R. / Watson, Robert T.: »Auditory Affective Agnosia« [»Akustische affektive Agnosie«] (1975), in: *J. Neurol. Neuosurg. Psychiat.*, 38: 69–72.

Heilman, Kenneth M. / Watson, Robert T.: »The Syndrome of Unilateral Neglect« [»Das Syndrom der einseitigen Vernachlässigung«] in: *Laterality in the Nervous System*, New York 1977.

Heilman, Kenneth M. / Watson, Robert T.: »Mechanisms Underlying the Unilateral Neglect Syndrome« [»Mechanismen, die dem Syndrom der einseitigen Vernachlässigung zugrunde liegen«] in: *Hemi-inattention and Hemisphere Specialization, Advances in Neurology*, Bd. 18, New York 1977.

Hellige, J. / Cox, P.: »Effects of Concurrent Verbal Memory on Recognition of Stimuli from the Left and Right Visual Fields« [»Auswirkungen von gleichzeitiger verbaler Erinnerung bei der Erkennung von Reizen im linken und rechten Gesichtsfeld«] (1976), in: *J. Exper. Psych.*, 2/2: 210–21.

Hendricks, G. / Wills, R.: *The Centering Book* [*Das Buch der Konzentration*], New York 1975.

Herrigel, Eugen: *Zen in the Art of Archery*, New York 1953, (dt.: *Zen in der Kunst des Bogenschießens*, Weilheim/Obb., 1960).

Herron, Jeannine: »Southpaws – How Different Are They?« [»Linkshänder – wie andersartig sind sie?«] in: *Psychology Today*, März 1976, S. 50–56.

Hillier, William, Jr.: »Total Left Cerebral Hemispherectomy for Malignant Glioma« [»Totalresektion der linken Hemisphäre wegen bösartigen Gliomas«] (1954), in: *Neurology*, 4: 718–21.

Holloway, Ralph L.: »Paleoneurological Evidence for Language Origins« [»Paläoneurologisches Beweismaterial für die Ursprünge der Sprache«] (1976), in: *Annals New York Acad. Sci.*, 280: 330–48.

Humphrey, M. E. / Zangwill, O. L.: »Cessation of Dreaming After Brain Injury« [»Aufhören der Träume nach Gehirnverletzung«] (1951), in: *J. Neurol Neurosurg. Psychiat.*, 14: 322–25.

Hunter, Madeline*: »Right-brained Kids in Left-brained Schools« [»Kinder mit rechtem Gehirn in Schulen, die auf das linke Gehirn ausgerichtet sind«] in: *The Education Digest,* Februar 1977, S. 8–10.

Hutt, Corinne: »Neuroendocrinological, Behavioural, and Intellectual Aspects of Sexual Differentiation in Human Development« [»Neuroendokrinologische, intellektuelle und Verhaltensaspekte der sexuellen Differenzierung in der menschlichen Entwicklung«] in: *Gender Differences*, London 1972, S. 73–122.

Ischlondsky, N. Dorin*: »The Inhibitory Process in the Cerebrophysiological Laboratory and in the Clinic« [»Der

Hemmungsvorgang im Gehirnphysiologischen Labor und in der Klinik«] (1955), in: *J. Nerv. Ment. Dis.*, 121: 5–18.
Jaynes, Julian: *The Origin of Consciousness in the Breakdown of the Bicameral Mind* [*Der Ursprung des Bewußtseins im Zusammenbruch des Zweikammersystems des Geistes*], Boston 1976.
Jaynes, Julian: »The Evolution of Language in the Late Pleistocene« [»Die Evolution der Sprache im späten Pleistozän« (1976), in: *Annals New York Acad. Sci.*, 280: 312–25.
Jerison, Harry J.: »Evolution of the Brain« [»Evolution des Gehirns«] in: *UCLA Educator*, Los Angeles, Frühjahr 1975.
Jex, Frank B.: »Negative Validities for Two Different Ingenuity Tests« [»Negative Validitäten für zwei verschiedene Tests der Findigkeit«] in: *Scientific Creativity: Its Recognition and Development*, New York 1963.
Johnson, O. / Kozma, A: »Effects of Concurrent Verbal and Musical Tasks on a Unimanual Skill« [»Auswirkungen gleichzeitiger verbaler und musikalischer Aufgaben auf die Fertigkeiten einer Hand« (1977), in: *Cortex*, 13/1: 11–16.
Johnson, Peter R.: »Dichotically-Stimulated Ear Differences in Musicians and Nonmusicians« [»Durch zweigleisiges Hören erzeugte Ohrenunterschiede bei Musikern und Nichtmusikern« (1977), in: *Cortex*, 13: 385–89.
Jones, R. K.*: »Observations on Stammering After Localized Cerebral Injury« [»Beobachtungen über das Stottern nach lokalisierter Gehirnverletzung« (1966), in: *J. Neurol Neurosurg. Psychiat.*, 29: 192–95.
Joynt, Robert J.: »Inattention Syndromes in Split-Brain Man« [»Syndrome der Unaufmerksamkeit beim Menschen mit durchtrenntem Gehirn«] in: *Hemi-inattention and Hemisphere Specialization, Advances in Neurology*, Bd. 18, New York 1977.
Keeney, A. H. / Keeney (Hrsg.): *National Conference on Dyslexia, Philadelphia, 1966. Dyslexia-Diagnosis and*

Treatment of Reading Disorders [*Nationale Konferenz über Dyslexie, Philadelphia, 1966, Dyslexie – Diagnose und Behandlung von Lesestörungen*], St. Louis 1968.
Kershner, John R. / Jeng, A.: »Dual Functional Hemispheric Asymmetry in Visual Perception: Effects of Ocular Dominance and Postexposural Processes« [»Doppelte funktionelle Hemisphärenasymmetrie bei visueller Wahrnehmung: Auswirkungen von Augendominanz und Prozessen nach der Reizdarbietung«] (1972), in: *Neuropsychologia*, 10: 437–45.
Kershner, John R.: »Reading and Laterality Revisited« [»Lesen und Lateralität neu betrachtet«] (1975), in: *J. Spec. Ed.*, 9/3: 269–79.
Kershner, John R. / Thomas, R. / Callaway, R.: »Nonverbal Fixation Control in Young Children Induces a Left-field Advantage in Digit Recall« [»Bei kleinen Kindern führt nichtverbale Fixierung zu Überlegenheit des linken Gesichtsfeldes bei der Zahlenproduktion«] (1977), in: *Neuropsychologia*, 15: 569–76.
Kershner, John R.*: »Cerebral Dominance in Disabled Readers, Good Readers, and Gifted Children: Search for a Valid Model« [»Zerebrale Dominanz bei behinderten Lesern, guten Lesern und begabten Kindern: Die Suche nach einem gültigen Modell«] (1977), in: *Child Development*, 48: 61–67.
Kertesz, Andrew / McCabe, Patricia: »Recovery Patterns and Prognosis in Aphasia« [»Genesungsmuster und Prognose bei Aphasie«] (1977), in: *Brain*, 100: 60–75.
Kimura, Doreen: »Spatial Localization in Left and Right Visual Fields« [»Räumliche Lokalisierung im linken und rechten Gesichtsfeld«] (1969), in: *Canad. J. Psychol./Rev. Canad. Psychol.*, 23/6: 445–58.
Kimura, Doreen: »The Asymmetry of the Human Brain« [»Die Asymmetrie des menschlichen Gehirns«] in: *Scientific American*, März 1973, S. 70–78.
Kimura, Doreen: »Manual Activity During Speaking – I. Right-handers« [»Manuelle Tätigkeit während des Spre-

chens - I. Rechtshänder«], (1973), in: *Neuropsychologia*, 11: 45-50.

Kimura, Doreen / Durnford, M.: »Normal Studies on the Function of the Right Hemisphere in Vision« [»Standarduntersuchungen zur Funktion der rechten Hemisphäre beim Sehen«] in: *Hemisphere Function in the Human Brain«*, New York 1974.

Kimura, Doreen: »The Neural Basis of Language qua Gesture« [»Die neurale Basis der Sprache als Geste«] in: *Studies in Neurolinguistics*, Bd. 2, New York 1977.

Kinsbourne, Marcel: »The Minor Cerebral Hemisphere as a Source of Aphasic Speech« [»Die unterlegene Gehirnhälfte als Quelle von aphasischer Sprache«] (1971), in: *Arch. Neurol.*, 25: 302-6.

Kinsbourne, Marcel: »Mechanisms of Hemispheric Interaction in Man« [»Mechanismen der Interaktion der Hemisphären beim Menschen«] in: *Hemispheric Disconnection and Cerebral Function«*, Springfield 1974.

Kinsbourne, Marcel: »Lateral Interactions in the Brain« [»Interaktion zwischen den Gehirnhälften«] in: *Hemispheric Disconnection and Cerebral Function*, Springfield 1974.

Kinsbourne, Marcel: Cerebral Control and Mental Evolution« [»Zerebrales Kommando und geistige Entwicklung«] in: *Hemispheric Disconnection and Cerebral Function*, Springfield 1974.

Kinsbourne, Marcel / Hiscock, M.*: »Does Cerebral Dominance Develop?« [»Entwickelt sich die zerebrale Dominanz?«] in: *Language Development and Neurological Theory*, New York 1977.

Kinsbourne, Marcel: »Hemi-Neglect and Hemisphere Rivalry« [»Halbseitige Vernachlässigung und Rivalität zwischen den Hemisphären«] in: *Hemi-inattention and Hemisphere Specialization, Advances in Neurology*, Bd. 18, New York 1977.

Kiparsky, Paul: »Historical Linguistics and the Origin of Language« [»Historische Linguistik und der Ursprung

der Sprache«] (1976), in: *Annals New York Acad. Sci.*, 280: 97–103.
Kocel, Katherine M.: »Cognitive Abilities: Handedness, Familial Sinistrality, and Sex« [»Kognitive Fähigkeiten: Händigkeit, Linkshändigkeit in der Familie und Geschlecht«] (1977), in: *Annals New York Acad. Sci.*, 299: 233–43.
Koestler, Arthur: *The Act of Creation*, New York 1964, (dt.: *Der göttliche Funke*l Bern, München, Wien 1966).
Kohn, B. / Dennis, M.: »Patterns of Hemispheric Specialization After Hemidecortication for Infantile Hemiplegia« [»Strukturen der hemisphärenspezialisierung nach Hemisphärektomie wegen Hemiplegie beim Kind«] in: *Hemispheric Disconnection and Cerebral Function*, Springfield 1974.
Krashen, Stephen D.: »Lateralization, Language Learning, and the Critical Period: Some New Evidence« [»Lateralisation, Spracherwerb und die kritische Phase: Neues Beweismaterial«] (1973), in: *Language Learning*, 23/1:63–74.
Krashen, Stephen D.: »The Major Hemisphere« [»Zerebrale Asymmetrie. Die dominante Hemisphäre.«] in: *UCLA Educator*, Los Angeles, Frühjahr 1975.
Krashen, Stephen D.: »Cerebral Asymmetry [»Zerebrale Asymmetrie«] in: *Studies in Neurolinguistics*, Bd. 2, New York 1977.
Lake, D. / Bryden, M.: »Handedness and Sex Differences in Hemispheric Asymmetry« [»Händigkeit und geschlechtsspezifische Unterschiede in der Hemisphärenasymmetrie«] (1976), in: *Brain and Language*, 3: 266–82.
Lang, Theodore: *The Difference Between a Man and a Woman* [*Der Unterschied zwischen einem Mann und einer Frau*], New York 1971.
Lansdell, H.: »A Sex Difference in Effect of Temporal-Lobe Neurosurgery on Design Preference« [»Ein geschlechtsspezifischer Unterschied in der Musterbevorzugung als Folge eines neurochirurgischen Eingriffs am Schläfenlappen«] (1962), in: *Nature*, 194 (4831): 852–54.

Lansdell, H.: »Sex Differences in Hemispheric Asymmetries of the Human Brain« [»Geschlechtsspezifische Unterschiede in Hemisphären-Asymmetrien des menschlichen Gehirns«] (1964), in: *Nature*, 203 (4944): 550.

Ledoux, Joseph E. / Risse, Gail L. / Springer, Sally P. / Wilson, Donald H. / Gazzaniga, M. S.*: »Cognition and Commissurotomy« [»Wahrnehmung und Durchtrennung des Gehirns«] (1977), in: *Brain*, 100: 87-104.

Lee, P. / Ornstein, R. / Galin, D. / Deikman, A. / Tart, C.: *Symposium on Conscousness* [*Symposion über das Bewußtsein*], New York 1976.

LeMay, Marjorie: »Morphological Cerebral Asymmetries of Modern Man, Fossil Man, and Nonhuman Primate« [»Morphologische Gehirnasymmetrien des heutigen Menschen, des fossilen Menschen und nichtmenschlichen Primaten«] (1976), in: *Annals New York Acad. Sci.*, 280/ 349-66.

Leonard, George B.: *Education and Ecstasy* [*Erziehung durch Faszination*], New York 1968.

Leonard, George B.: *The Ultimate Athlete* [*Der höchste Athlet*], New York 1974.

Lester, David: »Multiple Personality: A Review« [»Vielfache Persönlichkeit: Ein Überblick«] (1977), in: *Psychology*, 14/1: 54-59.

Levy, Jerre: *Possible Basis for the Evolution of Lateral Specialization of the Human Brain* [*Eine mögliche Grundlage für die Evolution der Seitenspezialisierung des menschlichen Gehirns*] (1969), 224: 614-15.

Levy, Jerre / Nebes, Robert D. / Sperry, Roger W.: »Expressive Language in the Surgically Separated Minor Hemisphere« [»Sprachlicher Ausdruck in der chirurgisch abgetrennten unterlegenen Hemisphäre«] (1971), in: *Cortex*, 7: 49-58.

Levy, Jerre: »Psychobiological Implications of Bilateral Asymmetry« [»Psychobiologische Implikationen der doppelseitigen Asymmetrie«], in: *Hemisphere Function in the Human Brain*; New York 1974.

Levy, Jerre: »Cerebral Asymmetries as Manifested in Split-Brain Man« [»Gehirnasymmetrien wie sie sich beim Menschen mit durchtrenntem Gehirn manifestieren«], in: *Hemispheric Disconnection and Cerebral Function*; Springfield 1974.

Levy, Jerre: »Evolution of Language Lateralization and Cognitive Effects« [»Die Evolution der Sprachlateralisation und Auswirkungen auf die Wahrnehmung«], in: *Annals*; New York 1976, 280: 810–19.

Levy, Jerre: »Lateral Dominance and Aesthetic Preference« [»Seitendominanz und ästhetische Bevorzugung«] (1976), in: *Neuropsychologia*, 14: 431–45.

Levy, Jerre: »Manifestations and Implications of Shifting Hemi-inattention in Commissurotomy Patients« [Manifestationen und Implikationen der wechselnden halbseitigen Unaufmerksamkeit beim Patienten mit durchtrenntem Gehirn«], in: *Hemi-inattention and Hemisphere Specialization, Advances in Neurology* (Bd. 18); New York 1977.

Levy, Jerre / Trevarthen, Colwyn: »Perceptual, Semantic and Phonetic Aspects of Elementary Language Processes in Split-Brain Patients« [»Aspekte der Wahrnehmung, Semantik und Phonetik in elementaren Sprachprozessen bei Patienten mit durchtrenntem Gehirn«] (1977), in: *Brain*, 100: 105–18.

Levy, Jerre: »The Mammalian Brain and the Adaptive Advantage of Cerebral Asymmetry« [»Das Säugetiergehirn und die Anpassungsvorteile der Gehirnasymmetrie«] (1977), in: *Annals New York Acad. Sci.*, 299: 264–72.

Levy, Jerre: »Cerebral Asymmetries Preceding Speech« [»Gehirnasymmetrien, die dem sprachlichen Ausdruck vorausgehen«], in: *Studies in Neurolinguistics* (Bd. 3); New York 1977.

Liebermann, P. / Crelin, E. / Klatt, D.: »Phonetic Ability and Related Anatomy of the Newborn and Adult Human, Neanderthal Man, and the Chimpanzee« [»Phonetische Ausdrucksfähigkeit und zugehörige Anatomie beim

Neugeborenen und Erwachsenen, beim Neanderthaler und beim Schimpansen«] (1972), in: *American Anthropologist*, 74: 287–307.

Lomas, J. / Kimura, D.: »Intrahemispheric Interaction Between Speaking and Sequential Manual Activity« [»Interaktion der Hemisphären zwischen Sprechen und schrittweiser manueller Tätigkeit«] (1976), in: *Neuropsychologia*, 14: 23–33.

Lund, Morten: »Inner Skier: Will It Help You?« [»Verinnerlichter Skilauf: Wird er Ihnen helfen?«], in: *Ski*; Oktober 1976, S. 101–3, 148–51.

Lund, Morten: »Inner Skier Meets the Skeptics« [Verinnerlichter Skilauf stellt sich den Skeptikern«), in: *Ski*; Dezember 1977, S. 97–99, 127.

Luria, A. R. / Simernitskaya, E. G.: »Interhemispheric Relations and the Functions of the Minor Hemisphere« [»Die Beziehungen zwischen den Hemisphären und die Funktionen der unterlegenen Hemisphäre«] (1977), in: *Neuropsychologia*, 15: 175–78.

Maccoby, Eleanor E.: *The Development of Sex Differences* [*Die Entwicklung der geschlechtsspezifischen Unterschiede*], Stanford 1966.

Maccoby, Eleanor E. / Jacklin, C.: *The Psychology of Sex Differences* [*Die Psychologie der geschlechtsspezifischen Unterschiede*], Stanford 1974.

McFarland, K. / McFarland, M. L. / Bain, J. D. / Ashton, R.: »Ear Differences of Abstract and Concrete Word Recognition« [»Unterschiede zwischen den Ohren bei der Erkennung von abstrakten und konkreten Worten«] (1978), in: *Neuropsychologia*, 16: 555–61.

McGlone, Jeannette / Davidson, W.*: »The Relation Between Cerebral Speech Laterality and Spatial Ability with Special Reference to Sex and Hand Preference« [»Die Beziehung zwischen der Lateralität der Sprache und der räumlichen Fähigkeit mit besonderer Berücksichtigung des Geschlechts und der Handbevorzugung«] (1973), in: *Neuropsychologia*, 11: 105–13.

McGlone, Jeanette / Kertesz, A.: »Sex Differences in Cerebral Processing of Visuospatial Tasks« [»Geschlechtsspezifische Unterschiede in der zerebralen Bearbeitung visuell-räumlicher Aufgaben«] (1973), in: *Cortex*, 9: 313–20.
McGlone, Jeanette: »Sex Differences in Functional Brain Asymmetry« [»Geschlechtsspezifische Unterschiede der funktionellen Asymmetrie des Gehirns«] (1978), in: *Cortex*, 14: 122–28.
McKee, Tim: »New Ways to Learn« [»Neue Arten des Lernens«], in: *Ski*, Oktober 1977, S. 60–67.
McKim, Robert*: *Experiences in Visual Thinking* [*Erfahrungen mit visuellem Denken*], Monterey 1972.
McNeil, Malcom R. / Hamre, C. E.*: »A Review of Measures of Lateralized Cerebral Hemispheric Functions« [»Ein Überblick über die Messung der lateralisierten Gehirnfunktionen«] (1974), in: *J. Learning Disabilities*, 7/6: 51–59.
Marcel, R. / Katz, L. / Smith, M.: »Laterality and Reading Proficiency« [»Lateralität und Leseleistung«] (1974), in: *Neuropsychologia*, 12: 131–39.
Marshall, John C.: »Some Problems and Paradoxes Associated with Recent Accounts of Hemispheric Specialization« [»Einige Probleme und Paradoxe, die mit neuen Berichten über Hemisphärenspezialisierung zusammenhängen«] (1973), in: *Neuropsychologia*, 11: 463–70.
Marshall, John C. / Newcombe, F.: »Variability and Constraint in Acquired Dyslexia« [»Variabilität und Einschränkung bei erworbener Dyslexie«], in: *Studies in Neurolinguistics* (Bd. 3); New York 1977.
Mensh, Ivan N. / Schwarz, Henry G. / Matarazzo, R. G. / Matarazzo, J. D.: »Psychological Functioning Following Cerebral Hemispherectomy in Man« [»Das psychologische Funktionieren nach Hemisphärektomie beim Menschen«] (1952), in: *Arch. Neurol Psychiat.*, 67: 787–96.
Miller, Edgar: »Handedness and the Pattern of Human Ability« [»Händigkeit und die Struktur der menschlichen Begabung«] (1971), in: *Br. J. Psychol.*, 62/1: 111–12.

Mintzberg, Henry: »Planning on the Left Side and Managing on the Right« [»Auf der linken Seite planen und auf der rechten managen«], in: *Harvard Business Review*, Juli-August 1976, S. 49–58.

Molfese, D. / Freeman, R. / Palermo, D.: »The Ontogeny of Brain Lateralization for Speech and Nonspeech Stimuli« [»Die Ontogenese der Gehirnlateralisation für sprachliche und nichtsprachliche Reize«] (1974), in: *Brain and Language*, 1/4: 356–67.

Molfese, Dennis L. / Nunez, V. / Seibert, S. / Ramanaiah, N.: »Cerebral Asymmetry: Changes in Factors Affecting Its Development« [»Zerebrale Asymmetrie: Veränderungen der Faktoren, die ihre Entwicklung beeinflussen«] (1976), in: *Annals New York Acad. Sci.*, 280: 821–33.

Molfese, Dennis L.: »Infant Cerebral Asymmetry« [»Zerebrale Asymmetrie beim Kinde«], in: *Language Development and Neurological Theory*, New York 1977.

Montagu, Ashley: »Chromosomes and Crime« [»Chromosomen und Verbrechen«], in: *Readings in Experimental Psychology Today*, Del Mar 1967.

Montagu, Ashley: »Toolmaking, Hunting, and the Origin of Language« [»Werkzeugherstellung, Jagd und der Ursprung der Sprache«] (1976), in: *Annals New York Acad. Sci.*, 280: 266–74.

Mooney, Ross L. / Razik, Taher A. (Hrs.): *Explorations in Creativity* [*Untersuchungen zur Kreativität*], New York 1967.

Moore, W. H., Jr.*: »Bilateral Tachistoscopic Word Perception of Stutterers and Normal Subjects« [»Bilaterale tachistokopische Wahrnehmung von Worten bei Stotterern und gesunden Versuchspersonen«] (1976), in: *Brain and Language*, 3: 434–42.

Morais, Jose / Landercy, Michele: »Listening to Speech While Retaining Music: What Happens to the Rightear Advantage?« [»Sprache hören, während man Musik behält: Was geschieht mit dem Vorteil des rechten Ohrs?«] (1977), in: *Brain and Language*, 4: 295–308.

Moscovitch, Morris: »The Development of Lateralization of Language Functions and Its Relation to Cognitive and Linguistic Development: A Review and Some Theoretical Speculations« [»Die Entwicklung der Lateralisation der Sprachfunktionen und ihre Beziehung zur kognitiven und linguistischen Entwicklung: Ein Überblick über einige theoretische Spekulationen«], in: *Language Development and Neurological Theory*, New York 1977.

Myers, Ronald E.: »Comparative Neurology of Vocalization and Speech: Proof of a Dichotomy« [»Vergleichende Neurologie der Stimmbildung und des Sprechens: Beweis für eine Dichotomie«] (1976), in: *Annals New York Acad. Sci.*, 280: 745–57.

Nash, John: *Developmental Psychology: A Psychobiological Approach* [*Entwicklungspsychologie: Eine psychobiologische Methode*], Englewood Cliffs 1970.

Nebes, Robert D*: »Superiority of the Minor Hemisphere in Commissurotomized Man for the Perception of Part-Whole Relations« [»Überlegenheit der unterlegenen Hemisphäre beim Menschen mit durchtrenntem Gehirn in der Wahrnehmung der Beziehungen zwischen dem Ganzen und seinen Teilen«] (1971), in: *Cortex*, 7:333–49.

Nebes, Robert D.: »Dominance of the Minor Hemisphere in Commissurotomized Man for the Perception of Part-Whole Relationships« [»Dominanz der unterlegenen Hemisphäre beim Menschen mit durchtrenntem Gehirn in der Wahrnehmung der Beziehungen zwischen dem Ganzen und seinen Teilen«], in: *Hemispheric Disconnection and Cerebral Function*, Springfield 1974.

Nebes, Robert D.: »Man's So-called ›Minor‹ Hemisphere« [»Die sogenannte ›unterlegene‹ Hemisphäre des Menschen«], in: *UCLA Educator*, Los Angeles 1975, 17/2: 13.

Nelson, T. / MacDonald, G.: »Lateral Organization, Perceived Depth and Title Preference in Pictures« [»Laterale Organisation, wahrgenommene Tiefe und Titelbevorzugung bei Bildern«] (1971), in: *Perceptual and Motor Skills*, 33: 983–86.

Netley, C.*: »Dichotic Listening of Callosal Agenesis and Turner's Syndrome Patients« [»Zweigleisiges Hören von Patienten mit Agnesie des Corpus callosum und Turners Syndrom«], in: *Language Development and Neurological Theory*, New York 1977.

Neville, Helen: »Electroencephalographic Testing of Cerebral Specialization in Normal and Congenitally Deaf Children: A Preliminary Report« [»Elektroenzephalographische Untersuchung der zelebralen Spezialisierung bei gesunden Kindern und bei Kindern mit angeborener Taubheit: Ein vorläufiger Bericht«], in: *Language Development and Neurological Theory*, New York 1977.

Nielsen, J. M.: *Agnosia, Apraxia, Aphasia* [*Agnosie, Apraxie, Aphasie*], New York 1946.

Nottebohm, Fernando: »Ontogeny of Bird Song« [»Ontogenese des Vogelgesangs«] (1970), in: *Science*, 167: 950–56.

Olson, Meredith B.: *Visual Field Usage as an Indicator of Right or Left Hemispheric Information Processing in Gifted Students* [*Der Gebrauch des Gesichtsfelds als Indikator der Informationsverarbeitung in der rechten oder linken Hemisphäre bei begabten Schülern*]. San Diego 1977.

Olson, Meredith B.*: »Right or Left Hemispheric Information Processing in Gifted Students« [»Informationsverarbeitung in der rechten oder linken Hemisphäre bei begabten Schülern«] (1977), in: *The Gifted Child Quarterly*, 21/1: 116–21.

Olson, Meredith B.*: *Visual Field Usage as an Indicator of Right or Left Hemispheric Information Processing in Mathematically Precocious Students* [*Der Gebrauch des Gesichtsfelds als Indikator der Informationsverarbeitung in der rechten oder linken Hemisphäre bei Schülern mit Frühreife in Mathematik*], Washington Oktober 1977.

Oppenheimer, Jane M.: »Studies of Brain Asymmetry: Historical Perspective« [»Studien der Gehirnasymmetrie: Historische Perspektive«] (1977), in: *Annals New York Acad. Sci.*, 299: 4–17.

Ornstein, Robert E.: *The Psychology of Consiousness*, San Francisco 1972, (dt.: *Die Psychologie des Bewußtseins*; Köln 1974).
Ounsted, C. / Taylor, D.: »The Y Chromosome Message: A Point of View« [»Die Mitteilung des Y-Chromosoms: Eine Ansicht«] in: *Gender Differences*, London 1972.
Paivio, Allen: *Imagery and Verbal Processes* [*Bildliche Vorstellung und verbale Vorgänge*], New York 1971.
Paivio, Allen: »Imagery and Synchronic Thinking« [»Bildliche Vorstellung und gleichzeitiges Denken«] (1975), in: *Canad. Psych. Rev.*, 16/3: 147–61.
Paradis, M. »Bilingualism and Aphasia« [»Zweisprachigkeit und Aphasie«] in: *Studies in Neurolinguistics* (Bd. 3); New York 1977.
Patterson, Francine G.: »The Gestures of a Gorilla: Language Acquisition in Another Pongid« [»Die Gesten eines Gorillas: Spracherwerb bei einem weiteren Menschenaffen«] (1978), in: *Brain and Language*, 5: 72–97.
Pearce, Joseph Chilton: *Exploring the Crack in the Cosmic Egg* [*Untersuchung des Risses im kosmischen Ei*], New York 1974.
Pelletier, K. / Garfield, C.: *Consciousness East and West* [*Bewußtsein im Osten und Westen*], New York 1976.
Penfield, Wilder / Lamar, R.: *Speech and Brain Mechanisms* [*Sprechen und Gehirnmechanismen*], Princeton 1959.
Penfield, Wilder: *The Mystery of the Mind* [*Das Geheimnis des Geistes*], Princeton 1975.
Peterson, J. / Lanski, L.: »Left-handedness Among Architects: Some Facts and Speculation« [»Linkshändigkeit unter Architekten: Einige Tatsachen und Spekulation«] (1974), in: *Perceptual and Motor Skills*, 38: 547–50.
Piaget, Jean: »How Children Form Mathematical Concepts« [»Wie Kinder mathematische Begriffe bilden«] (1953), in: *Scientific American*, 189: 74–79.
Piaget, Jean: *To Understand Is to Invent* [*Verstehen heißt erfinden*], New York 1973.
Pines, Maya: *Revolution in Learning*, New York 1966, (dt.:

Kinder werden klüger. Intelligenztraining im Vorschulalter; Frankfurt und Berlin 1970).

Pines, Maya: *The Brain Changers* [*Die Gehirnveränderer*], New York 1973.

Pirozzolo, F. / Rayner, K.: »Hemispheric Specialization in Reading and Word Recognition« [»Spezialisierung des Gehirns beim Lesen und bei der Worterkennung«] (1977), in: *Brain and Language*, 4: 248-61.

Pizzamiglio, L. / Cecchini, M.: »Development of the Hemispheric Dominance in Children from 5 to 10 Years of Age and Their Relations with the Development of Cognitive Processes« [»Die Entwicklung der Dominanz einer Hemisphäre bei Kindern zwischen fünf und zehn Jahren und ihre Beziehungen zur Entwicklung der kognitiven Vorgänge«] (1971), in: *Brain Research*, 31: 361-78.

Pribram, Karl H.: *Languages of the Brain* [*Sprachen des Gehirns*], Englewood Cliffs 1971.

Pribram, Karl H.: »Hemispheric Specialization: Evolution or Revolution« [»Spezialisierung der Hemisphären: Evolution oder Revolution?«] (1977), in: *Annals New York Acad. Sci.*, 299: 18-21.

Pucetti, Roland*: »Bilateral Organization of Consciousness in Man« [»Die bilaterale Organisation des Bewußtseins beim Menschen«] (1977), in: *Annals New York Acad. Sci.*, 299: 448-58.

Rasmussen, T. / Milner, B.: »The Role of Early Left-brain Injury in Determining Lateralization of Cerebral Speech Functions« [»Die Rolle einer frühen linksseitigen Gehirnverletzung für die Festlegung der Lateralisation der zerebralen Sprachfunktionen«] (1977), in: *Annals New York Acad. Sci.*, 280: 355-69.

Ray, W. / Morell, M. / Frediani, A. / Tucker, D.*: »Sex Differences and Lateral Specialisation of Hemispheric Functioning« [»Geschlechtsspezifische Unterschiede und laterale Spezialisierung der Hemisphärenfunktionen«] (1976), in: *Neuropsychologia*, 14: 391-94.

Regelski, Thomas A.*: »Music Education and the Human

Brain« [»Musikerziehung und das menschliche Gehirn«] in: *The Education Digest*, Oktober 1977, S. 44–47.

Renzi, E. de / Faglioni, P. / Previdi, P.: »Spatial Memory and Hemispheric Locus of Lesion« [»Räumliches Gedächtnis und Zuordnung der Läsion zu einer Hemisphäre«] (1977), in: *Cortex*, 13: 124–29.

Rhodes, L./ Dustman, R. / Beck, E.*: »The Visual Evoked Response: A Comparison of Bright and Dull Children« [»Die evozierte visuelle Reaktion: Ein Vergleich von begabten mit unbegabten Kindern«] (1969), in: *Electroenceph. Clin. Neurophysiol.*, 27: 364–72.

Riper, Charles van*: *The Nature of Stuttering* [*Das Wesen des Stotterns*], Englewood Cliffs 1971.

Risse, Gail L. / Gazzaniga, M. S.: *Verbal Retrieval of Right Hemisphere Memories Established in the Absence of Language* [*Verbales Abrufen von Gedächtnisinhalten der rechten Hemisphäre, die während des Fehlens von Sprache geschaffen wurden*]. Vortrag anläßlich der Tagung der American Academy of Neurology am 29. April 1976.

Rizzolatti, G. / Buchtel, H.*: »Hemispheric Superiority in Reaction Time to Faces: A Sex Difference« [»Überlegenheit einer Hemisphäre in der Reaktionszeit auf Gesichter: Ein geschlechtsspezifischer Unterschied«] (1977), in: *Cortex*, 13: 300–5.

Robbins, K. / McAdam, D.: »Interhemispheric Alpha Asymmetry and Imagery Mode« (1974) in: *Brain and Language*, 1: 189–93.

Rose, Steven: *The Conscious Brain* [*Das bewußte Gehirn*], New York 1976.

Rosner, Stanley / Lawrence, Abt (Hrg.): *The Creative Experience* [*Das schöpferische Erlebnis*], New York 1970.

Rugg, Harold: *Imagination* [*Einbildungskraft*], New York 1963.

Sackeim, Harold / Gur, R.: »Lateral Asymmetry in Intensity of Emotional Expression« [»Laterale Asymmetrie der Intensität des emotionalen Ausdrucks«] (1978), in: *Neuropsychologia*, 16: 473–81.

Sagan, Carl: *The Dragons of Eden: Speculations on the Evolution of Human Intelligence*, New York 1977; (dt.: . . . *und werdet sein wie Götter: Das Wunder der menschlichen Intelligenz*, München 1980).

Sage, Wayne: »The Split Brain Lab« [»Das Labor des durchtrennten Gehirns«], in: *Human Behavior*, Juni 1976, S. 25–28.

Samples, Robert E.: *Are You Teaching Only One Side of the Brain?* [*Unterrichten Sie nur die eine Seite des Gehirns?*] in: *Learning*, Februar 1975, S. 25–28.

Samples, Bob: »Mind Cycles and Learning« [»Zyklen des Geistes und das Lernen«] in: *Phi Delta Kappan*, Mai 1977, S. 688-92.

Sasanuma, S. / Monoi, H.: *The Syndrome of Gogi (Word-Meaning) Aphasia* [*Das Syndrom der Gogi- (Wortbedeutungs-) Aphasie*), (1975), 25: 627–32.

Sasanuma, S. / Itho, M. / Mori, K. / Kobayashi, Y.: »Tachistoscopic Recognition of Kana and Kanji Words« [»Tachistokopisches Erkennen von Kana- und Kanji-Worten«] (1977), in: *Neuropsychologia*, 15: 547–53.

Schain, Richard J.: *Neurology of Childhood Learning Disorders«* [*Neurologie der Lernstörungen der Kindheit«*], Baltimore 1977.

Schlanger, B. / Schlanger, P.: »The Perception of Emotionally Toned Sentences by Right Hemisphere-damaged and Aphasic Subjects« [»Die Wahrnehmung emotional gefärbter Sätze bei Versuchspersonen mit rechtsseitiger Gehirnschädigung und Aphasie«] (1976), in: *Brain and Language*, 3: 396–403.

Schuster, Benitz-Burdon / Gritton, C.: *Suggestive Accelerative Learning and Teaching: A Manual of Classroom Procedures Based on the Lozanov Method* [*Suggestives beschleunigtes Lernen und Lehren: Ein Handbuch der Unterrichtsverfahren auf der Grundlage der Lozanov-Methode*], Des Moines 1976.

Schwartz, G. / Davidson, R. / Maer, F.*: »Right Hemisphere Lateralization for Emotion in the Human Brain:

Interactions with Cognition» [»Lateralisation der rechten Hemisphäre des menschlichen Gehirns für Emotion«] (1975), in: *Science*, 190: 286–88.
Seamon, John G.: »Coding and Retrieval Processes and the Hemispheres of the Brain« [»Kodierungs- und Abrufprozesse und die Hemisphären des Gehirns«] in: *Hemisphere Function in the Human Brain*, New York 1974.
Segalowitz, S. / Gruber, F. (Hrs.): *Language Development and Neurological Theory* [*Sprachentwicklung und neurologische Theorie*], New York 1977.
Selnes, Ola Arvid: »The Corpus Callosum: Some Anatomical and Functional Considerations with Special Reference to Language« [»Das Corpus callosum: Einige Überlegungen zur Anatomie und Funktion mit besonderer Berücksichtigung der Sprache«] (1974) in: *Brain and Language*, 1/1: 111–40.
Sherman, J. / Kulhavy, R. / Burns, K.*: »Cerebral Laterality and Verbal Processes« [»Zerebrale Lateralität und verbale Vorgänge«] (1976), in: *J. Exper. Psych.*, 2/6: 720–27.
Shouksmith, George: *Intelligence, Creativity and Cognitive Style* [*Intelligenz, Kreativität und kognitiver Stil*] London 1970.
Silverman, A. / Adevai, G. / McGough, W.: »Some Relationships Between Handedness and Perception« [»Einige Beziehungen zwischen Händigkeit und Wahrnehmung«] (1966), in: *J. Pschosomatic Res.*, 10: 151–58.
Simon, Debbie: »The Battle to Read« [»Der Kampf ums Lesen«] in: *Wall Street Journal*, Oktober 1977, S. 1, 27.
Smith, Aaron: »Speech and Other Functions After Left (Dominant) Hemispherectomy« [»Sprechen und andere Funktionen nach Entfernung der linken (dominanten) Hemisphäre«] (1966), in: *J. Neurol. Neurosurg. Psychiat.*, 29: 467–71.
Smith, Aaron: »Dominant and Nondominant Hemispherectomy« [»Hemisphärektomie der dominanten und der nichtdominanten Gehirnhälfte«] in: *Hemispheric Disconnection and Cerebral Function*, Springfield 1974.

Smith, Aaron / Sugar, O.*: »Development of Above Normal Language and Intelligence 21 Years After Left Hemispherectomy« [»Die Entwicklung von Sprache und Intelligenz oberhalb der Norm 21 Jahre nach linker Hemisphärektomie«] (1975), in: *Neurology*, 25: 813–18.

Smith, Adam: *Powers of Mind* [*Kräfte des Geistes*], New York 1975.

Sokolov, A. N.: *Inner Speech and Thought* [*Inneres Sprechen und das Denken*, New York 1972.

Sperry, Roger W.: »Some General Aspects of Interhemispheric Integration« [»Allgemeine Aspekte der Interpretation der Hemisphären«] in: *Interhemispheric Relations and Cerebral Dominance*, Baltimore 1962.

Sperry, Roger W.*: »The Great Cerebral Commissure« [»Die große zerebrale Kommissur«] in: *Scientific American*, Januar 1964, S. 42–52.

Sperry, Roger W.*: »Brain Bisection and Mechanisms of Consciousness« [»Durchtrennung des Gehirns und Mechanismen des Bewußtseins«] in: *Brain and Conscious Experience*, New York 1966.

Sperry, Roger W.: »Split-Brain Approach to Learning Problems« [»Lernprobleme unter dem Gesichtswinkel des durchtrennten Gehirns«] in: *The Neurosciences: A Study Program*, New York 1967.

Sperry, Roger W.: »Mental Unity Following Surgical Disconnection of the Cerebral Hemispheres« [»Einheit des Geistes nach chirurgischer Durchtrennung der zerebralen Hemisphären«] in: *Harvey Lectures* 62, New York 1968.

Sperry, Roger W.*: Hemisphere Deconnection and Unity in Conscious Awareness« [»Entkoppelung der Hemisphären und Einheit des bewußten Bewußtseins«] (1968), in: *Amer. Psychologist*, 23: 723–33.

Sperry, Roger W.: »Left Brain, Right Brain« [»Linkes Gehirn, rechtes Gehirn«] in: *Saturday Review*, August 1975, S. 30–33.

Sperry, Roger W.: »Messages from the Laboratory« [»Mitteilungen aus dem Laboratorium«] (1976), in: *Academic Therapy*, 11/2: 149–55.

Springer, S. / Gazzaniga, M.: »Dichotic Testing of Partial and Complete Split Brain Subjects« [»Zweigleisige Tests an Versuchspersonen mit teilweise und vollständig durchtrenntem Gehirn«] (1975), in: *Neuropsychologia*, 13: 341–46.

Stark, R. / Genesee, F. / Lambert, W. / Seitz, M.: »Multiple Language Experience and the Development of Cerebral Dominance« [»Erfahrung mit mehreren Sprachen und die Entwicklung der zerebralen Dominanz«] in: *Language Development and Neurological Theory*, New York 1977.

Sugishita, Morihiro: »Mental Association in the Minor Hemisphere of a Commissurotomy Patient« [»Geistige Assoziation in der unterlegenen Hemisphäre eines Patienten mit durchtrenntem Gehirn«] (1978), in: *Neuropsychologia*, 16: 229–32.

Sutherland, Edmond M. / Oliver, John E. / Knight, Diana R.: »E. E. G., Memory and Confusion in Dominant, Non-Dominant and Bi-Temporal E. C. T.« [»EEG, Gedächtnis und Verwirrung bei Elektroschockbehandlung der dominanten und nichtdominanten Hemisphäre und bei bitemporaler Elektroschockbehandlung«] (1969), in: *Br. J. Psychiat.*, 115: 1059–64.

Sweeney, Edward J.: *Sex Differences in Problem Solying* [*Geschlechtsspezifische Unterschiede bei der Problemlösung*]; Diss., Palo Alto 1953, S78 S974.

Szilak, Dennis: »Strings: A Critique of Systematic Education« [»Schnüre: Eine Kritik der systematischen Erziehung« (1976) in: *Harvard Educational Review*, 46/1: 54–75.

Taylor, Donald W.: »Thinking and Creativity« [»Denken und Kreativität«] (1960), in: *Annals New York Acad. Sci.*, 91: 108–23.

Taylor, Donald W.: »Variables Related to Creativity and Productivity« [»Mit der Kreativität und der Produktivität verknüpfte Variablen«] in: *Scientific Creativity: Its Recognition and Development*, New York 1963.

Theilgaard, Alice: »Cognitive Style and Gender Role in Persons with Sex Chromosome Aberrations« [»Kognitiver Stil und geschlechtsspezifische Rollenverteilung bei Personen mit Abweichungen der Geschlechtschromosomen«] (1972), in: *Danish Medical Bull.*, 19/8: 276–86.

Thomson, M. E.*: »A Comparison of Laterality Effects in Dyslexic and Controls Using Verbal Dichotic Listening Tasks« [»Ein Vergleich der Auswirkungen der Lateralität bei Dyslektikern und einer Kontrollgruppe unter Verwendung zweigleisiger verbaler Höraufgaben«] (1976), in: *Neuropsychologia*, 14: 243–46.

Tjossem, T. / Hansen, T. / Ripley, H.: »Investigation of Reading Difficulty in Young Children« [»Untersuchung der Leseschwierigkeit bei kleinen Kindern«] (1962), in: *Amer. J. Psychiat.*, 118: 1104–13.

Trevarthen, Colwyn: »Cerebral Embryology and the Split Brain« [»Gehirnembryologie und das durchtrennte Gehirn«] in: *Hemispheric Disconnection and Cerebral Function*, Springfield 1974.

Tucker, D. / Roth, R. / Ameson, B. / Buckingham, V.*: »Right Hemisphere Activation During Stress« [»Die Aktivierung der rechten Hemisphäre unter Stress«] (1977), in: *Neuropsychologia*, 15: 697–700.

Turkewitz, Gerald: »The Development of Lateral Differentiation in the Human Infant« [»Die Entwicklung der lateralen Differenzierung beim Kind«] (1977), in: *Annals New York Acad. Sci.*, 299: 309–18.

Udell, G. / Baker, K. / Albaum, G.: »Creativity: Necessary, but Not Sufficient« [»Kreativität: Notwendig, aber nicht ausreichend«] (1976), in *J. Creat. Behav.*, 10/3.

Virshup, Evelyn: »Art and the Right Hemisphere« [Kunst und die rechte Hemisphäre«] in: *Art Education*, November 1976, S. 14–15.

Waber, Deborah P.*: »Sex Differences in Cognition: A Function of Maturation Rate?« [»Geschlechtsspezifische Unterschiede bei der Wahrnehmung: Eine Funktion der Reifegeschwindigkeit?«] (1976), in: *Science*, 192: 572–73.

Wada, Juhn A. / Clarke, R. / Hamm, A.: »Cerebral Hemispheric Asymmetry in Humans« [»Asymmetrie der Hemisphären des Gehirns beim Menschen«] (1975), in: *Arch. Neurol.*, 32: 239–45.

Wada, Juhn A.: »Pre-Language and Fundamental Asymmetry of the Infant Brain« [»Vor dem Spracherwerb liegende und fundamentale Asymmetrie des kindlichen Gehirns«] (1977), in: *Annals New York Acad. Sci.*, 299: 370–79.

Walkup, Lewis E.: »Creativity in Science Through Visualization« [»Kreativität in den Naturwissenschaften durch visuelle Vorstellung«] (1965), in: *Perceptual and Motor Skills*, 21: 35–41.

Wallas, G.: *The Art of Thought* [*Die Kunst des Denkens*], London 1945.

Warren, J. M. / Nonneman, A. J.: »The Search for Cerebral Dominance in Monkeys« [»Die Suche nach der zerebralen Dominanz bei Affen«] (1976), in: *Annals New York Acad. Sci.*, 280: 732–44.

Warren, J. M.: »Functional Lateralization of the Brain« [»Funktionslateralisation des Gehirns«] (1977), in: *Annals New York Acad. Sci.*, 299: 273–80.

Webster, William G.: »Territoriality and the Evolution of Brain Asymmetrie« [»Territoriumsabgrenzung und die Evolution der Gehirnasymmetrie«] (1977), in: *Annals New York Acad. Sci.*, 299: 213–21.

Wechsler, Adam F.: »Crossed Aphasia in an Illiterate Dextral« [»Kreuzaphasie bei einem rechtshändigen Analphabeten«] (1976), in: *Brain and Language*, 3: 164–72.

Wechsler, David: *The Measurement of Adult Intelligence*, Baltimore 1944, (dt.: *Die Messung der Intelligenz Erwachsener*; Bern und Stuttgart 1961).

Weinstein, Ed. A. / Kahn, R. L.: *Denial of Illness* [*Leugnung der Krankheit*], Springfield 1955.

Weinstein, E. / Friedland, R.: »Concluding Remarks« [»Abschließende Bemerkungen«], in: *Hemi-inattention and Hemisphere Specialization, Advances in Neurology*, Bd. 18; New York 1977.

Westcott, M. / Ranzoni, J.: »Correlates of Intuitive Thinking« [»Korrelate des intuitiven Denkens«] (1963), in: *Psychological Reports*, 12: 595–613.
Whimbey, A. / Whimbey, L.: *Intelligence Can Be Taught* [*Intelligenz kann man lehren*], New York 1976.
Whitaker, H. / Ojemann, G.: »Lateralization of Higher Cortical Functions« [»Lateralisation der höheren Funktionen des Cortex«] (1977), in: *Annals New York Acad. Sci.*, 299: 459–73.
Wingate, Marcel E.: *Stuttering: Theory and Treatment* [*Stottern: Theorie und Behandlung*], New York 1976.
Witelson, Sandra F. / Rabinovitch, M.: »Hemispheric Speech Lateralization in Children with Auditory-Linguistic Deficits« [»Lateralisation der Sprache bei Kindern mit Sprachdefiziten im Hören«] (1972), in: *Cortex*, 8: 412–26.
Witelson, Sandra, F.*: »Sex and the Single Hemisphere: Specialization of the Right Hemisphere for Spatial Processing«, [»Geschlecht und die eine Hemisphäre: Spezialisierung der rechten Hemisphäre für räumliche Informationsverarbeitung«] (1976), in: *Science*, 193: 425–26.
Witelson, Sandra F.*: »Developmental Dyslexia: Two Right Hemispheres and None Left« [»Entwicklungsdyslexie: Zwei rechte Hemisphären und keine linke«] (1977), in: *Science*, 195: 309–11.
Witelson, Sandra F.: »Early Hemisphere Specialization and Interhemispheric Plasticity« [»Frühe Spezialisierung der Hemisphären und die Plastizität der beiden Hemisphären«] in: *Language Development and Neurological Theory*, New York 1977.
Witkin, H. A. / Dyk, R. / Faterson, H. / Goodenough, D. / Karp, S.: *Psychological Differentiation* [Psychologische *Spezialisierung*], New York 1962.
Wittrock, M. C.: »The Generative Processes of Memory« [»Die generativen Prozesse des Gedächtnisses«] in: *UCLA Educator*, Los Angeles 1975.
Wolff, Peter H.: »The Development of Manual Asymme-

tries in Motor Sequencing Skills« [»Die Entwicklung manueller Asymmetrien bei motorischen Fertigkeiten«] (1977), in: *Annals New York Acad. Sci.*, 299: 319–27.
Wooldridge, Dean E.: *The Machinery of the Brain*, New York 1963, (dt.: *Mechanik der Gehirnvorgänge*; Wien/München 1967.
Young, Gerald: »Manual Specialization in Infancy: Implications for Lateralization of Brain Function« [»Manuelle Spezialisierung in der Kindheit: Implikationen für die Lateralisation der Gehirnfunktionen«] in: *Language Development and Neurological Theory*, New York 1977.
Yukawa, Hideki: *Creativity and Intuition* [*Kreativität und Intuition*], Tokyo 1973.
Zaidel, Dahlia / Sperry, Roger W.: »Memory Impairment After Commissurotomy in Man« [»Beeinträchtigung des Gedächtnisses nach Durchtrennung des Gehirns beim Menschen«] (1974), in: *Brain*, 97: 263–72.
Zaidel, Dahlia / Sperry, Roger W.: »Some Longterm Motor Effects of Cerebral Commissurotomy in Man« [»Einige motorische Langzeitauswirkungen der Durchtrennung des Gehirns beim Menschen«] (1977), in: *Neuropsychologia*, 15: 193–204.
Zaidel, Eran: »Auditory Vocabulary of the Right Hemisphere Following Brain Bisection or Hemidecortication« [»Auditives Vokabelgedächtnis der rechten Hemisphäre nach Durchtrennung des Gehirns oder Hemisphärektomie«] (1976), in: *Cortex*, 12: 191–211.
Zaidel, Eran: »Unilateral Auditory Language Comprehension on the Token Test Following Cerebral Commissurotomy and Hemispherectomy« [»Einseitiges auditives Sprachverständnis im Token-Test nach Durchtrennung des Gehirns und nach Hemisphärektomie«] (1977), in: *Neuropsychologia*, 15: 1–18.
Zangwill, Oliver L.: »Consciousness and the Cerebral Hemispheres« [»Bewußtsein und zerebrale Hemisphären«] in: *Hemisphere Function in the Human Brain*, New York 1974.

Register

G a n z h e i t l i c h   g e s u n d

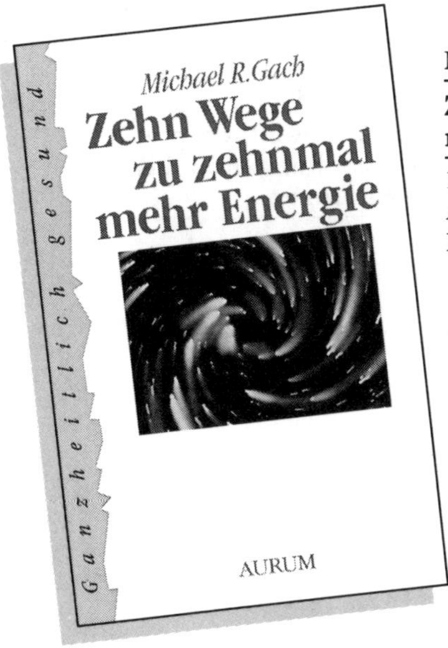

Michael Reed Gach

Zehn Wege zu zehnmal mehr Energie

180 Seiten mit 150 S/w-Abbildungen, kartoniert
ISBN 3-591-08302-X

Dieses Buch enthält alles, was Sie brauchen, um Ihr Energiesystem in kürzester Zeit zu aktivieren und so vital und gesund zu bleiben. Positives Denken, richtige Ernährung, Körperübungen, Akupressur und Atemtechnik sind die Elemente, die zu einem höchst wirksamen Selbstheilungsprogramm für Körper, Seele und Geist kombiniert werden. Die Techniken selbst sind uralt. In China werden sie bereits seit über 5000 Jahren praktiziert und haben sich zur Stabilisierung der körperlichen Kondition und zur Vorbeugung von Krankheiten bestens bewährt.
Die Übungen sind so einfach aufgebaut, daß sie auch von älteren und geschwächten Menschen problemlos durchgeführt werden können. Regelmäßig jeweils zehn Minuten pro Tag praktiziert, helfen sie, Müdigkeit zu überwinden, Verspannungen zu lösen und Streß abzubauen. Sie regen den Kreislauf an, bringen die Körperenergien ins Gleichgewicht und öffnen damit die Tür zu mehr Vitalität und Lebensfreude.

AURUM VERLAG · BRAUNSCHWEIG